Atlas und Lehrbuch der Chinesischen Zungendiagnostik

Band I

von Barbara Kirschbaum

In Erinnerung an Ute Zielke

Atlas und Lehrbuch der Chinesischen Zungendiagnostik

中医舌诊图解

Band I

von
Barbara Kirschbaum
B. Ac.

Vorwort von
Dr. Dominique Hertzer

Verlag für Ganzheitliche Medizin
Dr. Erich Wühr GmbH
Kötzting/Bayer. Wald

Die Deutsche Bibliothek – CIP-Einheitsaufnahme

Kirschbaum, Barbara:
Atlas und Lehrbuch der chinesischen Zungendiagnostik / von Barbara Kirschbaum. Vorw. von Dominique Hertzer. – Kötzting/Bayer. Wald : Verl. für Ganzheitliche Medizin Wühr
Parallelt. in chines. Schr.

Bd. 1 – (1998)
ISBN 3-927344-25-7

Haftung: Sämtliche Angaben in diesem Buch sind nach bestem wissenschaftlichen Können des Autors gemacht. Eine Gewähr übernehmen der Verlag und der Autor nicht, insbesondere die Behandlung betreffend. Es bleibt in der alleinigen Verantwortung des Lesers, diese Angaben einer eigenen Prüfung zu unterziehen. Wenn er die Methoden, die in diesem Buch beschrieben sind, an Patienten anwenden will, so tut er dies auf eigene Verantwortung und Haftung.

ISBN 3-927344-25-7

Layout und Satz: Satz & Grafik Ritter, Frühlingstraße 25, 92711 Parkstein

Druck: Druckhaus Oberpfalz, Wernher-von-Braun-Straße 1, 92224 Amberg

Inhaltsverzeichnis

Danksagung

Als in den 80ziger Jahren das exzellente Buch über Zungendiagnose von Giovanni Maciocia erschien, weckte es in mir ein tiefes Interesse an der Kunst der Zungendiagnostik. Für die strukturierte Vermittlung seines Wissens danke ich ihm. Dank gebührt auch meinem ersten Lehrer J. van Buren, der mich die Beobachtung lehrte sowie Ted Kaptchuk, der mich in die Chinesische Arzneimitteltherapie einführte und Dr. Huang Yun Rui, University of TCM Cheng Du, der mich die Praxis der chinesischen Medizin lehrte.

Den Kollegen und Freunden, die mich bestärkten und unterstützten, dieses Buch zu schreiben, sage ich herzlichen Dank. Herrn und Frau Fortuin sei gedankt für die akribische Manuskriptkorrektur. Bei Frau Dr. Dominique Hertzer bedanke ich mich für die konstruktive und ideelle Unterstützung bei diesem Buchprojekt, die sie durch ein hervorragend recherchiertes Vorwort zum Ausdruck brachte. Meinen Studenten und Patienten bin ich verbunden, da dieser Zungenatlas in dieser Form ohne sie nicht zu realisieren gewesen wäre.

Mein ganz besonderer und großer Dank gilt Walter Geiger. Er überließ mir nicht nur viele seiner Zungenbilder, sondern trug mit seiner Kritik und seinen Vorschlägen zu einer Vervollständigung des Buches bei. Ich danke ihm auch für die Geduld und die praktische Unterstützung in der Zeit des Schreibens.

Ich hoffe, daß dieser Band I meines Zungenatlasses Ihnen, lieber Therapeut, und vor allem Ihren Patienten von Nutzen sein wird und lade Sie ein, Ihre konstruktive Kritik dem Verlag mitzuteilen.

Hamburg, Januar 1998

Barbara Kirschbaum

Vorwort zum Zungendiagnoseatlas

Das chinesische Schriftzeichen *she* 舌 für „Zunge“, begegnet uns in den chinesischen Quellen zum ersten mal auf den Orakelknocheninschriften. Bereits seine ursprüngliche Schreibweise verrät uns viel über die Assoziationen, die mit diesem Zeichen in Zusammenhang stehen.

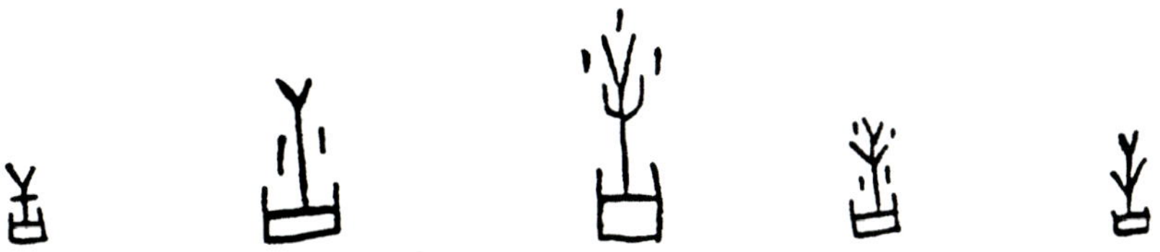

Diese ursprüngliche Darstellung zeigt uns eine Glocke mit einem Holzklöppel, der sich hin und her bewegt. Der obere Bestandteil zeigt uns einen auf den Kopf gestellten Glockenkörper, während der untere Bestandteil den Klöppel selbst abbildet, wobei letzterer zungenförmig aus dem Glockenkörper herausragt.[1] Interessant ist nun, daß diese ursprüngliche Schreibweise für „die Zunge“ auf den Orakelknocheninschriften mit der Schreibweise für zwei weitere Schriftzeichen übereinstimmt. Das heißt, in dem Schriftzeichen auf den Orakelknocheninschriften sind mehrere Worte mit unterschiedlicher Bedeutung für die heute verschiedene, eigenständige Schriftzeichen existieren, noch in einem Schriftzeichen vereint – ein Merkmal, welches prinzipiell für die Entwicklung der chinesischen Sprache und Schrift kennzeichnend ist. So wird das Schriftzeichen *she* 舌, neben der eben erwähnten Bedeutung „Glocke, mit einem Holzklöppel“ noch in der Bedeutung von *gao* 告 „mitteilen“ und *yan* 言, dem Schriftzeichen für „sprechen“ oder „sagen“ bzw. „Worte“ verwendet. Dies erklärt sich aus der Tatsache, daß der Clanälteste zur damaligen Zeit, wenn er seinem Volk etwas mitzuteilen hatte, zuerst die Glocke läuten mußte, damit sich das Volk einfinden konnte. Das „Läuten der Glocke“ war somit Zeichen für eine bevorstehende „Mitteilung“. Diese Verbindung wird auch in dem ältesten chinesischen Wörterbuch dem *Shuowenjiezi* 說文解字 überliefert, wo es heißt:

> „*she* (die Zunge) ist das, womit man im Mund redet und den Geschmack unterscheidet“.[2]

Nachdem eine wesentliche Funktion der Zunge die der sprachlichen Kommunikation ist, wurde das Schriftzeichen *she* bereits in vielen klassischen Texten oftmals im Sinne von „sprechen“ oder „mitteilen“ verwendet.

In einem Kapitel aus dem *Lunyu* 論語, den Gesprächen des Konfuzius mit seinen Schülern, geht es um die Frage, inwieweit sich der Edle, der aufgrund seines Wesens sich mit den wesentlichen Dingen beschäftigt, noch die Einhaltung der Formen und Riten beachten muß:

> „*Ji Zicheng* sagte: ‚Dem Edlen kommt es doch auf das Wesen an, was braucht er sich da noch um die guten Formen zu kümmern?‘ *Zi Gong* erwiderte darauf: ‚Wirklich bedauerlich Ihr Verständnis des Edlen. Ein Viergespann kann die [Schnelligkeit ihrer] Zunge nicht einholen‘.“[3]

---

1 Zur Darstellung und Bedeutung von she (舌) auf den Orakelknocheninschriften vgl. Jiaguwencidian (甲骨文字典), hrsg. von Xu Zhongshu 徐中舒, Sichuan cishu chubanshe, S. 208, Sichuan, 1990.

2 Vgl. Zhongzheng xin yinyi conghe da cidian 中正新音綜合大字典, Zhongzheng shuju, S.1436, Taipei, 1990.

3 Vgl. Lunyu 論語, Yanyuan 顏淵 12/.8 in: Xinyi sishuduben 新譯四書讀本, Sanmin shuju, S.161, Taibei, 1985.

Zi Gong, der Lieblingsschüler von *Konfuzius*, bedauert hier die unüberlegt geäußerten Worte seines Vorredners, wobei das Schriftzeichen *she* „die Zunge" ganz offensichtlich für die „sprachliche Äußerung" verwendet wird. Eben diese Verwendung des Schriftzeichens *she* sowie weitere Assoziationen finden sich im *Yijing* 易經, und zwar im *Shuogua* 說卦-Kommentar, in dem die symbolische Bedeutung der insgesamt acht Trigramme ausgeführt wird.[4] Die Zunge wird dort dem Trigramm *Dui* 兑 zugeordnet, bei dem sich eine *Yin* 陰-Linie über zwei *Yang* 陽-Linien befindet und welches in der Natur den „See" und als prinzipielle Eigenschaft „das Heitere" bzw. „die Freude" repräsentiert. Im *Shuogua*-Kommentar heißt es:

> „Die Freude ist der See, es ist die jüngste Tochter, es ist die Zauberin, es ist der Mund und die Zunge, es ist das Verderben und Zerbrechen, es ist das Anhängen und Abspringen. Im Hinblick auf die Erde bedeutet es Hartes und Salziges. Es ist die Nebenfrau. Es ist das Schaf."[5]

Die „Zunge" steht auch hier im Kontext des Sprechens und Kommunizierens, so ist z. B. charakteristisches Merkmal der Zauberin ihre Fähigkeiten, den Worten eine besondere Bedeutung und Kraft zu verleihen. Betrachten wir ferner die grundlegende Eigenschaft des Trigrammes *Dui* im Sinne „der Freude", so finden wir bereits hier genau die Qualitäten vereint, die im Rahmen der TCM die wesentlichen Qualitäten des Funktionskreises Herz repräsentieren. So ist das Sinnesorgan des Funktionskreises Herz die „redende Zunge", seine Körperöffnung ist „der Mund" und die stimmliche Manifestation ist „das Lachen", während seine Emotion „die Freude" ist.

Die Zunge ist also im doppelten Sinne „aussagekräftig". Denn sie ist zum einen das Organ, welches es dem Menschen ermöglicht, sich über die Sprache seiner Umwelt mitzuteilen. Die Zunge vermag es, die Gedanken und Emotionen eines Menschen von innen nach außen zu bringen, so daß sie zum Bindeglied zwischen der *Innen- und Außenwelt* eines Menschen wird. Zum anderen ist sie im Rahmen der TCM ein diagnostisches Hilfsmittel, mit dessen Hilfe der geübte Arzt *von außen* den Energiefluß der einzelnen Funktionskreise *im Inneren* zu beurteilen vermag, d. h. auch hier ist die Zunge die Verbindung, mit deren Hilfe Informationen *von innen nach außen* gelangen können.

Die erste Person, die von der Zungendiagnose Gebrauch gemacht haben soll, ist *Bian Que* 扁 鵲.[6] Er ist einer der ältesten und berühmtesten Ärzte Chinas, der im 5. Jahrhundert v. Chr, zur Zeit der Streitenden Reiche (472-221 v. Chr.) gelebt hat. Er selbst – ursprünglich ein Gasthausbesitzer im damaligen Staate *Cheng* (heute Provinz *Hebei*) – wurde von einem sehr berühmten Arzt, *Chang Sangjun*, der ursprünglich ein guter Kunde von ihm war, zu dessen Schüler gemacht.[7] Nachdem *Chang* ihm ein Dekokt verschrieben hatte, welches er an 30 aufeinanderfolgenden Tagen einzunehmen hatte, soll er die Fähigkeit besessen haben, in das Innere der Menschen zu blicken. Nachdem *Bian Que* ferner alle seine Rezepte sowie viele

---

4 Zur symbolischen Bedeutung der Trigramme vgl. Hertzer, Dominique: „Das alte und das neue Yijing. Die Wandlungen des Buches der Wandlungen", Diederichs Gelbe Reihe 126, S. 137-143, München, 1996.

5 Vgl. Zhouyi yinde, Concordance to Yijing (周 易 引 得), Harvard Yenching Institute Sinological Index Series, S. 52, Taibei, 1966.

6 Vgl. Zhongyi da cidian (中醫大字典), Hrsg.: Li Jingwei (李 經緯) u. a., Renmin weisheng chubanshe, S. 1178, Beijing, 1995.

7 Vgl. Chuang Yumin: Historical Review of the Development of the Chinese Acupuncture, S. 47-49, Taibei, 1978.

seiner Bücher erhalten und studiert hatte, zog er mit diesem Wissen von Staat zu Staat und betätigte sich sehr erfolgreich auf den verschiedensten Gebieten der Kinder-, der Augen-, der Hals-Nasen-Ohren- und der Frauenheilkunde als Arzt. Neben der Zungendiagnose ist sein Name untrennbar mit dem Wissen und Können der Pulsdiagnose verbunden. Als Therapie hat er sowohl Akupunktur wie Arzneimitteltherapie ausgeübt. Wie verschiedene historische Werke berichten, ist seine Berühmtheit jedoch nicht allein auf seine enormen Fähigkeiten als Arzt zurückzuführen. Vor dem Hintergrund des geistesgeschichtlichen Wettstreites der verschiedenen philosophischen Schulen des Daoismus, Konfuzianismus, Mohismus und Naturalismus ist sein Wirken und Können nicht zuletzt Ausdruck eines sich wandelnden Weltbildes – vom religiösen hin zum rational geprägten Weltbild. *Bian Que* kämpftc für eine Medizin, deren Wirken nicht, wie oftmals in der *Shang*- (1766-1122 v. Chr.) und später auch noch in der beginnenden *Zhou*-Zeit (1122-221 v. Chr.), auf schamanistischen Techniken beruhte. Denn bei der sogenannten „Dämonenmedizin" wurde die Ursache von Krankheit als das Wirken von bösartigen Dämonen begriffen,[8] so daß das Ziel der Behandlung im Austreiben dämonischer Geister bestand. Doch Erfolg oder Mißerfolg waren in der Regel nicht nachzuvollziehen.

Die Hinwendung zum rationalen Denken, wie sie sich im philosophischen Gedankenreichtum zur Zeit der Streitenden Reiche manifestiert, reflektiert sich ebenso im sich wandelnden theoretischen Verständnis wie der praktischen Anwendung von Medizin zu dieser Zeit. *Bian Que* hat demzufolge mit der Puls- und Zungendiagnose eine objektiv nachvollziehbare Methode eingeführt, mittels der prinzipiell jeder (und nicht nur einige wenige Schamanen!), der diese ausreichend studiert hatte, die Qualität einer Krankheit beobachten und beschreiben konnte. Darüberhinaus konnte man mit Zunge und Puls nicht nur Erkenntnisse über den gegenwärtigen Zustand, sondern auch hinsichtlich der vorangegangenen und zukünftigen Entwicklung einer Krankheit gewinnen.

Die genaue Betrachtung der Zunge, ihrer Form, Farbe und Beschaffenheit ist schließlich Ausdruck für eines der wichtigsten Charakteristika der Traditionellen Chinesischen Medizin überhaupt – die Wahrnehmung und Beobachtung eines Patienten mithilfe aller einem Menschen zur Verfügung stehenden Sinne, den Augen, der Ohren, der Nase und dem Tastsinn sowie eine verständliche und nachvollziehbare Beschreibung der festgestellten Befunde.

Die ersten differenzierten und konkreten Aussagen zur Bedeutung des Zungenbelages und des Zungenkörpers selbst finden wir schließlich im *Huangdi Neijing* 黄帝内經:

> „Wenn das schrägläufige Qi (*Xieqi*) in die *Shaoyang*-Leitbahn der Hand eindringt, so kommt es zu einer Obstruktion des Halses und die Zunge ist aufgerollt, der Mund ist trocken und das Herz ist ruhelos."[9]

Diese, im Zusammenhang mit der Zungendiagnose vielzitierte Stelle, zeigt nicht nur die Verbindung der Leitbahn des Dreifachen Erwärmers zur Zunge, sondern auch eine Pathologie, die im Zusammenhang mit dem pathogenen Faktor Hitze steht. In einer anderen Stelle, wird die lange und weiche Zunge beschrieben:

> „Ist die Zunge lang und hängt (schlaff) heraus, und ist der Patient schreckhaft, wählt man die *Shaoyin*-Leitbahn des Fusses".

---

8 Vgl. Unschuld, Paul: Medizin in China. Eine Ideengeschichte, Beck, S. 28-48, München, 1980.

9 Vgl. Huangdi Neijing Suwen xiao zhu (黄帝内經 素文 校注), Kap. Miucilun (繆刺論), Hrsg.: Guo Aichun (郭靄春), Renmin weisheng chubanshe, S. 769, Beijing, 1995.

Hier ist die lange Zunge, die auch als weich definiert wird, und die, wenn der Patient sie zurückzieht, auch sehr kraftlos erscheint, Ausdruck für eine *Yin* 陰-Leere der Niere, weswegen die Erkrankung auch über die Nieren-Leitbahn behandelt wird.

Im 32. Kapitel des *Suwen* 素 文 werden die Auswirkungen des pathogenen Faktors Hitze auf die fünf *Zang* 臟-Funktionskreise diskutiert und bei der Darstellung der Auswirkung von Hitze im Funktionskreis Lunge geht der Text auch auf den Zungenbelag ein:

> „Ist ein Patient an Hitze in der Lunge erkrankt, fröstelt er zuerst. Er stellt die feinsten Härchen auf und verabscheut Wind und Kälte. Der Zungenbelag ist gelb und der Körper ist heiß."[10]

Die Leitbahn der Lunge beginnt im Mittleren Erwärmer, hat eine Verbindung zum Funktionskreis Dickdarm und umgibt schließlich auch Magen und Mund. Wenn die Hitze des Funktionskreises Lunge nun in den Magen eindringt und von dort nach oben steigt, so ist der Zungenbelag gelb und der ganze Körper fühlt sich heiß an.[11]

Auch wenn diese Textstellen noch keine systematisierte und differenzierte Beschreibung der Zungendiagnose erkennen lassen, so finden wir im *Huangdi Neijing* doch bereits wichtige Aussagen über die beiden wesentlichen Bestandteile der Zungendiagnose, die Zungenform und den Zungenbelag.

Im Rahmen der allgemeinen Weiterentwicklung von Diagnostik und Behandlungsstrategien finden wir im 1. Jahrtausend n. Chr. in sehr vielen Werken zur TCM immer differenziertere Beobachtungen zur Zungendiagnose.

Das erste Werk, welches sich ausschließlich mit der Zungendiagnose befaßt, stammt aus dem Jahre 1341 (Yüan-Zeit) und wurde von *Du Qingbo* herausgegeben. Er stützt sich bei seinem Werk mit dem Titel *Aoshih shanghan jinjing lu* 敖氏 傷寒 金 經 錄 auf ein Zungendiagnostiklehrbuch von einem gewissen Herrn Ao, welches neben der Beschreibung von Zungenform und Zungenbelag auch 12 farbige (!) Illustrationen enthält. Du Qingbo hat den bereits bestehenden Illustrationen noch 24 weitere hinzugefügt und ordnet den einzelnen Zungen sowohl die jeweiligen Syndrom-Muster als auch die entsprechenden Pulse zu.[12] Leider sind diese Zungendarstellungen heute nicht mehr erhalten, doch wurde diese Tradition, Belag und Form der Zunge bildhaft darzustellen, weiterhin fortgeführt. In dem Werk *Kouchi leiyao* 口 齒 類 藥 finden wir ebenfalls verschiedene Zungenbilder, welchen nicht nur das jeweilige Syndrom, sondern auch die entsprechenden Rezepte zugeordnet sind, von denen hier einige Beispiele wiedergegeben seien:[13]

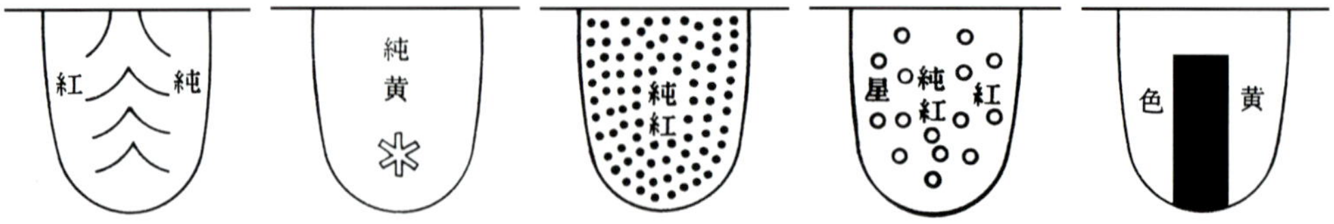

10 Vgl. ibid. Kap. 32 Ci re lun (刺熱論), S. 428.

11 Vgl. ibid.

12 Vgl. Zhongguo lidai yiyao shumu (中國 歷代醫藥書目), Hrsg.: Ding Fu Bao (丁福保), Taibei Nantian shuju, S. 378, Taibei, 1979.

13 Vgl. Gujin tushu jicheng yibu quanlu (古今圖書集成醫部全錄), Hrsg.: Chen Menglei (陳夢雷), Band 5-2.Teil, Renmin weisheng chubanshe, S. 80-85, Beijing, 1995.

Auch diese Darstellungen mit den beigefügten Beschreibungen sind Ausdruck für eine allgemein zu beobachtende Entwicklungstendenz innerhalb der TCM – das Streben nach einer immer differenzierteren Diagnostik und entsprechenden Behandlungsstrategien, indem auf der Grundlage des bestehenden Wissens neue Erkenntnisse überprüft und integriert wurden. Genau vor diesem Hintergrund ist auch die Integration der westlichen Medizin in China und innerhalb der TCM zu verstehen, denn die westliche Medizin hat ihren Platz nicht nur aufgrund ihrer vermeintlichen Überlegenheit – wie oftmals vermutet – gefunden, sondern weil sie nie als Konkurrenz mißverstanden, sondern als Bereicherung empfunden wurde. In der TCM – wie auch in vielen anderen Bereichen des chinesischen Denkens – geht es nicht um die Frage „entweder oder" sondern um das „sowohl als auch".

Barbara Kirschbaum steht mit ihrem *Atlas und Lehrbuch der Chinesischen Zungendiagnostik* genau in dieser Tradition. Sie integriert in die bestehenden Grundlagen der TCM-Diagnostik ihre eigenen Erkenntnisse und viele neue oder typisch westliche Krankheitsbilder, ohne dabei jemals die wesentlichen Charakteristika der TCM – die genaue Beobachtung und Formulierung des Gesehenen – aus den Augen zu verlieren. Denn viele Krankheitsbilder wie Aids, Chronisches Erschöpfungssyndrom oder bestimmte Hauterkrankungen, die in der westlichen Welt (zumindest den offiziellen Angaben zufolge) sehr viel verbreiteter als in China sind, wurden in der chinesischen Literatur bisher nur sehr unzureichend beschrieben. Ausgehend von der Diagnostik der einzelnen Funktionskreise werden die entsprechenden Syndrom-Muster mit den Zungenzeichen theoretisch klar und präzise erklärt und im Anschluß daran wird die Pathogenese eines jeden Syndrom-Musters vom leichten bis hin zum schweren Verlauf anhand von Zungenbildern mit den zugehörigen Patientenfällen dokumentiert. Am Ende eines jeden Kapitels stellt Barbara Kirschbaum schließlich für das jeweilige Syndrom-Muster besonders typische Fälle nochmals ausführlich dar. Insofern ist das vorliegende Buch gleichzeitig als Nachschlagewerk wie zum Studium der Diagnostik geeignet und ist sowohl für den Anfänger als auch für den Fortgeschrittenen eine sehr wertvolle Hilfe in der täglichen Praxis.

Die Qualität der Zungenbilder und ihre präzise Beschreibung ist in der entsprechenden westlichen Literatur bisher einmalig. Dies trifft meines Wissens auch auf die chinesische Literatur zu. Ich hoffe, daß das vorliegende Werk zu einem neuen Standardwerk innerhalb der TCM werden wird und wünsche ihm die Verbreitung und Anerkennung, die es wahrlich verdient hat!

Vorwort des Herausgebers

Liebe Leserinnen und Leser,

die Zungendiagnostik ist in der Traditionellen Chinesischen Medizin ein wesentlicher Aspekt zur Formulierung einer exakten Chinesischen Diagnose.

Die Autorin ist zu diesem wichtigen und schwierigen Thema eine wohl einzigartige Zusammenschau von der Theorie und der Praxis gelungen. Durch umfangreiches und hochwertiges Bildmaterial aus ihrer Praxis, das didaktisch hervorragend aufbereitet ist, werden dem Einsteiger wie dem Könner der TCM praxisorientiertes Wissen und entsprechende Fähigkeiten zur korrekten diagnostischen Bewertung der Zunge vermittelt.

Didaktisch besonders wertvoll sind nach meiner Einschätzung die funktionskreisorientierte Darstellung und Besprechung des Themas sowie die Vorstellung sich verändernder Zungen im Verlauf von Behandlungen mit TCM.

Wir haben versucht, das Bildmaterial optimal für den Druck aufzubereiten und möglichst farb- und nuancengenau wiederzugeben. Vereinzelte, drucktechnisch unvermeidbare Ungenauigkeiten werden durch die detaillierten Beschreibungen und Erklärungen der Autorin wettgemacht.

Wir wünschen Ihnen, daß Sie für Ihre tägliche Praxis viel Nutzen aus diesem Buch ziehen und Ihren Behandlungserfolg nochmal steigern können. Zögern Sie nicht, uns Ihre konstruktive Kritik mitzuteilen.

Kötzting, März 1998

Dr. Erich Wühr
Herausgeber

Einleitung

Mit diesem Buch soll die Bedeutung der Zungendiagnostik[3] in der TCM unterstrichen werden. Wenngleich sie freilich nur eine unter den anderen diagnostischen Methoden innerhalb der Chinesischen Medizin darstellt, ist sie gemeinsam mit der Pulsdiagnose das wichtigste diagnostische Verfahren. Im Vergleich zur Pulsdiagnose sind ihre Grundlagen relativ einfach und schnell zu erlernen und vor allem sehr viel besser objektivierbar.

Wie alle diagnostischen Methoden der Chinesischen Medizin ist aber auch sie eine Kunst, die ganz wesentlich auf eine gute Wahrnehmungsfähigkeit des Therapeuten angewiesen ist. Je besser diese ausgebildet ist und je mehr Erfahrung ein Therapeut gewinnt, desto differenzierter und treffsicherer sind die Aussagen, die er aufgrund der Zungendiagnostik machen kann. Besonders die Zungenfarbe und -form geben genaue Auskunft über den wirklichen energetischen Zustand des Patienten. Eine energetische Entwicklung, die zur Veränderung der normalen Zungenfarbe und -form führt, braucht in der Regel Wochen, Monate oder auch Jahre. Der Puls dagegen ist aktuellen Schwankungen unterworfen und kann sich innerhalb von Minuten verändern. Die Beurteilung von Beschaffenheit, Farbe, Lokalisation und pathogenen Veränderungen des Zungenbelages ist besonders wichtig bei der Diagnose von akuten Erkrankungen. Aber gerade was den Zungenbelag angeht, liegt hier eine Schwäche der Zungendiagnostik. So reflektiert der Belag an der Zungenwurzel z. B. verschiedene Aspekte von Feuchtigkeit im Unteren Erwärmer. Er macht aber keine Aussage darüber, ob sich die Feuchtigkeit in der Blase, im Dickdarm oder in den Nieren befindet. Dies kann jedoch mittels der Pulsdiagnostik sehr spezifisch festgestellt werden.

Die frühesten Aussagen zur Zungendiagnose finden sich in dem Klassiker der Chinesischen Medizin, dem *Huangdi Neijing*[1]. So heißt es z. B. im 10. Kapitel des *Ling Shu*[2], daß es dann, wenn innere Ursachen Störungen des Nieren-Meridians hervorrufen, zu einem heißen Mund und einer trockenen Zunge kommt. Allerdings werden solche Informationen im *Neijing* noch nicht systematisch aufgearbeitet, sondern nur vereinzelt eingestreut. Erst in der späten Han-Dynastie wurde die Zungendiagnostik klarer strukturiert und vermehrt angewandt. Dies ist Zhang Zhong-Jing (142-220 a. D.), dem Autor des *Shang Han Lun*[3], zu verdanken, der in diesem Werk die einzelnen Stadien beschrieb, die die Erkrankungen durchlaufen, welche durch äußere Kälte verursacht worden sind. Zu den Symptomen der jeweiligen Erkrankungen beschrieb er häufig auch das Aussehen der Zunge und ihres Belages.

In der Yuan-Dynastie (1279-1368 n. Chr.) erschien zum ersten Mal ein Werk, das sich ausschließlich mit der Zungendiagnostik beschäftigte. Dieses Buch des Autors Ao-Shi wurde zum Ende der Yuan-Dynastie von Du Qingbi überarbeitet, mit zahl-

---

1 Huangdi Neijing (Der innere Klassiker des gelben Kaisers). Dieser Klassiker der Chinesischen Medizin gliedert sich in zwei Teile. Der 1. Teil, das Su Wen (einfache Fragen) beschäftigt sich mit dem Fluß des Qi, seiner Produktion und seiner Verteilung. Weiterhin wird hier auf Krankheitsursachen, Symptomatik und Diagnostik von Krankheiten eingegangen. Das Lingshu (geisthafte Problemstellungen), der 2. Teil des Buches, setzt sich mit Fragen und Problemen der Therapieformen, insbesondere mit der Akupunktur auseinander.

2 Vgl. Ling Shu, Kap. 10, S. 119ff., in Schnorrenberger, C.: Des gelben Kaisers Klassiker der Akupunktur, Heidelberg, 1987.

3 Vgl. Zhang-Zhong-Jing: Shang Han Lun – Abhandlung über fieberhafte, durch Kälte verursachte Erkrankungen, Kötzting, 1997.

reichen Illustrationen versehen und in dieser Form 1341 veröffentlicht[4]. Hier wurde erstmals detailliert auf die unterschiedlichen Zungenformen und -beläge eingegangen und damit ein wesentlicher Grundstein für die systematisierte Zungendiagnostik gelegt. Von nun an erschienen immer wieder Abhandlungen über die Zunge. Die Zungendiagnostik gilt seit dieser Zeit als wesentliche diagnostische Methode, die bis heute in einer stetigen Weiterentwicklung begriffen ist[5].

Derzeit werden in vielen chinesischen Krankenhäusern Untersuchungen durchgeführt, in denen das Auftreten von bestimmten Zungenzeichen in Beziehung zu verschiedenen westlich definierten Erkrankungen gesetzt wird. Chen Zelin erwähnt in seinem Buch *The Essence And Scientific Background Of Tongue Diagnosis*[6] unzählige derartige Untersuchungen. So beobachtete z. B. eine Untersuchungsgruppe des Medizinischen College in Shanghai, daß Patienten mit akuter Cholezystitis einen öligen, gelben Zungenbelag aufwiesen. Bei diesen Patienten war der Zungenkörper meist rot, besonders an den Zungenrändern und der -spitze. Bei den Patienten, deren Zungenbeläge besonders auffällig waren, wurden am häufigsten folgende Symptome angegeben: Völlegefühl im Epigastrium, Bauchschmerzen, wiederholtes Erbrechen und starkes Druckgefühl in der Brust. Dies korrespondiert mit der TCM-Diagnose: Retention von feuchter Hitze in der Gallenblase mit Blockade des Mittleren Erwärmers bei gleichzeitiger Leber-Qi-Stagnation mit Hitze-Entwicklung[7]. Solche Arbeiten untermauern die Exaktheit der Zungendiagnostik und machen insbesondere ihren Wert im Hinblick auf die Prognostizierung von Krankheitsverläufen deutlich. Im Westen erlebte die Zungendiagnostik ihren Durchbruch in den 80ziger Jahren. Mit der Veröffentlichung seines Buches *Zungendiagnose in der chinesischen Medizin*[8] trug Giovanni Maciocia entscheidend zum vertieften Studium dieser Diagnoseform bei. Seiner systematischen Darstellung des Themas ist es zu verdanken, daß sich in der Zwischenzeit viele Praktizierende der TCM vermehrt mit der Kunst der Zungendiagnostik auseinandersetzen.

In dem vorliegenden Buch wird auf die Vermittlung bestimmter Grundkenntnisse über die Zungendiagnostik verzichtet, weil Maciocia dies in seinem Buch bereits auf sehr klare Art und Weise getan hat. Hier soll dem Leser anhand der Zungenbilder die Entwicklung von pathologischen Zuständen der *Zang Fu* erklärt und gezeigt werden. Die Intention dieses Buches ist, das „Beobachten“ und das „Lesen“ der Zungenzeichen zu lehren.

Der ebenfalls in den 80ziger Jahren erschienene *Atlas of the Tongue and Lingual Coatings in Chinese Medicine* von Prof. Song Tianbin[9] ist wegen der zahlreichen Abbildungen ebenfalls empfehlenswert. Es sollte allerdings beachtet werden, daß es gewisse – wenn auch geringe – Unterschiede zwischen chinesischen und europäischen Zungen gibt. In dem Atlas von Song Tianbin werden ausschließlich chinesische Zungen gezeigt und diagnostiziert, welche relativ häufig einen dicken öligen Belag aufweisen, der in Europa eher selten zu beobachten ist. Ich vermute, daß dies auf die unzureichende Ernährung oder Unterernährung vieler Chinesen

---

4 Vgl. Du Qingbi: Ao's Golden Mirror Reflections of Cold Induced Disorders, Shanghai, 1956.

5 Eine kurze Einführung in die Geschichte der Zungendiagnostik findet sich in: Maciocia, G.: Zungendiagnose in der chinesischen Medizin, S. 21-32, Uelzen, 1995.

6 Vgl. Chen Zelin und Chen Meifang: The Essence and Scientific Background of Tongue Diagnosis, Long Beach, 1989.

7 Vgl. ibid., S. 36.

8 Vgl. Maciocia, G.: Zungendiagnose in der chinesischen Medizin, Uelzen, 1995.

9 Vgl. Song Tianbin: Atlas of the Tongue and Lingual Coatings in Chinese Medicine, Strasbourg, 1981.

in der Kindheit zurückzuführen ist, welche für einen zugrundeliegenden Milz-Qi-Mangel verantwortlich ist. Auf europäischen Zungen dagegen finden sich deutlich mehr Risse und Furchen als auf chinesischen. Da Risse meist einen Yin-Mangel anzeigen, läßt dies eventuell Schlüsse über die hektische Lebensweise und unregelmäßige Ernährung der Menschen in der industrialisierten Welt zu.

Der vorliegende Zungenatlas (Band 1) soll den Therapeuten und Therapeutinnen der Chinesischen Medizin das Erlernen der Zungendiagnostik durch eine Fülle an Bildmaterial erleichtern. Die Fotografien sind alle in der Gemeinschaftspraxis von Walter Geiger und der Autorin aufgenommen worden und zeigen zum größten Teil Zungen von deutschen Patienten.

Kapitel 1 gibt eine kurze Einleitung in die Grundlagen der Zungendiagnostik und erläutert die Topographie der Zunge. In den folgenden Kapiteln dieses Buches steht die Darstellung von Zungenzeichen bei Störungen der einzelnen Funktionskreise im Vordergrund. So wurden den Funktionskreisen Niere, Magen, Lunge, Herz und Leber je ein Kapitel (3 bis 7) gewidmet. Etwas abweichend von diesem Schema beschreibt das zweite Kapitel verschiedene Varianten der blassen Zungen und umfaßt sowohl Zeichen für Jing-Schwäche als auch für Milz-Qi-Mangel, Milz-Yang- und Nieren-Yang-Mangel. Kapitel 8 bis 11 widmen sich Zungenzeichen bei Blut-Stagnation und bei Hitze-Erkrankungen sowie verschiedenen Zungenbelägen und besonderen Zungenzeichen. Ein Kapitel über Veränderungen von Zungenform und -farbe nach erfolgreicher TCM-Behandlung schließt das Buch ab.

Durch die Reihenfolge der Zungenbilder in jedem Kapitel soll die mögliche Entwicklung eines bestimmten energetischen Ungleichgewichts durch verschiedene Stadien hindurch illustriert werden, d. h. die ersten Abbildungen stellen jeweils relativ geringe, die letzten Abbildungen eher starke Ungleichgewichte dar. So kann sowohl der Blick für das Wesentliche der zu diagnostizierenden Zunge als auch für die Schwere einer Erkrankung geschult werden.

Die Intention der Fallbesprechungen am Ende eines jeden Kapitels ist es, die Zungendiagnose nach den detaillierten Einzelbetrachtungen wieder in einen Gesamtkontext einzubetten, innerhalb dessen die Aussage der Zungendiagnose mit derjenigen der Pulsdiagnose sowie mit den Symptomen eines Patienten in Korrelation gebracht wird.

Ich hoffe, mit diesem Buch einen Beitrag zur Vertiefung der Zungendiagnostik zu leisten und die praktische Anwendung dieser Kunst zu fördern.

Zur Benutzung des Zungenatlasses

1. Der gesonderte Zungenindex soll das schnelle Auffinden von spezifischen Zungenzeichen ermöglichen.

2. Die theoretischen Ausführungen vor jeder Bildreihe sollen ein Verständnis für die verschiedenen Zungenzeichen schaffen und diese erklären.

3. Mit Hilfe der Zungenbilder soll die Fähigkeit des Lesers geschult werden, das Besondere einer Zunge zu erkennen. Diese Besonderheiten werden durch „**Fettdruck**" gekennzeichnet, denn es ist wichtig, neben der grundlegenden Diagnose einer Zunge, das Abweichende, Auffällige oder Einzigartige wahrzunehmen.

4. Besonders wichtig ist der Zusammenhang zwischen den spezifischen Merkmalen der Zungenbeschreibung und den jeweils korrespondierenden chinesischen Diagnosen. Deren Beziehung haben wir dadurch hergestellt, daß wir die zusammenhängenden Merkmale der Zungenbeschreibung und der chinesischen Diagnose auf gleicher Zeilenhöhe plazierten.

■ **Zungenbeschreibung**		■ **chinesische Diagnose**
– blaßrot, geschwollen	→	– leichter Milz-Qi-Mangel mit Retention von Feuchtigkeit
– **nasser, weißer, dünner Belag**	→	– akuter Angriff von Wind-Kälte-Feuchtigkeit
– dünner, öliger, gelber Belag im unteren Drittel	→	– Retention von Feuchtigkeit im Unteren Erwärmer

5. Das erste Bild jedes Kapitels stellt eine leichte Störung, das letzte Bild immer die schwerste Form der diskutierten Disharmonie dar.

6. Die exemplarischen Fallbesprechungen, die am Ende eines jeden Kapitels zu finden sind, dienen dazu, eine Gesamtdiagnose unter Betrachtung der Symptomatik des Patienten, des Pulses und der Zunge zu präsentieren.

7. Das Resümee am Ende eines jeden Kapitels versucht in Kürze, das Wichtigste aus dem Kapitel zusammenzufassen.

8. In der Regel werden keine akuten Erkrankungen, sondern nur chronische Disharmonien der *Zang Fu* dargestellt. Auf Zungenbilder, die akute Erkrankungen widerspiegeln, wird spezifisch hingewiesen.

9. Da Störungen und Pathologien der einzelnen Funktionskreise spezifische Zungenzeichen verursachen, wurden die Zungenbilder in Beziehung zu diesen gesetzt. Z. B. sind alle Zungenzeichen, die bei einem Magen-Yin-Mangel auftreten, in dem Kapitel Zungenzeichen bei Störungen des Funktionskreises Magen/Milz zu finden.

10. Sie finden im Buch drei Symbole, die hinweisen auf

besonders wichtige Informationen

F Fallbeispiele

R Resümee

KAPITEL 1

Grundlagen der Zunge
1.1 Die Verbindungen de
1.1.1 Die energetische Vers
1.1.2 Die Topographie der
1.2 Allgemeines zur Insp
1.2.1 Das 3-Schritt-Verfahı
1.2.2 Bedingungen für ein
1.2.3 Die Zungenfarbe ...
1.2.4 Beziehung zwischen
1.2.5 Beziehung zwischen
1.2.6 Bewertung der Unter
1.2.7 Vergleich zwischen P
1.3 Zungeninspektion ar
Beispiele für normal

Erstes Kapitel

KAPITEL 2

KAPITEL 3

1 Grundlagen der Zungendiagnose

1.1 Die Verbindungen der Zunge zum Inneren des Körpers

1.1.1 Die energetische Versorgung der Zunge

Das „Äußere", d. h. die Ausstrahlung, die Körperhaltung, die Qualität von Haut und Haaren, reflektiert den inneren, energetischen Zustand eines Menschen, denn die Versorgung des „Äußeren" und der verschiedenen Gewebe erfolgt durch die Zirkulation von Qi, Blut und Säften, die von den *Zang Fu* produziert, transformiert und transportiert werden. Dies gilt auch und in ganz besonderem Maße für die Zunge.

Anders als Haut und Haare hat die Zunge, die gewissermaßen zwischen dem Äußeren und dem Inneren liegt, eine unmittelbare Verbindung zum Inneren. Durch diese direkte Beziehung zum Inneren eignet sich die Zunge hervorragend zur Diagnose der verschiedenen Energien und ihren Zirkulationen im Körper. In der Beschaffenheit der Zunge zeigen sich sowohl die Qualität der Energieproduktion als auch die ererbte Konstitution. Farbe und Form der Zunge spiegeln die Qualität der Zirkulation von Qi, Blut, Yin, Yang, Körpersäften und Essenz wider. Der Zungenbelag gibt Hinweise über den Zustand der Körpersäfte, der Funktionen der *Zang Fu* als auch über die Tiefe und Stärke eingedrungener pathogener Faktoren.

Verbindung zu Milz und Magen

Besonders eng ist die Verbindung der Zunge zu Milz und Magen. Die Speisen, die über den Mund vom Magen aufgenommen werden, werden dort so aufgespalten, daß die Essenzen aus der Nahrung für den Körper verfügbar sind. Der Magen wird als Ursprung der Flüssigkeiten angesehen, und seine Fähigkeit, Flüssigkeiten zu produzieren, läßt sich direkt an der Feuchtigkeit der Zunge ablesen. Die Qualität der Nähr-Energie hängt von der aufsteigenden Kraft des Milz-Qi ab, die Essenzen aus der Nahrung herauszufiltern und diese u. a. zur Blutproduktion bereitzustellen, was auch zu dem gesunden blaßroten Farbton der Zunge beiträgt.

Verbindung zum Herzen

Als Sinnesorgan wird die Zunge als „Ausläufer" des Herzens verstanden, d. h. das Herz-Qi kommuniziert mit der Zunge. Somit obliegt es dem Herzen, den Geschmackssinn sowie die Fähigkeit, flüssig zu sprechen, zu kontrollieren. Außerdem sorgt das Herz-Qi für eine gute Blutzirkulation und versorgt die Zunge mit Blut, wodurch sie ihre blaßrote Farbe erhält. Die *Luo-Gefäße* des Herzens ziehen direkt zur Zungenwurzel.

Leitbahnen – Versorgung der Zunge

Auch alle anderen *Zang Fu* versorgen die Zunge entweder direkt oder indirekt über ihre Leitbahnen. Ein innerer Zweig der Milz-Leitbahn steigt zur Zunge auf und verteilt sich an deren Unterseite. Die Nieren-Leitbahn zieht zur Zunge und endet in der Zungenwurzel. Die Leber-Leitbahn, die Nebenleitbahnen von Blase, Magen und *San Jiao* (Dreifacher Erwärmer) ziehen ebenfalls zur Zunge. Nur die Leitbahnen von Lunge, Dickdarm, Dünndarm und Gallenblase haben keine direkte Verbindung zur Zunge, stehen aber über die Beziehungen zu ihren gekoppelten Partner-Organen oder durch innere Leitbahnverbindungen indirekt mit ihr in Kontakt.

Durch die Energieproduktion gelangen Qi, Blut und Säfte direkt zur Zunge. Gleichzeitig wird sie aber über die Leitbahnen der einzelnen *Zang* und *Fu* versorgt. Auf diese Weise erhält die Zunge alle energetischen Informationen aus dem Inneren.

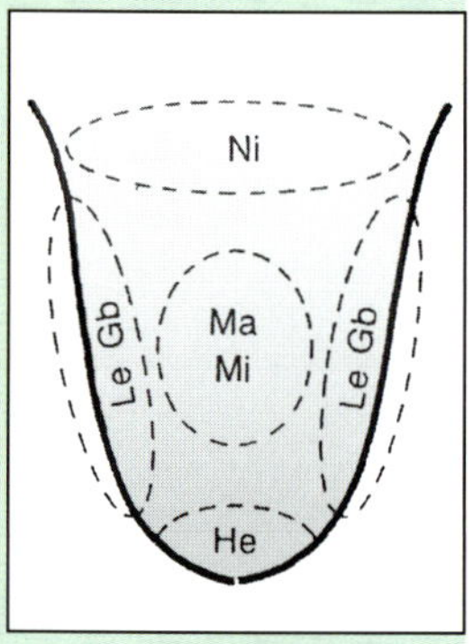

Abbildung 2

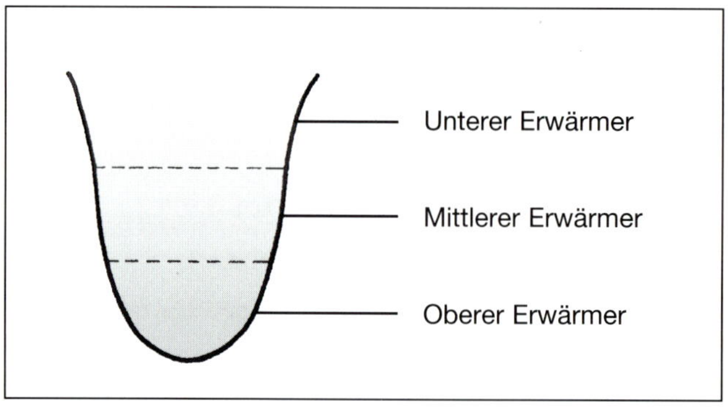

Abbildung 1

1.1.2 Die Topographie der Zunge

Die Gesamtstruktur der Zunge erlaubt die Beurteilung des energetischen Allgemeinzustandes einer Person. Für eine genauere Diagnose wird die Zunge in drei Zonen eingeteilt: Das erste/vordere Drittel der Zunge reflektiert den Zustand des Oberen Erwärmers, das zweite/mittlere Drittel den des Mittleren Erwärmers und das dritte/untere/hintere Drittel den des Unteren Erwärmers (Abbildung 1). Der Obere Erwärmer umfasst die *Zang* Herz, Perikard und Lunge, der mittlere Milz, Magen, Leber und Gallenblase, der untere Niere, Blase, Dünndarm, Dickdarm und *Mingmen.*

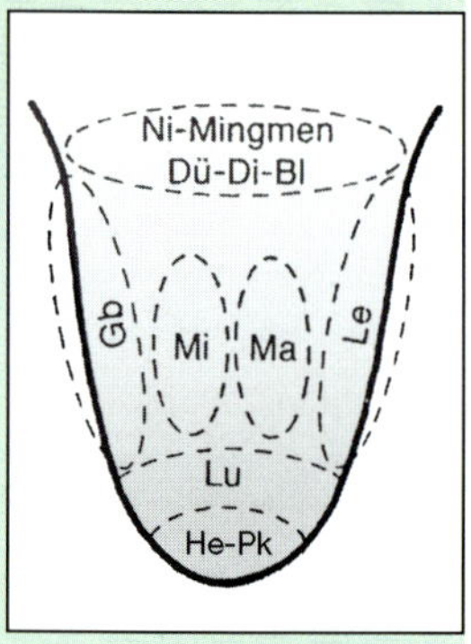

Abbildung 3

Anders als z. B. bei der Zuordnung der Pulspositionen hat die Zuordnung der verschiedenen Zungenzonen in der Geschichte wenig Anlaß zur Diskussion gegeben. Die gebräuchlichsten, nur wenig voneinander abweichenden Zungentopographien können den Abbildungen 2, 3 und 4 entnommen werden[1]. Der Diagnose der Zungenbilder in diesem Buch wurde die Zungentopographie Abbildung 5 zugrundegelegt.

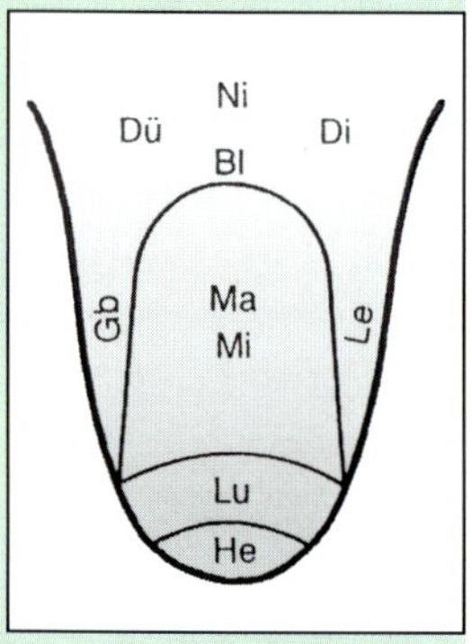

Abbildung 4

1.2 Allgemeines zur Inspektion der Zunge

1.2.1 Das 3-Schritt-Verfahren

In der Praxis der Chinesischen Medizin bereitet es immer wieder Schwierigkeiten, alle Informationen und Fakten aus Anamnese, Antlitz-, Puls- und Zungendiagnose zu einem Gesamtbild zusammenzufügen. Immer wieder wird von Praktikern die Frage gestellt, welche Zeichen, Symptome oder Befunde aus Puls- und Zungendiagnostik als vorrangig und welche als zweitrangig zu bewerten sind. Auf diesen Punkt wird in Kapitel 1.2.7 noch näher eingegangen.

Die Zungendiagnostik stellt nur einen Aspekt innerhalb der diagnostischen Verfahren der Chinesischen Medizin dar und ist insofern immer im Gesamtkontext zu sehen und zu relativieren. Aber auch innerhalb der Zungendiagnostik selbst muß man sich darüber klar werden, wann welche Zeichen wie zu bewerten sind. Für diesen Prozeß des korrekten Diagnostizierens gilt es – wie für alle Diagnoseverfahren –, in drei Schritten vorzugehen:

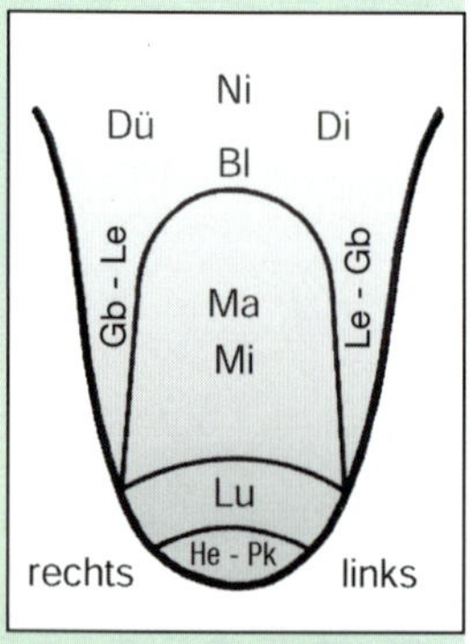

Abbildung 5

1 Vgl. Maciocia, G.: Zungendiagnostik in der chinesischen Medizin, S. 45-48, Uelzen, 1995.

Drei Schritte

1. Zuallererst geht es darum, sich einen Gesamteindruck zu verschaffen. In der Zungendiagnostik entspricht dies dem Wahrnehmen der Zungenvitalität.
2. Der zweite Schritt besteht aus dem Sammeln und Aufschlüsseln von Einzelinformationen zu Zungenfarbe, -form und -belag. Zur Bewertung der einzelnen Zungenzeichen wird eine der Zungentopographien herangezogen. Nachdem die diversen Zungenzeichen entsprechend eingeordnet worden sind, folgt der dritte Schritt.
3. Der Gesamteindruck wird mit Hilfe des diagnostischen Resultats aus den Einzelzeichen erneut überprüft. Aufgrund dieser Synthese kann jetzt eine Diagnose erstellt werden.

1.2.2 Bedingungen für eine korrekte Diagnose der Zunge

Eine korrekte Deutung von Zungenform und -farbe ist nur dann möglich, wenn der Patient seine Zunge entspannt herausstreckt. Ist der Patient sehr nervös oder ängstlich, kann es passieren, daß er seinen Zungenkörper sehr stark anspannt oder nur partiell herausstreckt. In diesem Fall sollte er zu einem späteren Zeitpunkt, wenn er sich etwas entspannt hat, erneut gebeten werden, die Zunge herauszustrecken. Allerdings ist auch das angespannte Herausstrecken der Zunge ein Indiz für die momentan zirkulierende Energie. Dies gilt besonders für aufgerollte Zungenränder, die nur dann entstehen, wenn eine gewisse Spannung des Zungenkörpers vorhanden ist. Bei totaler Entspannung des Zungenkörpers sind sie nicht sichtbar.

Es empfiehlt sich, als erstes die Farbe des Zungenkörpers zu beachten und zu notieren, da diese sich aufgrund der Aktivität des Zungenmuskels verändert, d. h. tiefer rot werden kann, wenn die Zunge lange herausgestreckt wird. Aus diesem Grund sollte die Zunge nicht länger als 20 Sekunden herausgestreckt werden, und dies sollte ohne große Kraftanstrengung geschehen.

Beleuchtung

Die Beleuchtung spielt für die Inspektion der Zungenfarbe eine große Rolle. Tageslicht führt zu den objektivsten Resultaten. Neonlicht dagegen verfälscht den Farbton und läßt den Zungenkörper heller erscheinen als er ist. Eine Beleuchtung durch Halogenlicht kommt dem Tageslicht am nächsten. Empfehlenswert ist es, immer denselben Platz zur Inspektion beizubehalten, um nicht durch veränderte Bedingungen verwirrt zu werden.

Einfluß von Nahrungs- und Genußmitteln

Ist ein bestimmter Teil des Zungenkörpers – häufig das Zentrum – auffallend stark gerötet oder verfärbt, sollte nach dem Zeitpunkt der letzten Nahrungsaufnahme gefragt werden, weil einige Nahrungsmittel den Zungenkörper verfärben. So führen z. B. Kaffee, schwarzer Tee, Gewürze wie Curry oder Chayenne Pfeffer, Alkohol und einige Medikamente zu einer Rotfärbung des Zungenkörpers. Das Lutschen von Bonbons oder Lakritze sowie die Einnahme von Tabletten mit farbiger Ummantelung röten und verfärben besonders das Zungenzentrum. Generell sollte erfragt werden, welche Medikamente der Patient einnimmt, da einige Substanzen den Zungenkörper verfärben[2].

Ein besonderes Augenmerk sollte auf die Dicke des Zungenbelages gerichtet werden. Die Beobachtung des Zungenbelages beginnt an der Zungenspitze und endet an der Wurzel. Bei einem auffallend gelben, braunen oder schwarzen Belag

2 Vgl. ibid., Maciocia beschreibt die Effekte gebräuchlicher Medikamente hinsichtlich einer Verfärbung der Zunge ausführlich in seinem Buch, S. 38-39.

sollte wieder nach dem Zeitpunkt der letzten Nahrungsaufnahme gefragt werden. Zigaretten, Zigarren usw. trocknen den Belag und verfärben ihn gelb. Scharfe Gewürze wie Curry oder Senf bewirken eine Gelbfärbung des Belages, nach Tee- oder Kaffeegenuß wird er eher bräunlich. Ölige Nahrungsmittel verursachen eine ölige Beschaffenheit des Belages. Häufiges Trinken und große Mengen an Getränken verursachen eine verstärkte Feuchtigkeit der Zunge. Geringe Flüssigkeitszufuhr macht die Zunge trockener.

1.2.3 Die Zungenfarbe

Qi, Blut, Yin, Yang

Die Zungenfarbe gibt Auskunft über Zustand und Qualität des Blutes, des Yin und der Körpersäfte, aber auch des Qi und des Yang. So führt ein Qi-Mangel zu einem blassen Zungenkörper, weil das Qi in diesem Fall zu schwach ist, um das Blut zur Zunge zu transportieren. Bei einem schweren Qi- oder Yang-Mangel wird das Blut nicht mehr genügend bewegt, was eine Blut-Stagnation und einen blaßbläulichen Zungenkörper zum Resultat haben kann. Besteht ein Blut-Mangel, so zeigt der Zungenkörper dies ebenfalls durch eine verstärkte Blässe an. Ein Yin-Mangel hingegen führt zu einer verstärkten Rötung des Zungenkörpers.

Kälte- und Hitze-Syndrome zeigen sich ebenfalls in der Zungenfarbe. Äußere Hitze, die ins Blut eingedrungen ist, verursacht eine tiefe Rötung des Zungenkörpers. Blockiert Kälte das Qi und das Yang im Inneren, läßt sich dies an einer sehr blassen Zungenfarbe erkennen.

akut – chronisch

Allgemein kann festgestellt werden, daß die Farbe des Zungenkörpers den Zustand von Qi, Yang, Blut und Yin anzeigt, aber auch kurzfristige energetische Veränderungen indizieren kann. So verfärbt z. B. hohes Fieber den Zungenkörper innerhalb von wenigen Tagen rot. Bei chronischen Erkrankungen jedoch reflektiert die Zungenfarbe konstitutionelle sowie mittelfristige energetische Zustände.

1.2.4 Beziehung zwischen Zungenfarbe und Zungenform

Eng miteinander verknüpft sind die Beurteilung von Zungenfarbe und -form. Zusammen reflektieren sie die Kraft des Aufrechten Qi (*Zheng Qi*) und die Qualität seiner Zirkulation.

akuter Zustand

Die Farbe der Zunge zeigt – von akuten Erkrankungen abgesehen – immer das zugrundeliegende Krankheitsmuster an. So kann eine sehr blasse Zunge ein Hinweis auf einen Nieren-Yang-Mangel, eine tiefrote dagegen ein Hinweis auf einen Nieren-Yin-Mangel sein. Je stärker die Farbveränderung von der gesunden blaßroten Zunge abweicht, desto eher muß mit ernsten Erkrankungen gerechnet werden, die sich meist in den Organen abspielen. Bei widersprüchlichen Symptomen, wie z. B. bei starkem inneren Kältegefühl (falsche Kälte, wahre Hitze) trotz sonstiger Anzeichen eines Nieren-Yin-Mangels oder bei Hitzewallungen trotz zugrundeliegendem Nieren-Yang-Mangel, kann die Farbe der Zunge einen wichtigen Hinweis auf die korrekte Behandlungsstrategie geben.

chronischer Zustand

Nur wenn ein pathologischer Zustand des Qi über einen langen Zeitraum anhält, manifestiert sich dies in der Zungenform. Ein geschwollener Zungenkörper, der blaß ist, zeigt somit an, daß das Qi im Körper schon seit geraumer Zeit geschwächt ist, und zwar nicht nur in seiner Funktion, das Blut angemessen zirkulieren zu lassen (sonst wäre er nur blaß), sondern auch in seiner Funktion, die Körpersäfte zu transportieren und transformieren (deshalb ist er auch geschwollen). Eine rote Zunge mit normalem Zungenkörper kann entweder einen beginnenden Nieren-Yin-Mangel oder das Eindringen von Hitze in die Blut-Schicht anzeigen. Ist der Zungenkörper aber außerdem klein und zusammengezogen, dann sind die Zungenzeichen als Nieren-Yin-Leere mit Verlust von Körpersäften zu bewerten. Aus dieser Kombination von Zungenform und -farbe ist dann ersichtlich, daß die Erschöpfung des Yin schon lange besteht und die daraus entstehende Hitze eine Verletzung der Körpersäfte verursacht hat. Dies stellt immer einen ernsten Befund dar.

Aus der Kombination von Zungenform und -farbe läßt sich also ein genaues Bild des Zustandes von Qi, Blut und Körpersäften ablesen. Besonders bei chronischen Erkrankungen ist es sinnvoll und wichtig, das Ergebnis dieser Diagnostik bei der Beurteilung des Schweregrades der Erkrankung mit heranzuziehen.

Qi, Blut, Körpersäfte

Im Verhältnis zu den Acht Leitkriterien zeigen Zungenform und -farbe den Zustand von Yin und Yang, Kälte und Hitze an. Ein Yin-Mangel produziert Hitze, was sich in einem roten Zungenkörper und in schweren Fällen in einer geschrumpften Zunge widerspiegelt. Ein Yang-Mangel dagegen zieht innere Kälte nach sich, die durch einen sehr blassen, geschwollenen Zungenkörper reflektiert wird.

Zusammenfassend kann festgestellt werden, daß bei chronischen Erkrankungen die Beobachtung und Diagnose von Zungenfarbe und -form eine sehr wichtige Rolle spielen. Risse, Dellen oder lokalisierte Schwellungen des Zungenkörpers geben nähere Auskunft darüber, welches *Zang* oder *Fu* im besonderen von einem energetischen Ungleichgewicht betroffen ist. Ist z. B. das vordere Drittel der Zunge auffällig geschwollen, deutet das auf eine Retention von Schleim in der Lunge hin. Klagt ein Patient mit einer solchen Zungenform über Husten, muß dieses Zungenzeichen als vorrangig angesehen werden. Weist ein Patient mit diesem Zungenzeichen jedoch keinerlei Symptomatik auf, die auf eine Erkrankung des Funktionskreises Lunge schließen läßt, dann kann es bei der Beurteilung in den Hintergrund treten.

An dieser Stelle muß auch angemerkt werden, daß die Zunge gelegentlich nicht alle Disharmoniemuster widerspiegelt. Dies gilt besonders für Störungen des Funktionskreises Leber. Oftmals läßt sich ein Verdacht auf aufsteigendes Leber-Yang nicht anhand der typischen Zungenzeichen, wie rote Ränder oder rote Punkte an den Rändern, verifizieren, sondern nur aufgrund des Pulses oder der Symptome eines Patienten.

Auch bei Hauterkrankungen, wie z. B. dem atopischen Ekzem, zeigt die Zunge nicht immer die gegenwärtige Pathologie an. Selbst bei Menschen, die schon lange an dieser Hauterkrankung leiden und über Hitze, Juckreiz und Hautrötungen berichten, ist die Zunge häufig blaß oder es gibt keinerlei Anzeichen für z. B. Hitze im Blut. Für die Diagnose und Behandlung von Hauterkrankungen stehen die Manifestationen des Hautausschlages im Vordergrund. Der Befund aus der Zungendiagnostik nimmt dann nur einen geringen Stellenwert ein und muß gelegentlich sogar ignoriert werden.

Die genannten Beispiele machen deutlich, daß die Zungendiagnostik also unbedingt in die anderen Verfahren der chinesischen Diagnostik eingebunden werden muß. Sie stellt nur einen Teil – wenn auch einen sehr aussagekräftigen – des gesamten diagnostischen Instrumentariums der Chinesischen Medizin dar.

1.2.5 Beziehung zwischen Zungenkörper und Zungenbelag

Lokalisation der Erkrankung

Während die Zungenform in der Diagnostik untrennbar mit der Zungenfarbe verbunden ist, ist die Beziehung zwischen Zungenkörper und Zungenbelag nicht ganz so eng und gelegentlich durchaus voneinander trennbar. Der Belag gibt Auskunft über die Lokalisation der Erkrankung. Nach den Acht Leitkriterien zeigt er, ob sie im Äußeren (*Biao*) oder im Inneren (*Li*) zu finden ist. Die Dicke des Zungenbelages weist darauf hin, ob es sich um einen Leere- oder einen Füllezustand handelt. Die

Farbe und die Beschaffenheit des Belages reflektieren die Art der Kälte oder Hitze. So weist ein schlüpfriger, gelber Belag auf Retention von feuchter Hitze, ein gelber, trockener hingegen auf die Dominanz von Hitze hin.

pathogene Faktoren

Im Falle einer akuten Erkrankung – z. B. verursacht durch das Eindringen von äußerer Kälte – ist es hauptsächlich der Belag, der anzeigt, wie stark der pathogene Faktor ist und wie weit er ins Innere eingedrungen ist. Allein aufgrund der Betrachtung des Belages kann in einem solchen Fall eine Aussage über die Qualität des pathogenen Faktors gemacht werden, ohne daß hierfür der Zungenkörper in Betracht gezogen werden müßte. Das Eindringen eines starken pathogenen Faktors vermag neben der Veränderung des Zungenbelages jedoch auch eine Veränderung der Zungenfarbe und der Zungenfeuchtigkeit bewirken. So führt z. B. starke äußere Hitze häufig zu einem trockenen, roten Zungenkörper.

Bei milden chronischen Erkrankungen entspricht der Belag häufig der zugrundeliegenden Pathologie. So findet sich auf einem blassen, geschwollenen Zungenkörper meist ein weißer, feuchter Belag, während rote Zungenkörper meist einen gelben, trockenen Belag aufweisen. Dies gilt aber nicht immer, denn in schweren Fällen kann z. B. ein weißer, pulvriger Belag auf einem roten Zungenkörper nicht Kälte, sondern Hitze anzeigen.

Bei akuten Erkrankungen, die durch Fieber, Erkältungssymptomatik oder akute Störungen des Verdauungssystems gekennzeichnet sind, steht die Beurteilung des Belages an erster Stelle. Die Form der Zunge tritt hier in den Hintergrund. Dabei ist besonders auf die Dicke, die Lokalisation und die Beschaffenheit des Belages zu achten.

1.2.6 Bewertung der Unterzungenvenen

Bei der Zungendiagnose sollte ein Vermerk über die Farbe und Dicke der Unterzungenvenen nicht fehlen. Sie können auf eine Blutstagnation im Körper hinweisen, wenn sie deutlich blau, gefüllt oder geschwollen beim ersten Hochrollen des Zungenkörpers erscheinen. Im Kapitel 8.3 wird näher auf dieses Thema eingegangen.

1.2.7 Vergleich zwischen Puls- und Zungendiagnose

Qi bewegt Blut. Die Qualität und Dynamik dieser Bewegung des Qi kann daher anhand des Pulses abgelesen werden. Der Puls beschreibt die gegenwärtige energetische Situation eines Menschen. Durch das Fühlen des Pulses tritt der Behandler in eine enge Beziehung zum Patienten, da er nun die Qualität dessen pulsierender Energie wahrnehmen kann.

F *Fallbeispiel*

Ein Beispiel aus der Praxis: Eine 60jährige Frau, die immer die Wünsche und Bedürfnisse anderer vor ihre eigenen stellte, klagte über starke innere Anspannung. Ihre Zunge war normal. Die Pulse waren sehr drahtig (*xian*) und dünn (*xi*). Über die Jahre hatte die Patientin eine Leber-Qi-Stagnation entwickelt. Im Verlauf der Behandlungen entschloß sich die Patientin endlich einmal, ihre eigenen Bedürfnisse zu befriedigen. Einige Wochen später hatte sich der Puls entspannt und war moderat. Die Frau fühlte sich wieder kraftvoll und optimistisch.

In diesem Fall reflektierte der drahtige Puls vielmehr als die Zunge den energetischen Zustand der Patientin. Der Puls sagte jedoch nichts über die Dauer und Tiefe der Leber-Qi-Stagnation aus. Die normale Zunge dagegen, die keine pathologischen Zeichen aufwies, zeigte diese Qi-Stagnation nicht an. Durch die unauffällige Zunge wurde klar, daß die Störung nicht allzu tief war.

Die Informationen aus dem Pulsbefund sind wesentlich feiner und genauer, wenn die Zunge keine wesentliche Abnormität aufweist. In diesem Fall ist die Pulsdiagnose der Zungendiagnose vorzuziehen.

Die Zunge zeigt den Zustand des Blutes, der Körpersäfte und der Nieren-Essenz deutlicher als der Puls an. Natürlich gibt es Pulsqualitäten, wie den rauhen (*se*) Puls, der indikativ für einen Blut-Mangel ist. Die Tiefe und Schwere eines solchen Mangels vom Puls abzulesen, ist schwierig und bedarf großer Erfahrung. Die dünne, trockene oder eingezogene Zunge gibt jedoch leicht erkennbare Hinweise bezüglich eines Mangel-Zustandes. Besonders dann, wenn die Zunge auffällige Abweichungen von der normalen Form, Farbe und Beschaffenheit zeigt, ist die Zungendiagnose der Pulsdiagnose vorzuziehen.

Zungen- und Pulsbefund weichen gelegentlich voneinander ab. Ist die Zunge z. B. blaß und geschwollen, so erwartet der Behandler einen langsamen (*chi*) oder tiefen (*chen*) Puls. Wäre der Puls aber schnell (*shuo*) und oberflächlich (*fu*), so kann dies durch Aufregung (z. B. vor der Konsultation), Schock, Stimulantien oder Medikamente bedingt sein. Der Puls kann sich durch aktuelle Ereignisse im Leben eines Patienten schnell verändern, die Zunge bleibt davon aber unberührt.[3]

Zusammenfassend kann allgemein festgestellt werden, daß der Puls sehr genau den gegenwärtigen energetischen Zustand eines Menschen anzeigt. Die Zunge – besonders der Zungenkörper und die -form – läßt Aussagen über langfristige Veränderungen des Energiehaushaltes zu. Der Belag dagegen ist sehr wichtig bei der Diagnose von akut aufgetretenen Erkrankungen. Auf diesen Punkt wird in Kapitel 10 näher eingegangen.

1.3 Zungeninspektion am Beispiel der normalen Zunge

Vitalität

Die normale Zunge reflektiert die energetische Harmonie im Körper. Das korrekte Zusammenspiel von Yin und Yang, von Qi und Blut sowie der Zustand der Körpersäfte zeigen sich in Zungenform, Zungenfarbe und am Zungenbelag. Die erste Betrachtung der Zunge sollte, wie bereits erwähnt, zu einem Gesamteindruck, was die Vitalität der Zunge angeht, führen. Unter Vitalität versteht man in diesem Zusammenhang einen frisch aussehenden Zungenkörper, der gut durchblutet ist und daher eine frische, blaßrote Farbe aufweist. Der vitale Zungenkörper ist leicht beweglich und läßt sich ohne Probleme herausstrecken. Die Zunge sollte außerdem ein wenig feucht sein, was auf eine gute Qualität der Körpersäfte schließen läßt. Beim zweiten Blick geht es um die einzelnen Aspekte der Zunge.

A) Die normale Zungenfarbe ist blaßrot.

die normale Zungenfarbe

Die Rotfärbung sagt aus, daß das Qi und das Yang im Körper kräftig genug sind, um das Blut zur Zunge zu transportieren, und sie ist ebenfalls ein Ausdruck der Zirkulation bzw. der Menge des im Umlauf befindlichen Blutes. Durch die Zufuhr von Flüssigkeiten, die vom Magen aus zur Zunge aufsteigen, bekommt die Zunge einen blasseren Farbton (siehe hierzu: Kapitel 5). Der klare Anteil der Körperflüssigkeit (*Jin*) hat nämlich u. a. die Funktion, das Blut zu verdünnen. Sind zu wenig Körperflüssigkeiten vorhanden, wird das Blut entsprechend weniger verdünnt und die Zunge ist stärker gerötet. Bei einem gesunden Menschen jedoch kommt die blaßrote Färbung der Zunge durch die angemessene Mischung von Blut und

3 Vgl. Maciocia, G.: Zungendiagnostik in der chinesischen Medizin, Kapitel 8, Uelzen, 1995.

Körperflüssigkeiten zustande. Ist eine Zunge heller als blaßrot, dann wird sie blaß genannt. Ist sie dunkler als blaßrot, gilt sie als rötlich oder rot.

B) Der normale Zungenkörper ist weder übermäßig dick noch dünn.

der normale Zungenkörper

Er ist leicht beweglich und erscheint weder zu weich noch starr. Die Zungenoberfläche ist glatt und weich und weist keine Risse auf. Abhängig von der jeweiligen Konstitution gibt es große oder kleine Zungenkörper, was nicht mit einer Pathologie gleichzusetzen ist. In gewisser Weise sollte die Zunge zum Körperbau „passen". So darf man bei einer großen, kräftigen Person eher eine große, bei einer kleinen, dünnen Person hingegen eher eine kleinere Zunge erwarten. Es gibt hierfür allerdings keine starren Normen. Wichtig ist das normale Volumen des Zungenkörpers. Er ist weder zu dünn noch zu dick. Eine leichte Verjüngung der Zunge zur Spitze hin oder eine abgerundete Zungenspitze sind ebenfalls als normal anzusehen. Die Form des Zungenkörpers zeigt eine langfristige energetische Entwicklung an. Es kann Jahre dauern, bis es zu einem geschrumpften oder auch stark geschwollenen Zungenkörper kommt. Auch die Entstehung von tiefen Rissen auf der Zunge stellt immer einen langwierigen Prozeß dar.

C) Der normale Zungenbelag ist dünn und weiß.

der normale Zungenbelag

Ein dünner, weißer Zungenbelag wird als normal angesehen, kann allerdings auch einen Angriff von akuter Wind-Kälte indizieren. Ist die Zunge belaglos, aber von normaler Farbe und nicht trocken, so ist dies jedoch kein Hinweis auf eine Pathologie, sondern gilt ebenfalls als normal. Ein dünner, blaßgelber Belag an der Zungenwurzel entsteht aus der physiologischen Aktivität des Magen-Qi während des Verdauungsprozesses. Als Resultat der Fermentierung des Nahrungsbreis bildet sich ein Dampf, der sich in Form von trüber Feuchtigkeit im Zungenbelag niederschlägt. Dieser Belag nimmt an Dicke von der Zungenwurzel ausgehend zur Spitze der Zunge hin ab. Es ist also normal, daß er an der Zungenwurzel etwas dicker und von blaßgelber Farbe ist. Ist im mittleren und vorderen Bereich der Zunge ein Belag vorhanden, nicht jedoch im Bereich der Zungenwurzel, so deutet dies auf einen energetischen Erschöpfungszustand hin (siehe hierzu: Kapitel 3.6). Solch ein sogenannter wurzelloser Belag entsteht aus einer meist chronischen Mangelsituation des Nieren-Yin. Im allgemeinen zeigen Beläge eher kurzfristige energetische Störungen an.

D) Die Unterzungenvenen sind nicht gestaut.

die normalen Venen unter der Zunge

Bei einer normalen Zunge sind die Unterzungenvenen gar nicht oder kaum zu sehen und von heller Farbe. Hier sollte aber folgendes beachtet werden: Um die Unterzungenvenen zu überprüfen, muß der Patient die Zungenspitze zum Gaumen hin hochrollen. Geschieht dies mehrere Male hintereinander oder benötigt der Patient viel Kraft für diese Bewegung, können sich die Unterzungenvenen sehr schnell bläulich färben. Bei einigen Patienten verfärben sie sich auch, wenn sie vorher viel gesprochen haben. Beides erlaubt dann nicht, auf eine Blut-Stagnation zu schließen (siehe Kapitel 8.3: Gestaute Unterzungenvenen).

Beispiele für normale Zungen

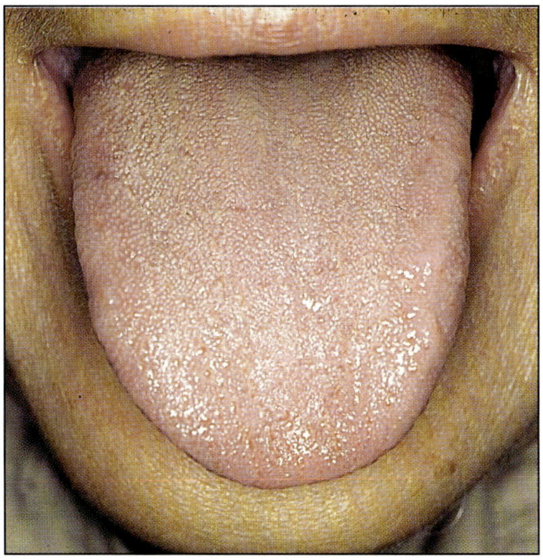

Zunge 1

Diese 50 Jahre alte Patientin ist noch nie ernsthaft krank gewesen. Gelegentlich klagt sie über Erschöpfung. Die Form des Zungenkörpers ist normal, weder zu dick noch zu dünn. Die Zunge hat ein frisches Aussehen und ist feucht. Die Farbe des Zungenkörpers ist blaßrot, was die gesunde Versorgung des Körpers durch Qi und Blut anzeigt. Der Belag ist dünn und ein wenig gelblich. Am rechten Zungenrand ist ein bläulicher Punkt zu sehen, der auf eine Blut-Stagnation hindeutet. Da sich bei der Patientin jedoch keinerlei Symptome zeigen, wurde dieses Zungenzeichen nicht als pathologisch beurteilt.

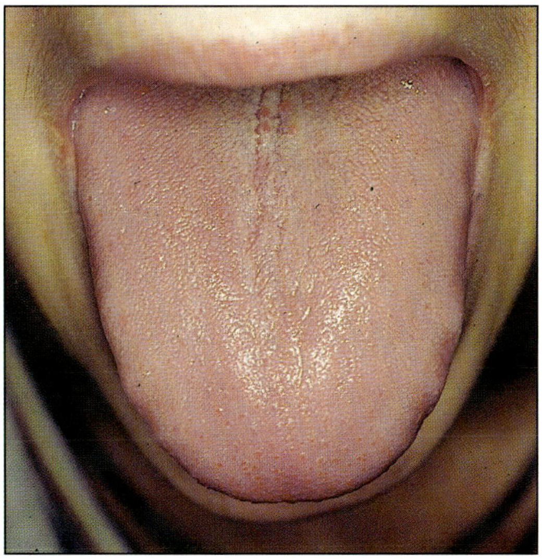

Zunge 2

Diese 49 Jahre alte Patientin erfreut sich ebenfalls guter Gesundheit. Einige rote Punkte an der Zungenspitze deuten auf Hitze im Herzen, die sich bei Frau H. in gelegentlich auftauchenden Einschlafstörungen manifestiert. Form und Farbe der Zunge sind jedoch normal. Die Zunge ist feucht und erscheint vital. Im hinteren Drittel der Zunge sind rote Punkte zu erkennen, die nicht als pathologisch beurteilt wurden, da Frau H. absolut beschwerdefrei ist.

KAPITEL 2

Zungenzeichen bei bla
2.1 Blasse, geschwollene
Exemplarische Fallbe
2.2 Blasse, dünne Zunge
2.3 Blasse, nasse, geschw
Exemplarische Fallbe
2.4 Sonderformen der bl
2.4.1 Blasse, schmale Zung
2.4.2 Schwellung einer Zu
Exemplarische Fallbe
2.4.3 Geschwollene Zunge

Zweites Kapitel

KAPITEL 3

Zungenzeichen bei Stö[…] Funktionskreises Niere

KAPITEL 4

2 Zungenzeichen bei blassen Zungen

Durch die Zungendiagnose können akute und chronische Krankheitszustände besonders mit Hilfe der Acht Leitkriterien akurat beurteilt werden. Wendet man diese Kriterien an, ist es möglich, anhand der Zungendiagnostik den gegenwärtigen energetischen Zustand eines Menschen abzulesen. Es gibt aber auch Zungenzeichen und -formen, die eine Aussage über die „energetische Vergangenheit" eines Menschen machen. Zu diesen Zeichen gehören z. B. tiefe Risse, eingezogene Zungenkörper oder Dellen und Einkerbungen im Zungenkörper. Meist sind tiefe energetische Schwächen, wie z. B. ein lange bestehender Mangel des Milz-/Magen-Qi oder des Nieren-Yin, ursächlich für derartige Erscheinungen. Solche Mangel-Zustände führen zu einer ungenügenden Aufrechterhaltung der Nieren-Essenz.

Die Nieren-Essenz ist eine verdichtete Form von Qi und trägt das Potential in sich, Strukturen und Formen aufzubauen und zu ernähren. Sie liefert das „energetische Material" für korrektes körperliches und geistiges Wachstum in der Kindheit, die Entwicklung des reproduktiven Systems und seiner Funktionen. Die Nieren-Essenz kontrolliert über die Produktion des Marks hinaus auch die Funktionen des Gehirns, des Rücken- und des Knochenmarks.

Nieren-Essenz wird außerdem benötigt, um Schockzustände und Traumata, die durch Unfälle zustande kommen, zu überleben, da sie in diesen Situationen vermehrt ausgeschüttet werden muß.

Bei einem regelmäßigen Lebensstil nimmt die Nieren-Essenz nur langsam ab und zeigt ihre Schwäche erst im Alter, z. B. in Form von mangelndem Hörvermögen oder ausfallenden Zähnen. Es gibt jedoch viele Ursachen, die auch schon bei jüngeren Menschen zu einem Mangel an Nieren-Essenz führen können:

- schlechte Ernährung über Jahre
- chronische Überarbeitung
- chronischer Schlafmangel
- zu viele Schwangerschaften und Geburten
- zu schnell hintereinander folgende Geburten
- zu viele Samenergüsse
- übermäßig starke und zu häufige menstruelle Blutungen
- schwere chronische Erkrankungen
- rezidivierende Erkältungskrankheiten[1]
- schwere Schockzustände
- viele Operationen
- konstitutionell bedingte Schwäche, z. B. angeborene Krankheiten oder Behinderungen

1 In diesem Zusammenhang soll kurz auf den Faktor „Erkältungskrankheiten" eingegangen werden. In der Praxis wird häufig übersehen, daß die Kraft des Wei Qi (Abwehr-Qi) nicht nur vom Lungen-Qi abhängig ist, sondern auch von Nieren-Yin und -Yang, der Nieren-Essenz und der Ursprungsenergie (Yuan Qi), die eng verwandt ist mit der Nieren-Essenz. Wie diese für den strukturellen Aufbau im Körper verantwortlich ist, so versorgt das Ursprungs-Qi den Körper mit dem dynamischen, warmen Teil des Qi. Es ist ein Katalysator, der hinter allen energetischen Aktivitäten steckt.

Nieren-Yang und Ursprungs-Qi beliefern die Blase mit Qi, so daß auch hier der reinere Teil der unreinen Flüssigkeiten umgewandelt werden kann. Er fließt über zu Haut und Muskeln und verbindet sich indirekt mit dem Wei Qi. Ist das Nieren-Yang geschwächt, fehlt es an Qi für diesen Umwandlungsprozeß, und das Wei Qi wird über diese Quelle nicht ernährt.

Ein weiterer wichtiger Aspekt ist die Verteilung von Wei Qi über den ganzen Körper durch die außerordentlichen Gefäße, besonders durch *Du Mai, Ren Mai* und *Chong Mai.* Sie speichern die Essenz und das Wei Qi und lassen sie zu den ihnen zugeordneten Regionen zirkulieren.

So ist das Wei Qi also verwurzelt in den Nieren, wird ernährt durch die Nieren-Essenz und bewegt durch das Ursprungs-Qi. Häufige Erkältungen führen aus diesem Grund nicht nur zu einer Schwäche des Wei Qi, sondern greifen auch dic Essenz an, weil diese das Wei Qi täglich aufs Neue zu versorgen hat.

Nieren-Essenz-Mangel bedeutet Substanzverlust, was gut vorstellbar ist, wenn man an brüchige Knochen oder Haarausfall denkt. Da die Zunge alle inneren, energetischen Zustände reflektiert, läßt sich mit Hilfe der Zungendiagnostik auch ein Mangel der Nieren-Essenz ablesen, obwohl es dazu in der Literatur bisher nur wenig Hinweise gibt.

Meist wird der Behandler durch Informationen aus der Anamnese und eine entsprechende Symptomatik sowie durch bestimmte Pulsqualitäten auf einen Mangel der Nieren-Essenz aufmerksam. Um eine Prognose für die Heilungschancen einer Erkrankung abgeben zu können, ist es von äußerster Wichtigkeit, Qualität und Kraft der Nieren-Essenz richtig einzuschätzen. Neben anderen Hinweisen kann auch die Zungendiagnostik einen wichtigen Beitrag dazu leisten.

Die Nieren-Essenz ist verantwortlich für die Erhaltung und die Qualität von Substanz. Als konkretes Beispiel stelle man sich das Krankheitsbild einer Frau vor, die an einer langjährigen und fortgeschrittenen Magersucht leidet. Neben dem Ausbleiben der Menstruation zeigen sich schon im jungen Alter osteoporotische Veränderungen des Skeletts. Die mangelnde Ernährung führt zur Erschöpfung des postnatalen Qi, wodurch die Nieren-Essenz in Mitleidenschaft gezogen wird. Der Substanzverlust manifestiert sich z.B. in brüchigen Knochen und Amenorrhö.

Da Substanz in Relation zur dynamischen Kraft des Qi Yin-Charakter aufweist, hat sie eine starke Affinität zum Nieren-Yin. Aus diesem Grund kann ein Nieren-Yin-Mangel auch zu einem Mangel der Nieren-Essenz führen.

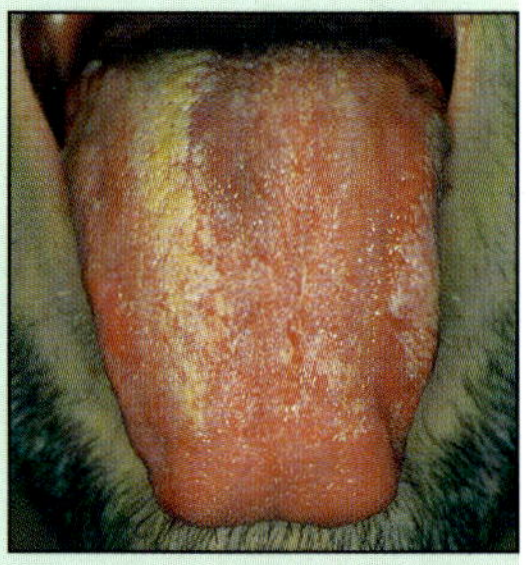

Abbildung 3.6.5

Da sich das Yin des Körpers in den Körpersäften materialisiert, können alle Vorgänge, die zu deren Verlust führen, einen Yin-Mangel erzeugen. Einige Beispiele dafür sind: lang anhaltende Menstruationsblutungen, häufige Samenergüsse, aber auch der Verlust von Körpersäften durch lange fieberhafte Erkrankungen. Die Zunge nimmt in diesen Fällen eine rote Farbe an und ist belaglos. Dies zeigt sich bei trockenen, roten Zungen (siehe Abbildung 3.6.5), die immer ein Zeichen für schwersten Nieren-Yin-Mangel sind und die Entwicklung zum Nieren-Essenz-Mangel anzeigen. In der Praxis sieht man solche Zungentypen häufig bei alten, schwer kranken Menschen oder bei Patienten, die von fortgeschrittenen Krebserkrankungen betroffen sind. Derartige Zungen treten aber auch bei jüngeren Menschen auf, die unter Auszehrungskrankheiten wie AIDS leiden.

Die rote Zunge kann aber auch eine starke Hitze-Entwicklung anzeigen, die das Yin schädigen wird. Je intensiver rot die Zunge ist, desto stärker ist die Hitze, die das Nieren-Yin und die Körpersäfte angreift.

Zungenbelag

Die Wechselwirkung von Nieren-Yin und Nieren-Yang hängt von der Kraft und Qualität der Nieren-Essenz sowie des Ursprungs-Qi ab. Die Nieren-Essenz stellt das Material zur Verfügung, das durch die transformierende und wärmende Aktion des Nieren-Yang und des *Mingmen* zu Nieren-Qi wird. Dies ist für den Zungenbelag von großer Bedeutung, denn wenn die Niere die Flüssigkeiten nicht mehr verdampfen kann (sei es durch einen Mangel des Yin oder einen Mangel des Yang), dann kann das Nieren-Qi nicht aufsteigen und die Zunge befeuchten. Im extremen Fall sieht man dies an einer sehr blassen, geschwollenen Zunge, die trocken ist. Hier ist das Nieren-Yang zu schwach, um die Flüssigkeiten zu transformieren. In der Praxis ist die trockene Zunge allerdings häufiger das Resultat eines Blut- oder Nieren-Yin-Mangels.

Das Fehlen des Belages wird zuallererst mit den Funktionen von Magen-Qi und Magen-Yin in Verbindung gebracht. Denn durch das Fermentieren der Nahrung durch das Magen-Qi und das gesunde, feuchte Magen-Yin entsteht ein „trüber“ Dampf, der die Basis für den Zungenbelag bildet. Funktionieren die Energien der Mitte reibungslos, so manifestiert sich dies durch einen dünnen Belag mit Wurzel, der gleichmäßig über den Zungenkörper verteilt ist. Ein Magen-Qi-, Magen-Yin- und besonders ein Nieren-Yin-Mangel können dann jedoch zu einem wurzellosen Belag führen. Er ist unregelmäßig verteilt (siehe Abbildung 3.6.5), wirkt alt und so, als ob er leicht abgekratzt werden könnte. In der Praxis ist dieser Belag überdies leicht daran zu erkennen, daß er teilweise abgepellt ist. Er ist meist ein Anzeichen für mangelnde Körpersäfte. Tritt er in Verbindung mit einem blassen Zungenkörper auf, kann er einen Magen-Qi-Mangel indizieren. In Kombination mit beginnenden Rissen im Zungenzentrum kündigt er einen Magen-Yin-Mangel an.

Der Bereich der Zungenwurzel wird dem Unteren Erwärmer und dem Funktionskreis Niere zugeordnet. Beläge auf der Zungenwurzel zeigen den Zustand der *Fu* Dickdarm, Dünndarm und Blase an. Ein fehlender Belag auf der Zungenwurzel oder ein roter Zungengrund werden als Zeichen für einen Mangel des Nieren-Yin und eine Erschöpfung der Körperflüssigkeiten (siehe Abbildung 3.6.4) angesehen. Ist die Zungenwurzel sehr rot und trocken, dann ist das Nieren-Feuer durch einen Mangel an Nieren-Yin entstanden.

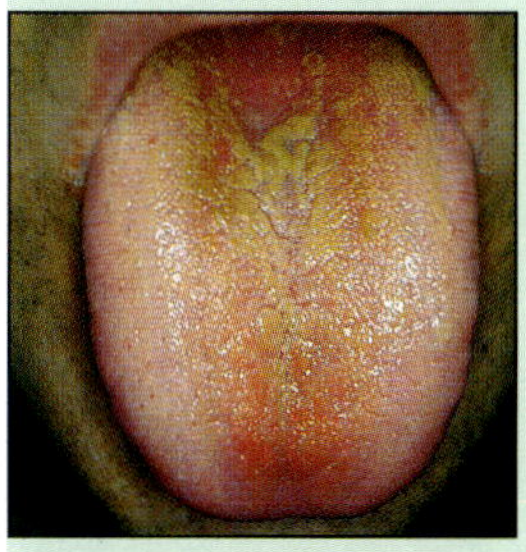

Abbildung 3.6.4

Die Beschaffenheit und die Form der Zungenwurzel geben ebenfalls den Zustand der Nieren wieder. Eine eingezogene Zungenwurzel (siehe Abbildung 3.7.3) oder eine Vertiefung (siehe Kapitel 2.1) stellt einen Mangel der Nieren-Essenz dar. Diese Zungenformen entstehen aufgrund von Substanzverlust, d. h. Verlust an Nieren-Essenz, wobei es noch nicht notwendigerweise zur Hitze-Entwicklung gekommen ist. Ein Yin-Mangel in Verbindung mit im Inneren entstandener leerer Hitze zeigt sich jedoch eindeutig bei einer roten Zunge, die keinen Belag an der Zungenwurzel aufweist.

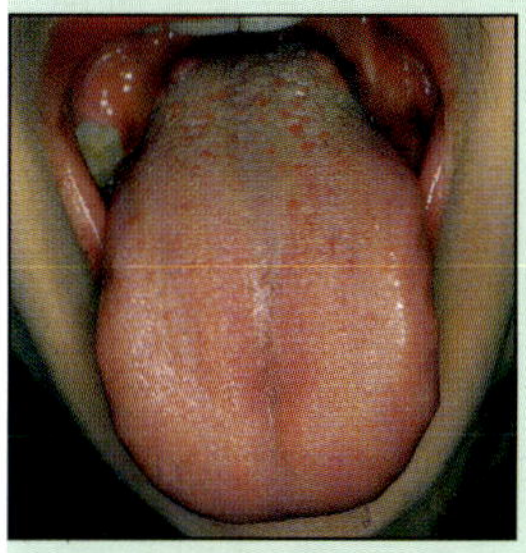

Abbildung 3.7.3

Der hektische Lebensstil in der industrialisierten Welt führt zu einem frühzeitigen Verbrauch der Nieren-Essenz. Je früher erkannt wird, daß ein Nieren-Essenz-Mangel – gerade bei jungen Menschen – vorliegt, desto eher können Maßnahmen von Seiten des Patienten und des Behandlers eingeleitet werden, um dem etwas entgegenzusetzen.

Ein beginnender Mangel der Nieren-Essenz läßt sich auch von blassen Zungen ablesen, obwohl die blasse Zunge zunächst einmal die Existenz eines Qi-Mangels nahelegt. Die folgenden Zungenbilder sollen illustrieren, daß es möglich ist, den Zustand der Nieren-Essenz und die Schwere des Substanzverlustes anhand der Zungenform und nicht nur anhand der Farbe und des fehlenden Belages zu beurteilen.

2.1 Blasse, geschwollene Zungen mit Vertiefung der Zungenwurzel

In diesem Kapitel sollen blasse Zungen, die eine Nieren-Essenz-Schwäche anzeigen, mit solchen verglichen werden, die eine Milz-Qi/Yang- bzw. Nieren-Yang-Mangel-Pathologie anzeigen.

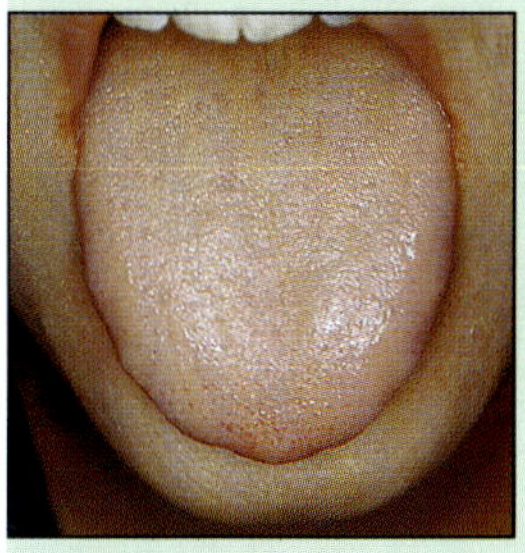

Abbildung 2.3.1

Eine blasse Zunge mit normaler Form stellt lediglich einen leichten Mangel von Lungen- und Milz-Qi dar (siehe Abbildung 2.3.1). Das Qi ist in diesem Fall nicht kräftig genug, um das Blut zur Zunge zu transportieren, und es kommt deshalb zu einer mangelnden Rotfärbung der Zunge.

Milz-Qi/Yang-Mangel

Eine blasse, geschwollene Zunge ist typisch für einen Milz-Qi/Yang-Mangel und in der Praxis häufig anzutreffen. Wie im vorherigen Fall ist das Yang-Qi zu schwach, um das Blut zur Zunge zu transportieren. Die Schwellung ist ebenfalls das Resultat der mangelnden Aktivität des Yang, das hier die Flüssigkeiten nicht adäquat transformiert, so daß innere Feuchtigkeit entsteht. In Verbindung mit blassen,

Zahneindrücke

geschwollenen Zungen kommt es auch häufig zu Zahneindrücken. Je tiefer und ausgeprägter sie sind, desto größer ist der Mangel des Magen/Milz-Qi und des Milz- und Nieren-Yang.

Das tadellose Funktionieren der Milz/Magen-Energien ist notwendig für die Produktion der postnatalen Energie, die gleichzeitig die Nieren-Essenz unterstützt. Aus diesem Grund kann eine Schwäche der Mitte langfristig zu einem Mangel der Nieren-Essenz beitragen.

Delle an der Zungenwurzel

Häufig sind es aber mehrere parallel nebeneinander verlaufende Prozesse, die zu einem Mangel-Zustand beider Energien führen. Insbesondere eine klimatisch unpassende, unregelmäßige Ernährung bei gleichzeitiger Überarbeitung schlagen hier zu Buche. Aber auch das ungenügende Ruhen und Auskurieren nach Operationen, Infekten und anderen Erkrankungen schwächen beide Energien. Der Qi-Mangel im Körper zeigt sich typischerweise durch eine blasse, geschwollene Zunge. Die beginnende Schwäche der Nieren-Essenz manifestiert sich bei der blassen Zunge in einer Delle an der Zungenwurzel. Es fehlt sozusagen an „Material", um die Zungenwurzel auszufüllen. Neben Qi-Mangel-Symptomen wie Müdigkeit, Appetitlosigkeit, erhöhter Schweißneigung bei körperlicher Belastung und breiigen Stühlen treten nun Beschwerden auf, die auf eine Nieren-Essenz-Schwäche hinweisen. Aus der Müdigkeit wird schwere Erschöpfung, die auch durch regelmäßigen Schlaf nicht mehr verschwindet. Konzentrationsverlust, Gedächtnislücken, Haarausfall usw. kommen nun zu den Symptomen des Lungen- und Milz-Qi-Mangels hinzu. In diesen Fällen reicht es nicht mehr aus, nur das Qi zu kräftigen. Hier müssen auch Nieren-Yin und -Yang tonisiert werden.

■ **Zungenbeschreibung**
- etwas blaß,
  leicht geschwollen
- leichte Delle an der Zungenwurzel

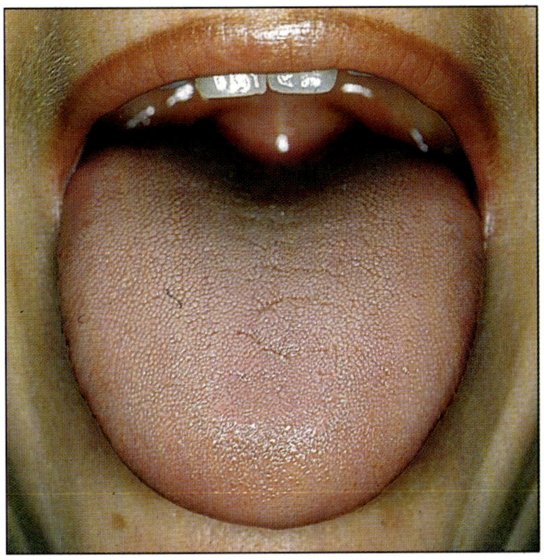

Abbildung 2.1.1: weiblich, 35 Jahre

■ **chinesische Diagnose**
- Milz-Qi-Mangel und Lungen-Qi-Mangel
- beginnende Schwäche der Nieren-Essenz

■ **westliche Diagnose**
- Mononucleose
- chronisches Erschöpfungssyndrom nach grippalem Infekt

■ **Symptome**
- Erschöpfung
- Schlaflosigkeit
- Schweregefühl der Beine
- leichtes Hüsteln
- Erkältungsanfälligkeit

■ **Krankheitsursache**
- Überarbeitung

■ **Zungenbeschreibung**
- etwas blaß, geschwollen
- **leichte Ausstülpung der Zungenspitze**
- beginnende Delle an der Zungenwurzel

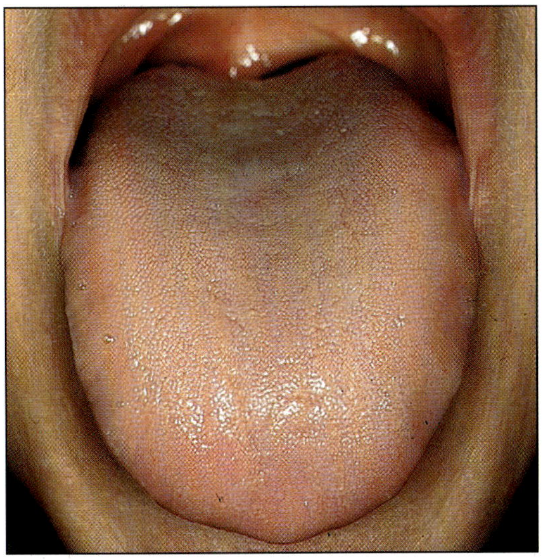

Abbildung 2.1.2: weiblich, 32 Jahre

■ **chinesische Diagnose**
- Milz-Qi-Mangel ⇒ Retention von Feuchtigkeit
- beginnende Störung des Funktionkreis Herz
- beginnende Nieren-Essenz-Schwäche

■ **westliche Diagnose**
- chronischer Harnwegsinfekt
- Dysmenorrhö

■ **Symptome**
- Brennen beim Wasserlassen
- Stechen in der Blase
- krampfartige Schmerzen vor und mit der Menses, Schmierblutungen
- Erschöpfung

■ **Krankheitsursachen**
- Überarbeitung
- Einsatz übermäßiger Willenskraft
- 12 Operationen in der Kindheit/Pubertät

■ **Zungenbeschreibung**
- etwas blaß, geschwollen, leichte Zahneindrücke, feucht
- Delle an der Zungenwurzel

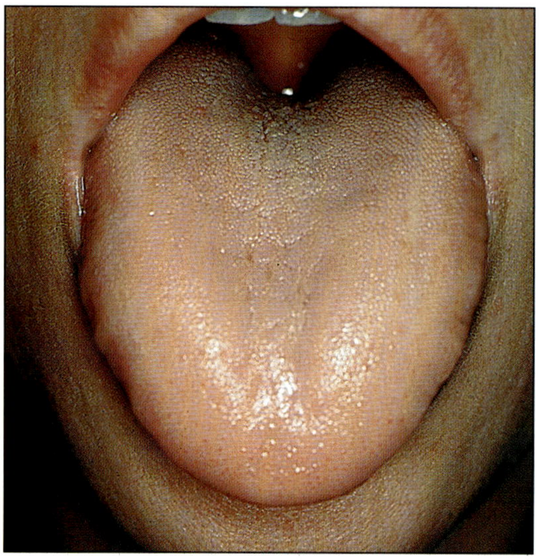

Abbildung 2.1.3: weiblich, 38 Jahre
(siehe Fallbesprechung auf Seite 22)

■ **chinesische Diagnose**
- Milz-Qi-Mangel ⇒ Retention von Feuchtigkeit, beginnender Milz-Yang-Mangel
- Schwäche der Nieren-Essenz

■ **westliche Diagnose**
- Amalgambelastung

■ Symptome
- Erschöpfung
- Depression
- Konzentrationsschwäche
- Antriebslosigkeit
- Haarausfall
- inneres Kältegefühl

■ **Krankheitsursachen**
- vier Kinder (sechs Schwangerschaften)
- Überarbeitung

■ **Zungenbeschreibung**
- sehr blaß, geschwollen, feucht
- starke Delle an der Zungenwurzel

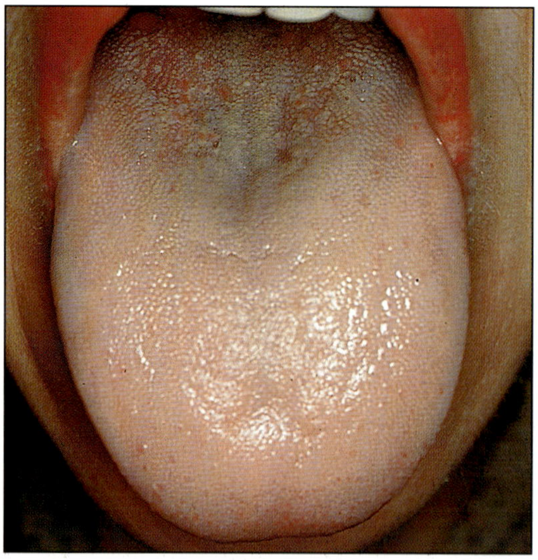

Abbildung 2.1.4: weiblich, 43 Jahre
(siehe Fallbesprechung auf Seite 239)

■ **chinesische Diagnose**
- Milz-Qi/Yang-Mangel ⇒ Retention von Feuchtigkeit
- Schwäche der Nieren-Essenz

■ **Symptome**
- Erschöpfung
- innere Unruhe
- Einschlafstörungen
- starke menstruelle Blutungen, langanhaltende Tröpfelblutungen
- inneres Kältegefühl

■ **Krankheitsursachen**
- Überarbeitung
- unregelmäßige Diät, übermäßiger Verzehr von Rohkost
- übermäßiges Denken
- beruflicher Streß

■ **Zungenbeschreibung**
- **sehr blaß, geschwollen,** Zahneindrücke
- weißer Belag im Zentrum
- Delle an der Zungenwurzel

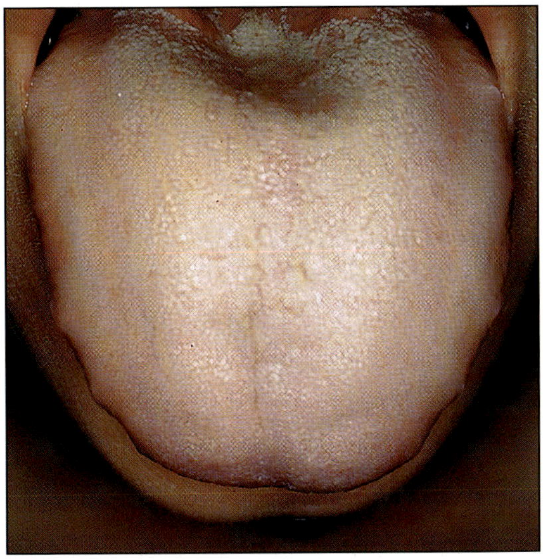

Abbildung 2.1.5: weiblich, 39 Jahre

■ **chinesische Diagnose**
- Milz-Yang-Mangel ⇒ Retention von Feuchtigkeit
- Retention von kalter Feuchtigkeit im Magen
- Schwäche der Nieren-Essenz

■ **Symptome**
- Erschöpfung, Müdigkeit
- Magendruck mit Streß
- Appetitlosigkeit, Untergewicht
- Einschlafstörungen
- inneres Frieren

■ **Krankheitsursachen**
- Überarbeitung
- unregelmäßige Ernährung, übermäßiger Verzehr von Rohkost
- Nachtarbeit
- Überarbeitung
- Erkrankung an viraler Meningitis vor zwei Jahren

■ **Zungenbeschreibung**
- blaß, geschwollen, groß
- **wurzelloser Belag**
- Delle an der Zungenwurzel

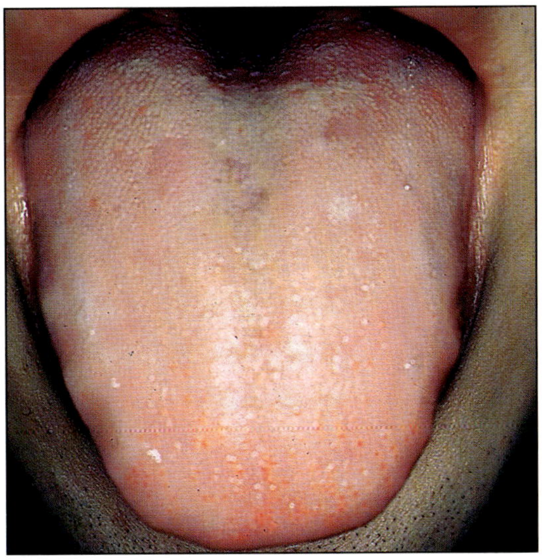

Abbildung 2.1.6: männlich, 28 Jahre

■ **chinesische Diagnose**
- Milz-Qi-Mangel mit Retention von Feuchtigkeit
- leichter Magen-Yin-Mangel und Magen-Qi- Mangel
- beginnender Nieren-Essenz-Mangel

■ **Symptome**
- Erschöpfung
- innere Unruhe
- Völlegefühl nach dem Essen, Aufstoßen und Sodbrennen
- breiige Stühle

■ **Krankheitsursachen**
- exzessive sexuelle Betätigung
- unregelmäßige Diät
- Überarbeitung

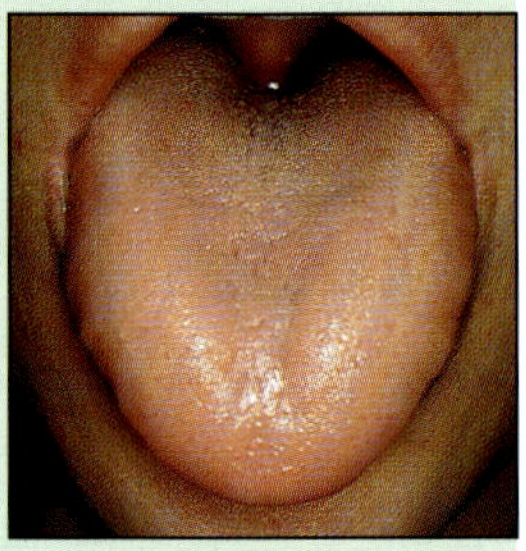

Abbildung 2.1.3

F *Exemplarische Fallbesprechung*

Die 38 Jahre alte Frau H., Mutter von vier Kindern, litt unter so starker Erschöpfung, daß sie kaum noch dazu fähig war, ihren Aufgaben nachzukommen. Konzentrationsschwäche, Antriebslosigkeit und depressive Verstimmungen schränkten sie ebenfalls sehr ein. Gelegentlich war ihr sehr kalt. Ihr Kopfhaar war sehr dünn, und sie hatte Schübe von Haarausfall. Die Zunge war blaß und geschwollen und wies eine Delle an der Zungenwurzel auf. Die Pulse waren tief (*chen*) und schwach (*ruo*).

Analyse

Die häufigen Schwangerschaften und die unermüdliche Betreuung ihrer Kinder führten zu einer starken Erschöpfung des Milz-Qi/Yang, der Ursprungsenergie und der Nieren-Essenz. Das dünne Kopfhaar und der Haarausfall sind Zeichen einer mangelnden Versorgung durch die Nieren-Essenz. Die Vergeßlichkeit und die Konzentrationsschwierigkeiten kamen dadurch zustande, daß die geschwächte Nieren-Essenz nicht mehr genügend Mark, welches das Gehirn auffüllt, produzierte. Die Delle an der Zungenwurzel ist ebenfalls ein Hinweis auf die Nieren-Essenz-Schwäche.

Auch die Ursprungsenergie der Nieren-Essenz ist bei dieser Patientin geschwächt. Die Kältegefühle und die Antriebslosigkeit sind Zeichen der mangelnden Vitalität des Yang. Dies wird auch durch die blasse, geschwollene Zunge angezeigt und durch die tiefen, schwachen Pulse bestätigt.

Nachdem die Patientin sich ein Jahr lang konsequent ausruhte, verbesserte sich ihr Zustand langsam und kontinuierlich.

R *Resümee*

Erschöpfungszustände, die durch eine Schwäche der Nieren-Essenz oder einen Mangel an Ursprungs-Qi bedingt sind, unterscheiden sich von Müdigkeit dadurch, daß sie sich nicht durch Schlafen oder kurzfristige Erholungspausen verbessern. Ein Mangel an diesen Grundenergien bedeutet, daß die Substanz stark angegriffen ist. Daher muß die Behandlung solcher Mangel-Zustände stets lange Ruhepausen und eine eventuelle Veränderung eines hektischen Lebensstils miteinschließen. Außerdem müssen die Energien aufgefüllt werden, wozu sich besonders eine Therapie mit chinesischen Heilkräutern eignet.

2.2 Blasse, dünne Zungen

Blut-Mangel

Ein Mangel an Blut und Körpersäften führt zu einem verminderten Volumen der Zunge. Der Zungenkörper ist in diesem Fall meist dünn, kann aber auch schrumpfen oder sich zusammenziehen.

Je nach Anlage und Lebensumständen führt ein Milz-Qi-Mangel zu Ansammlung von Feuchtigkeit oder Blut-Mangel. Beides sind sekundäre Aspekte einer Störung des Funktionskreises Milz. Jede langfristige Schwäche des Milz-Qi bringt es mit sich, daß die von der Milz gewonnene Nahrungs-Energie nicht genug Essenz hergibt, um später in Blut umgewandelt zu werden. Daher trägt jede blasse Zunge auch immer ein Element von Blut-Mangel in sich.

Wenn der Blut-Mangel der primäre krankmachende Faktor ist, kommt dies in einer blassen, dünnen und zu Beginn einer solchen Pathologie in einer blassen, trockenen Zunge zum Ausdruck. Dies gilt besonders für Frauen, die unter sehr starken menstruellen Blutungen leiden, lange Stillzeiten aufrechterhalten oder sich unangemessen ernähren.

Die dünne, blasse Zunge zeichnet sich durch einen Mangel an Blut und damit Substanz aus. Wird dies nicht behandelt, kann dies zu einem Nieren-Yin-Mangel führen, da Blut das Yin ernährt. Diese Entwicklung ist dann daran sichtbar, daß der dünne Zungenkörper deutlich intensiver rot wird.

Weniger tief sitzt die Störung, wenn die blasse Zunge trocken ist. Hier ist das Blut in seiner Funktion des Befeuchtens eingeschränkt, stellt aber noch keinen markanten Mangel dar.

Typische Blut-Mangel-Symptome sind: Haarausfall, trockene oder juckende Haut, Gesichtsblässe, aber auch Schwindel und Taubheitsgefühle der Extremitäten.

Zungenbeschreibung
- etwas blaß, dünn
- aufgerollte Ränder
- leichte Delle an der Zungenwurzel

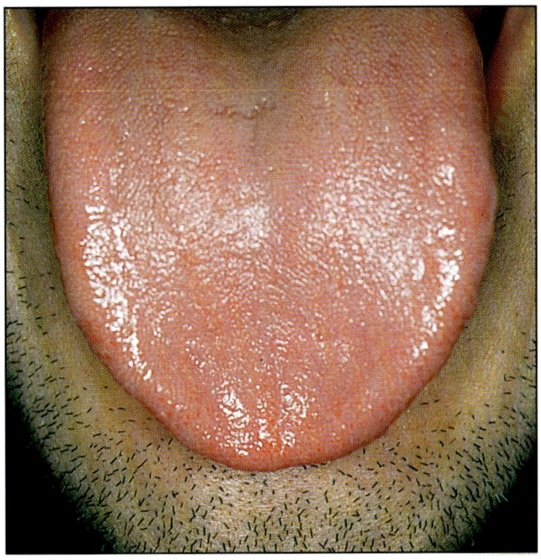

Abbildung 2.2.1: männlich, 41 Jahre

chinesische Diagnose
- Milz-Qi-Mangel ⇒ Blut-Mangel
- Leber-Qi-Stagnation
- Nieren-Essenz-Mangel

Symptome
- tiefe Erschöpfung
- Depression
- dumpfe Rückenschmerzen

Krankheitsursachen
- beruflicher Streß
- emotionale Probleme
- exzessive sexuelle Betätigung

■ **Zungenbeschreibung**
- blaß, dünn

- **aufgerollte Ränder**
- gerötetes Zentrum
- Delle in der Zungenwurzel

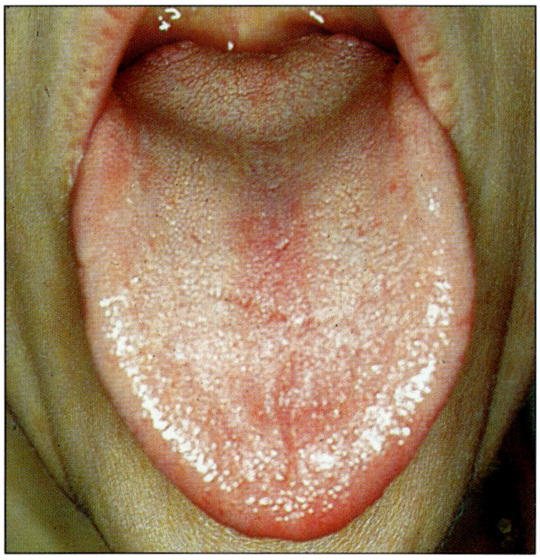

Abbildung 2.2.2: weiblich, 38 Jahre

■ **chinesische Diagnose**
- Milz-Qi-Mangel ⇒ Blut-Mangel
- Leber-Qi-Stagnation
- Hitze im Magen
- Nieren-Essenz-Mangel

■ **westliche Diagnose**
- entzündete Hämorrhoiden

■ **Symptome**
- Brennen und Schmerzen im Rektum
- Verstopfung
- Appetitlosigkeit
- Schlaflosigkeit
- starke Erschöpfung

■ **Krankheitsursachen**
- Streß durch Doppelbelastung
- unglückliche Ehe
- starke Frustration
- häufige Schwangerschaften
- übermäßiger Kaffeegenuß

■ **Zungenbeschreibung**
- blaß, dünn

- **blasse Ränder**
- **etwas trocken,** dünner Mittelriß

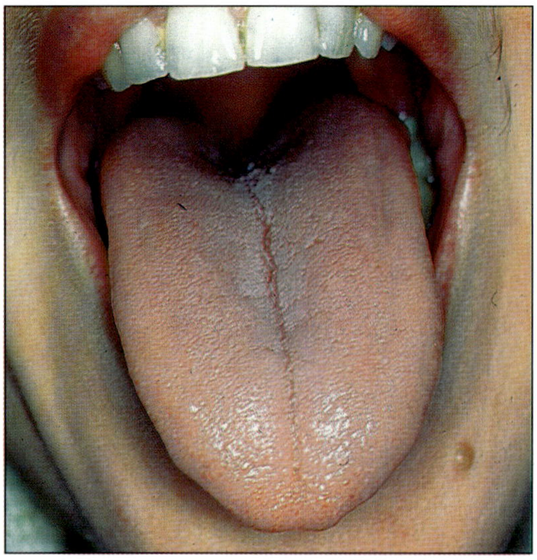

Abbildung 2.2.3: weiblich, 35 Jahre

■ **chinesische Diagnose**
- Milz-Qi-Mangel ⇒ Blut-Mangel
- Leber-Blut-Mangel
- leichter Magen-Yin-Mangel

■ **westliche Diagnose**
- ulzerative Kolitis

■ **Symtome**
- akuter Durchfall mit Schleim und frischem Blut
- Erschöpfung
- starker Haarausfall
- verkürzte menstruelle Blutung
- starke Existenzängste

■ **Krankheitsursachen**
- Spülwürmer, die in Indien nicht korrekt behandelt wurden
- nicht verarbeitete Trennung vom Partner
- vegetarische Ernährung, viel Rohkost, Fasten

2.3 Blasse, nasse, geschwollene Zungen

Blasse Zungen sind ein Hinweis auf einen Qi/Yang- oder Blut-Mangel im Körper. Die Blässe des Zungenkörpers verhält sich proportional zu dem Ausmaß des Qi/Yang- oder Blut-Mangels: Zirkuliert das Yang kräftig im Körper, dann bringt es auch Blut zur Zunge und gibt ihr eine gesunde rote Farbe. Je blasser die Zungenfarbe jedoch ist, desto größer ist der Qi- und der Yang-Mangel.

Ist die blasse Zunge übermäßig naß, dann bestätigt dies die Diagnose eines Milz-Qi- oder Yang-Mangels. Die nasse wie auch die geschwollene, blasse Zunge sind das Resultat einer ungenügenden Umwandlung von Flüssigkeiten, bedingt durch den Milz-Qi/Yang-Mangel. Die Retention von Feuchtigkeit kann an dem Ausmaß der Schwellung des Zungenkörpers beurteilt werden. Je geschwollener die Zunge, desto schwächer das Yang und das *Yuan Qi*. Körperliche Überarbeitung, übermäßige sportliche Betätigung und vor allem der Verzehr von Rohkost und Kuhmilchprodukten können zu einem Milz-Qi/Yang-Mangel führen.

Hat die blasse Zunge eine normale Form, dann ist der Qi-Mangel nicht so schwerwiegend und läßt sich durch eine regelmäßige Ernährung und Ruhe relativ schnell beheben.

Zungenbeschreibung
- blaß, **normale Form**

- Spitze leicht gerötet
- öliger, blaßgelber Belag, besonders im unteren Drittel

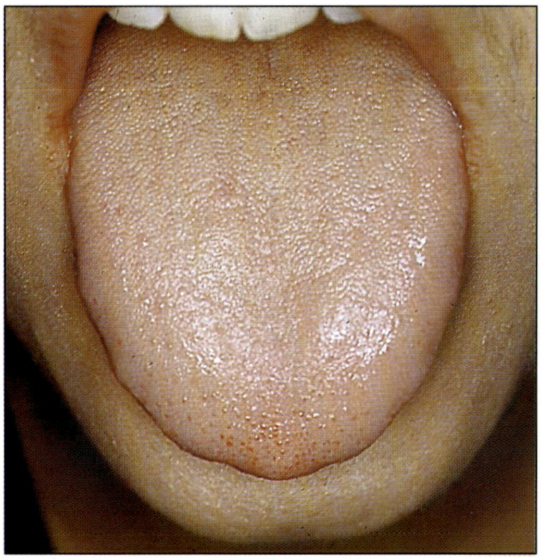

Abbildung 2.3.1: weiblich, 31 Jahre

chinesische Diagnose
- leichter Milz-Qi-Mangel und Blut-Mangel
- ohne pathologischen Befund
- leichte Nahrungsmittel-Stagnation

Symptome
- Müdigkeit
- Verstopfung
- häufige Appetitlosigkeit
- Völlegefühl im Epigastrium

Krankheitsursachen
- Überarbeitung
- unregelmäßige Ernährung, Verzehr vieler Süßspeisen

■ **Zungenbeschreibung**
- blaß
- **blasse Ränder, leichte Schwellung entlang der Seiten**
- **gelber Belag mit roten Punkten an der Zungenwurzel**

■ **chinesische Diagnose**
- Milz-Qi-Mangel mit Blut-Mangel
- Leber-Blut-Mangel mit Leber-Qi-Stagnation
- Retention von feuchter Hitze in der Blase

■ **westliche Diagnose**
- habituelle Fehlgeburten
- akute Blasenentzündung

■ **Symptome**
- spärlicher menstrueller Fluß
- Gesichtsblässe
- akutes Brennen beim Wasserlassen, Harndrang

■ **Krankheitsursachen**
- emotionale Probleme
- Grübeln

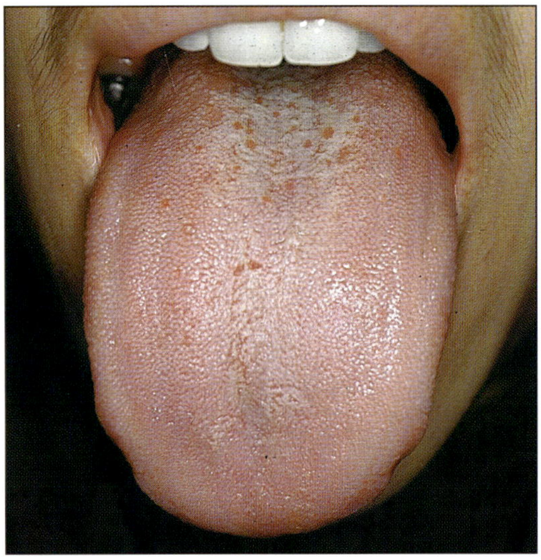

Abbildung 2.3.2: weiblich, 30 Jahre

■ **Zungenbeschreibung**
- etwas blaß, geschwollen
- dünner, schlüpfriger, weißlicher Belag
- gelber Belag an der Zungenwurzel

■ **chinesische Diagnose**
- Milz-Qi-Mangel
- Retention von Feuchtigkeit
- feuchte Hitze im Unteren Erwärmer

■ **Symptome**
- Müdigkeit besonders nach Mahlzeiten
- Konzentrationsschwäche
- Einschlafstörungen,
- breiige, riechende Stühle

■ **Krankheitsursachen**
- übermäßiger Genuß von Milchprodukten
- langes Fasten in der Vergangenheit

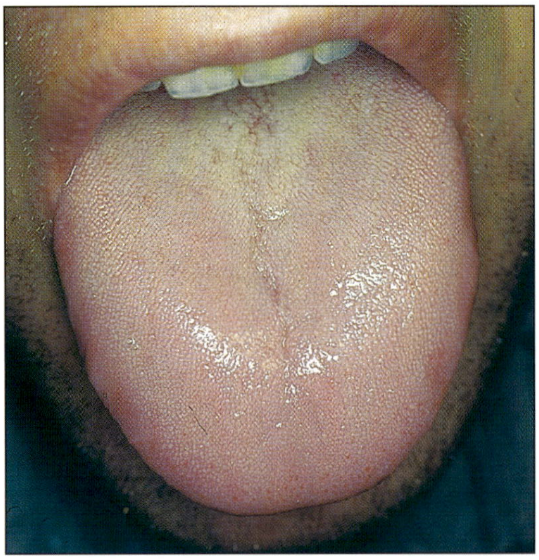

Abbildung 2.3.3: männlich, 37 Jahre

■ **Zungenbeschreibung**
- blaß, geschwollen
- schlüpfriger, gelber Belag im unteren Drittel

■ **chinesische Diagnose**
- Milz-Qi-Mangel mit Retention von Feuchtigkeit
- Retention von feuchter Hitze im Unteren Erwärmer

■ **westliche Diagnose**
- chronische Prostatitis

■ **Symptome**
- gelegentlicher Harndrang, trüber Urin
- Lumbago
- Magenschmerzen
- Verstopfung

■ **Krankheitsursache**
- unregelmäßige Ernährung

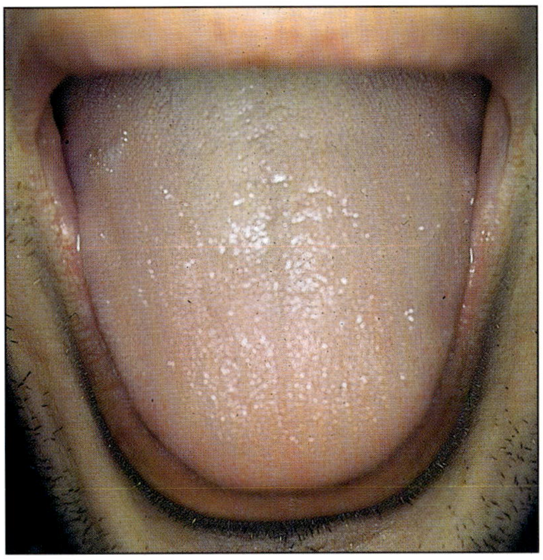

Abbildung 2.3.4: männlich, 35 Jahre

■ **Zungenbeschreibung**
- sehr blaß, geschwollen
- dünner, weißer Belag
- rote Punkte an der Zungenspitze und den Zungenseiten

■ **chinesische Diagnose**
- Milz-Yang-Mangel ⇒ Retention von Feuchtigkeit, Blut-Mangel
- ohne pathologischen Befund
- verbliebener pathogener Hitze-Faktor

■ **Symptome**
- Müdigkeit
- Gewichtszunahme
- Blähbauch,
- keine Menstruation seit drei Monaten
- häufig Halsschmerzen
- kalte Extremitäten

■ **Krankheitsursachen**
- sechs Schwangerschaften
- Doppelbelastung (Familie und Beruf)
- zu wenig Schlaf

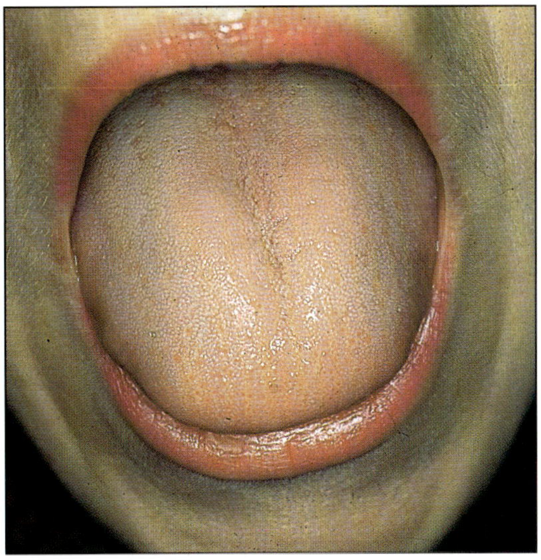

Abbildung 2.3.5: weiblich, 41 Jahre

■ **Zungenbeschreibung**
- blaß, geschwollen, Zahneindrücke

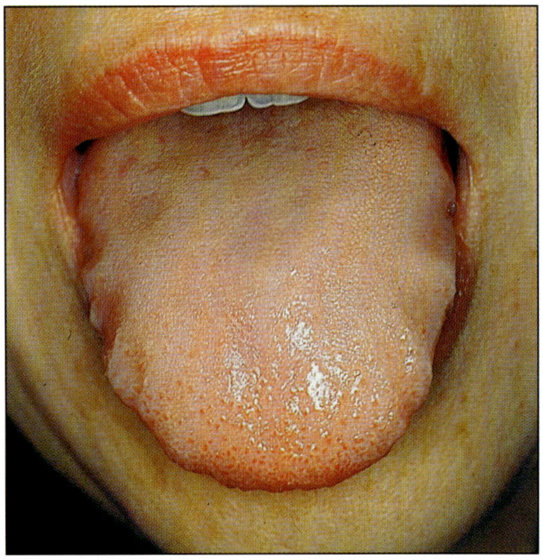

Abbildung 2.3.6: weiblich, 33 Jahre

■ **chinesische Diagnose**
- Milz-Yang-Mangel ⇒ Retention von Feuchtigkeit

■ **Symptome**
- Migräne mit Durchfall und Erbrechen eine Woche vor der Regel
- wässriger, geruchloser morgendlicher Stuhl
- häufige Übelkeit
- Antriebslosigkeit
- starkes innerliches Frieren

■ **Krankheitsursachen**
- Langzeiteinnahme von Tetracyclinen zur Behandlung von Akne in der Pubertät
- Krankheitsanfälligkeit in der Kindheit

■ **Zungenbeschreibung**
- blaß, geschwollen, Zahneindrücke
- **gerötete und eingezogene Spitze**
- dünner, blaßgelber, schlüpfriger Belag

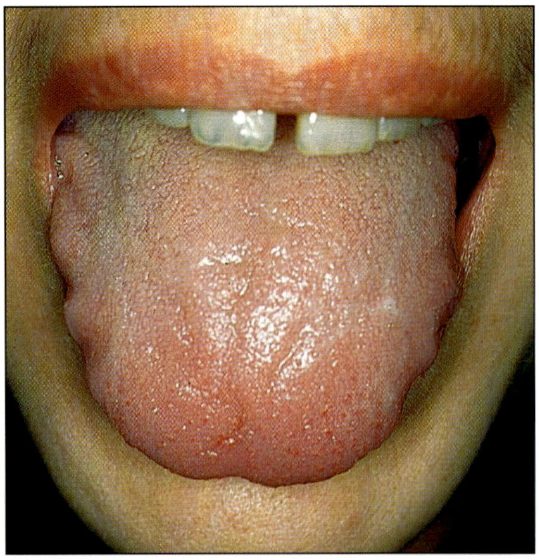

Abbildung 2.3.7: weiblich, 37 Jahre

■ **chinesische Diagnose**
- Milz-Yang-Mangel ⇒ Retention von Feuchtigkeit
- Herz-Blut- und beginnender Herz-Yin-Mangel
- Nahrungsmittel-Stagnation, Retention von trüber Feuchtigkeit

■ **westliche Diagnose**
- Eierstockzysten

■ **Symptome**
- Antriebslosigkeit
- Depression
- Appetitlosigkeit
- Schmerzen im Unterbauch vom Eisprung bis zum Beginn der Menstruation, inneres Frieren mit der Menstruation

■ **Krankheitsursachen**
- Sorgen wegen Arbeitslosigkeit
- Verzehr vieler Süßspeisen und von Milchprodukten
- Beziehungsprobleme

■ **Zungenbeschreibung**
- blaß, geschwollen
- öliger, blaßgelber Belag

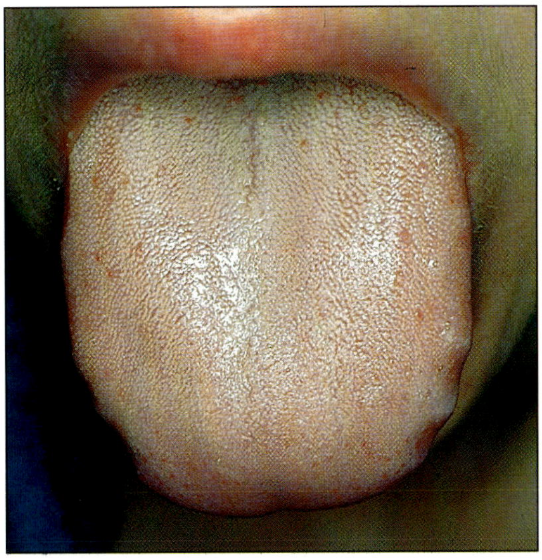

Abbildung 2.3.8: weiblich, 25 Jahre

■ **chinesische Diagnose**
- Milz-Qi-Mangel ⇒ Retention von Feuchtigkeit
- Nahrungsmittel-Stagnation, Retention von Feuchtigkeit im Mittleren Erwärmer, die sich in Hitze umwandelt

■ **Symptome**
- breiige, geruchlose Stühle 3-4 mal täglich
- Blähungen, Blähbauch
- Stimmungsschwankungen

■ **Krankheitsursachen**
- Unzufriedenheit mit dem Leben
- unregelmäßige Ernährung, übermäßiger Verzehr von Milchprodukten

---

■ **Zungenbeschreibung**
- sehr blaß, leicht bläulich
- geschwollen

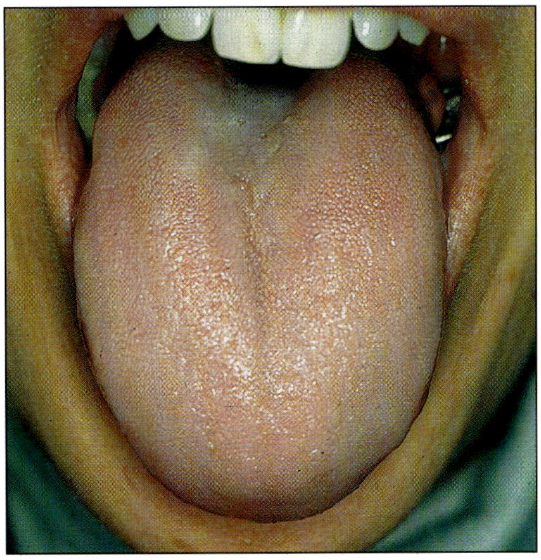

Abbildung 2.3.9: weiblich, 37 Jahre
(siehe Abbildung 9.1.1)

■ **chinesische Diagnose**
- Milz-Qi-Mangel ⇒ Blut-Mangel und -Stagnation
- Retention von Feuchtigkeit

■ **Symptome**
- Erkältungsanfälligkeit
- Müdigkeit
- plölzlich auftretende krampfartige Unterbauchschmerzen

■ **Krankheitsursachen**
- Überarbeitung
- Schlafmangel

■ **Zungenbeschreibung**
- blaß, stark geschwollen, breit
- kleine vertikale Risse im Zentrum
- dünner, weißer Belag

■ **chinesische Diagnose**
- Milz-Qi/Yang-Mangel ⇒ Retention von Feuchtigkeit
- Magen-Qi-Mangel
- ohne pathologischen Befund

■ **Symptome**
- Erschöpfung, Müdigkeit
- Magendruck mit Streß
- Übergewicht
- Schmerzen und Taubheitsgefühl im rechten Arm und Hand
- gelegentliches Kribbeln der Hand

■ **Krankheitsursachen**
- Überarbeitung
- unregelmäßige Ernährung, übermäßiger Verzehr von Rohkost und eiskalten Fruchtsäften

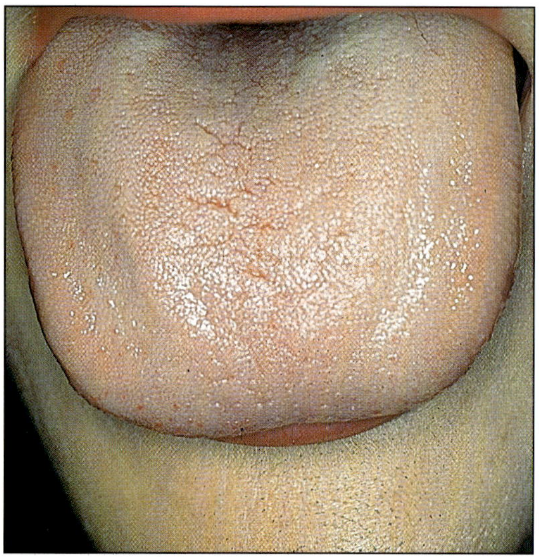

Abbildung 2.3.10: weiblich, 27 Jahre
(siehe zur Abbildung die folgende Fallbesprechung)

■ **Zungenbeschreibung**
- blaß, stark geschwollen mit Zahneindrücken

■ **chinesische Diagnose**
- Nieren-Yang-, Milz-Yang- und Herz-Yang-Mangel

■ **westliche Diagnose**
- chronische Gastritis

■ **Symptome**
- starke körperliche Schwäche, Erschöpfung, inneres Frieren
- Kältegefühl im Magen, Magenschmerzen
- kalte Extremitäten

■ **Krankheitsursache**
- chronische körperliche Überarbeitung

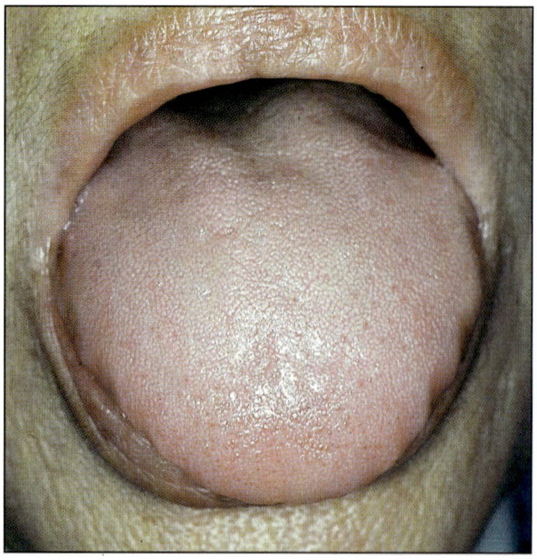

Abbildung 2.3.11: weiblich, 67 Jahre

F *Exemplarische Fallbesprechung*

siehe Abbildung 2.3.10

Frau W. hatte zwei Jahre in Südafrika gelebt und sich dort hauptsächlich von Früchten und Fruchtsäften ernährt. Da sie sich in Südafrika mit dieser Diät sehr wohl gefühlt hatte, behielt sie diese in Deutschland bei, wo sie sich in einer neuen Arbeitsstelle zurechtfinden mußte. Sechs Monate nach ihrer Rückkehr stellten sich bei der 27jährigen Frau W. Erschöpfung und Müdigkeit ein, und sie nahm ständig an Gewicht zu. Außerdem beeinträchtigten sie ein anhaltendes Taubheitsgefühl und gelegentliche Schmerzen im rechten Arm erheblich.

Analyse

Die blasse Zunge war sehr stark geschwollen. Ihre Pulse waren weich (*ru*) und dünn (*xi*). Der übermäßige Verzehr von Früchten und die ständige berufliche Überforderung durch die neue Arbeitsstelle verursachten einen Milz-Yang-Mangel. Dies ist deutlich sichtbar an der stark geschwollenen, blassen Zunge. Aufgrund der Retention von Feuchtigkeit, die durch das schwache Yang bedingt war, nahm Frau W. ständig an Gewicht zu. Ihre Erschöpfung und ihre Müdigkeit sind weitere Symptome dieses Mangels, der auch durch den weichen, schwachen Puls bestätigt wurde.

Die Taubheitsgefühle resultierten aus Feuchtigkeit, die die Kanäle *(Jing Luo)* blockierte und die Zirkulation von Qi und Blut in den Muskeln behinderte. Alle schulmedizinischen Untersuchungen, die aufgrund der Symptome durchgeführt wurden, ergaben keinen Befund.

R *Resümee*

Blasse, geschwollene Zungen sind eindeutige Zeichen für einen Milz-Qi-/Yang- und Nieren-Yang-Mangel. Nahrungsmittel, die eine kalte oder kühlende Wirkung haben, können das Qi und das Yang der Milz schädigen. Dies gilt besonders dann, wenn derartige Speisen in kühlen Klimazonen verzehrt werden. Aus diesem Mangel-Zustand kann jedoch eine Fülle entstehen: Retention von Feuchtigkeit. Sie blockiert den Fluß von Qi und Blut und ruft eine allgemeine Körperschwere oder Muskelschwäche hervor. Patienten mit solchen Zungen sollten unbedingt nach ihrer Ernährung befragt werden.

2.4 Sonderformen der blassen Zunge

2.4.1 Blasse, schmale Zungenkörper

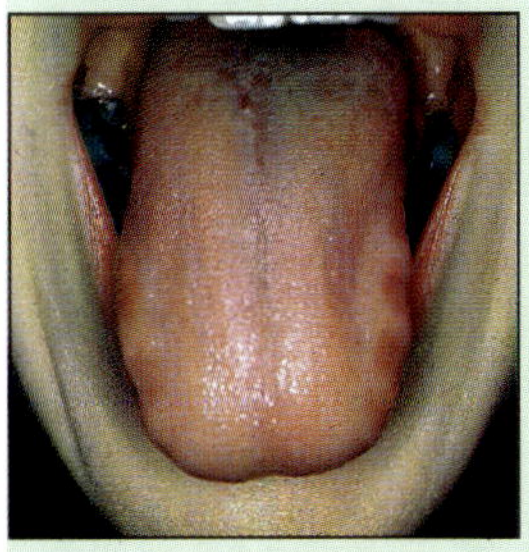

Abbildung 2.4.1.1

Blasse, leicht geschwollene, schmale Zungenkörper können auf einen Blut-Mangel und eine eingeschränkte Zirkulation des Leber-Qi hinweisen. Der Zungenkörper sieht etwas zusammengezogen aus (siehe Abbildung 2.4.1.1). Zu diesem Zungentyp kommt es, wenn es durch eine Milz-Qi-Schwäche zu einer mangelnden Zirkulation und Produktion des Blutes kommt. Eine Unterversorgung der *Jing Luo*, der Muskeln, Sehnen und Bänder durch Qi und Blut ist meist die Folge. Dies kann zu Schmerzen und Schwäche in den Extremitäten führen.

eine eingezogene Zungenseite

In seltenen Fällen ist nur eine Zungenseite eingezogen. Dies kann ein Hinweis auf eine Stagnation von Leber-Qi und -Blut sein. Denn die Seiten der Zunge reflektieren die Zirkulation der Gallenblasen- und Leber-Energien. Dies kann zu Schwäche und Schmerzzuständen der Gallenblase/Leber-Leitbahnen führen.

In meiner Praxis konnte ich dieses Zungenzeichen bei einigen weiblichen Patienten beobachten, die an einer Erkrankung der Brust litten. Die befallene eingezogene Seite zeigt aber nicht notwendigerweise eine Erkrankung auf der entsprechenden Seite des Körpers an. Tritt dieses Zungenzeichen auf der rechten Körperseite auf, wird man zwar die Erkrankung auf der rechten Körperseite vermuten, doch die befallene Zungenseite korreliert nicht immer mit der Erkrankung auf der entsprechenden Seite des Körpers.

■ **Zungenbeschreibung**
- etwas blaß, geschwollen, Zahneindrücke, schmal
- beidseitig eingezogen

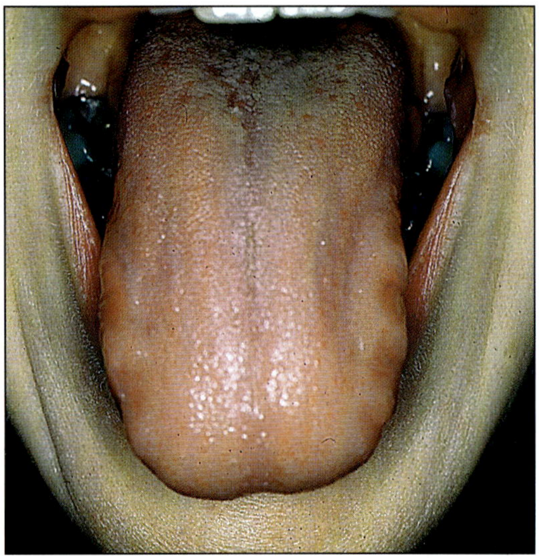

Abbildung 2.4.1.1: weiblich, 37 Jahre

■ **chinesische Diagnose**
- Milz-Qi-Mangel ⇒ Leber-Blut-Mangel
- Leber-Qi-Stagnation und beginnende Stagnation von Leber-Blut

■ **westliche Diagnose**
- organisiertes Hämatom am Oberschenkel

■ **Symptome**
- Migräne mit Lichtempfindlichkeit und Übelkeit während der Menses
- Schmerzen im linken Oberschenkel
- Nackenverspannung

■ **Krankheitsursachen**
- Neueinnahme der Antibaby-Pille
- Überarbeitung

■ **Zungenbeschreibung**
- etwas blaß, geschwollen
- **an beiden Seiten eingezogen**

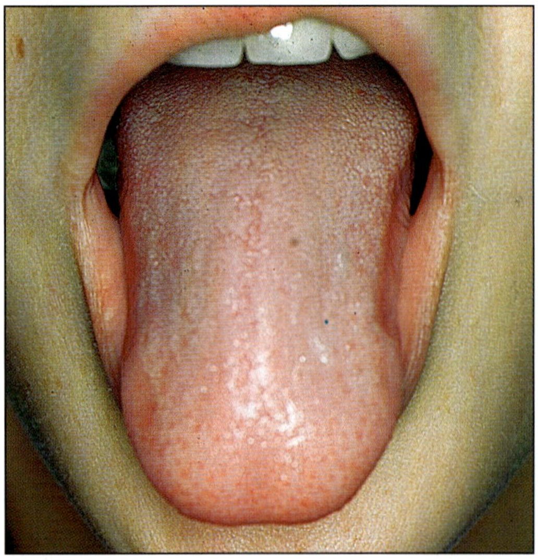

Abbildung 2.4.1.2: weiblich, 28 Jahre

■ **chinesische Diagnose**
- Milz-Qi-Mangel ⇒ Leber-Blut-Mangel
- Mangelversorgung der Sehnen und Bänder

■ **westliche Diagnose**
- HWS-Syndrom

■ **Symptome**
- rechter Arm schmerzhaft
- Kribbeln und Taubheitsgefühle des Daumens
- Nackenschmerzen und -verspannung
- Ohrgeräusche rechts

■ **Krankheitsursachen**
- Schleudertrauma
- Antibaby-Pille seit 10 Jahren

■ **Zungenbeschreibung**
- blaß
- stark eingezogen an beiden Seiten

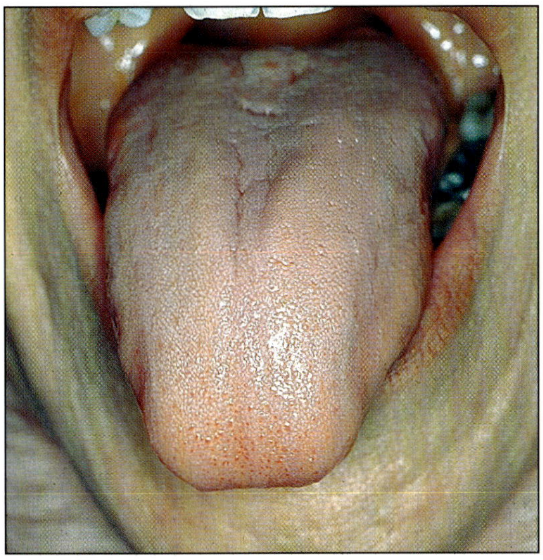

Abbildung 2.4.1.3: weiblich, 38 Jahre

■ **chinesische Diagnose**
- Milz-Qi-Mangel ⇒ Blut-Mangel
- Leber-Qi- und Leber-Blut-Stagnation

■ **westliche Diagnose**
- beidseitiges Mammakarzinom, Lebermetastasen (Patientin verstarb ein Jahr nach dieser Aufnahme)

■ **Symptome**
- Gewichtsverlust
- Müdigkeit
- geschwollener, axillärer Lymphknoten
- Schmerzen unter dem rechten Rippenbogen

■ **Krankheitsursachen**
- Überarbeitung
- unterdrückter Ärger

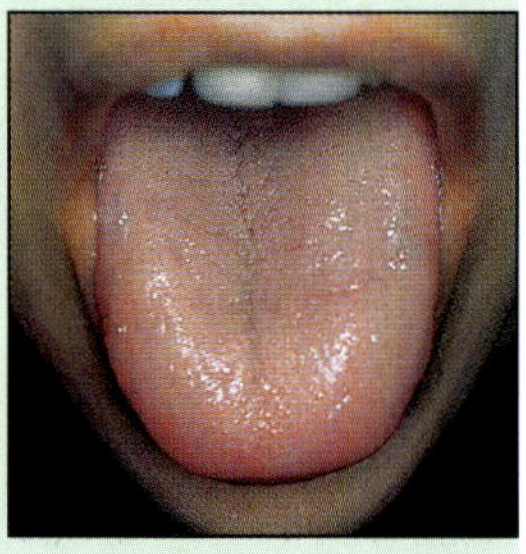

Abbildung 2.4.2.3

2.4.2 Schwellung einer Zungenhälfte, ungleiche Zungenseiten

Das Nähr-Qi fließt mit dem Blut und gemeinsam ernähren diese beiden Energien die inneren Organe und die verschiedenen Gewebe des Körpers, füllen die *Jing Luo* und zirkulieren in ihnen. Dadurch werden z. B. die Muskeln, Sehnen und Bänder ernährt. Durch einen Mangel von Qi und Blut kann es zu deren Mangelernährung kommen. An der Zunge manifestiert sich der Qi- und Blut-Mangel an der blassen Farbe, aber auch an den ungleichen Zungenseiten (siehe Abbildung 2.4.2.1). Meiner Meinung nach stellt dieses Zungenzeichen die behinderte Zirkulation von Qi und Blut in Beziehung zur linken oder rechten Körperhälfte dar. Auch hier gilt, daß die veränderte Zungenhälfte oder -seite nicht unbedingt mit der Erkrankung einer entsprechenden Körperhälfte übereinstimmen muß. Die gleiche Interpretation gilt, wenn nur eine Zungenhälfte geschwollen ist. Die Schwellung verschiebt die Mittellinie (siehe Abbildung 2.4.2.3).

Atrophiesyndrome

Symptome, die mit diesen Zungentypen auftreten, sind einseitige Körperschwäche, Kraftlosigkeit oder schnellere Ermüdbarkeit eines Beines, Armes usw. Gelegentlich sieht man eine solche Zunge auch bei Atrophiesyndromen.

■ **Zungenbeschreibung**
- **blaß**
- **linke Seite unregelmäßig,** linksseitig Zahneindrücke
- klebriger, blaßgelber Belag

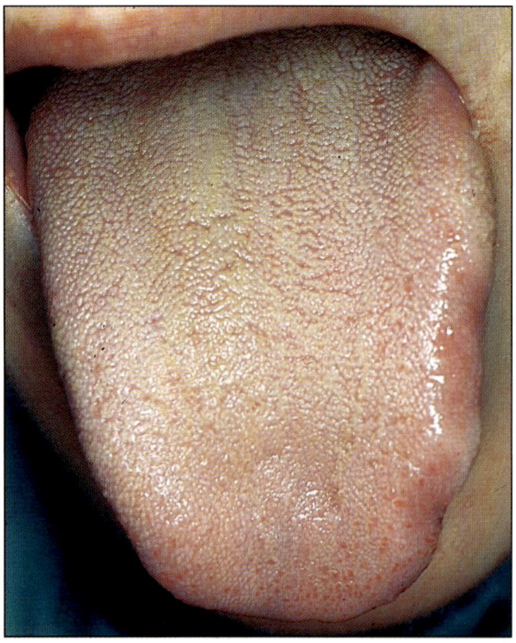

Abbildung 2.4.2.1: weiblich, 35 Jahre

■ **chinesische Diagnose**
- Milz-Qi-Mangel
- Mangelernährung der *Jing Lou* durch Qi/Blut-Mangel
- akute Nahrungsmittel-Stagnation

■ **westliche Diagnose**
- beidseitige Koxathrose

■ **Symptome**
- akute Magenschmerzen
- scharfe Schmerzen bei Belastung der linken Hüfte
- Bewegungseinschränkung
- Hartspann der Oberschenkelmuskulatur
- breiiger Stuhl

■ **Krankheitsursachen**
- übermäßiger Verzehr von scharfen Speisen
- Bewegungsmangel
- Mutter nahm während der Schwangerschaft Opiate zu sich

Zungenbeschreibung
- blaß, leichte Zahneindrücke
- Schwellung in der Mitte
- unregelmäßige Zungenränder

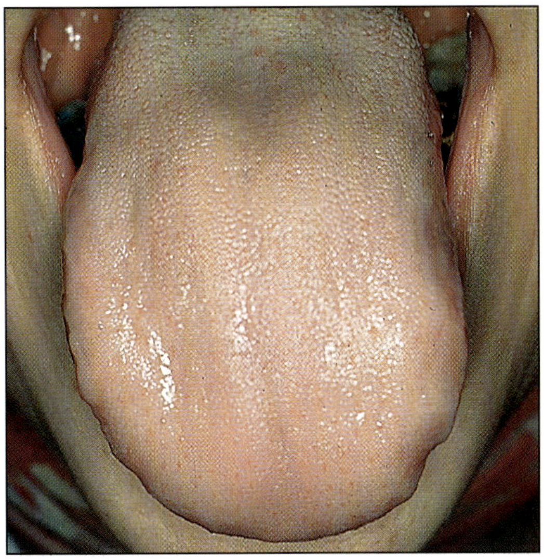

Abbildung 2.4.2.2: weiblich, 30 Jahre

chinesische Diagnose
- Milz-Yang-Mangel mit Retention von Feuchtigkeit
- Schleim im Magen
- mangelnde Versorgung der *Jing Luo* durch Qi- und Blut-Mangel

Symptome
- Erkältungsanfälligkeit
- Müdigkeit
- chronisch verstopfte Nase mit dünnem, weißem Sekret
- Völlegefühl im Epigastrium
- Schwächegefühl der linken Körperseite
- inneres Kältegefühl
- Appetit auf Süßspeisen

Krankheitsursachen
- übermäßiges Körpertraining
- viele Tanzaufführungen
- unregelmäßige Diät, übermäßiger Verzehr von Milchprodukten und Schokolade

---

Zungenbeschreibung
- blaßrot, leicht geschwollen

- **eine Hälfte geschwollen,** Mittellinie verschoben
- dünner, nasser Belag

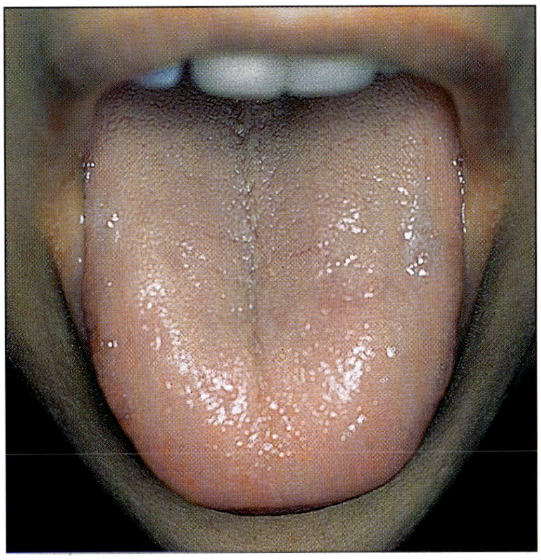

Abbildung 2.4.2.3: weiblich, 50 Jahre

chinesische Diagnose
- Milz-Qi-Mangel ⇒ Retention von Feuchtigkeit
- Mangelernährung der *Jing Lou* durch einen Qi/Blut-Mangel
- Ansammlung von Feuchtigkeit

westliche Diagnose
- multiple Arthrosen

Symptome
- Morgensteife, Anlaufschmerz
- Ziehen und Schwäche besonders im linken Oberschenkel
- Wadenkrämpfe bei Belastung
- Erschöpfung

Krankheitsursachen
- schwerer Autounfall vor zwei Jahren
- Überarbeitung

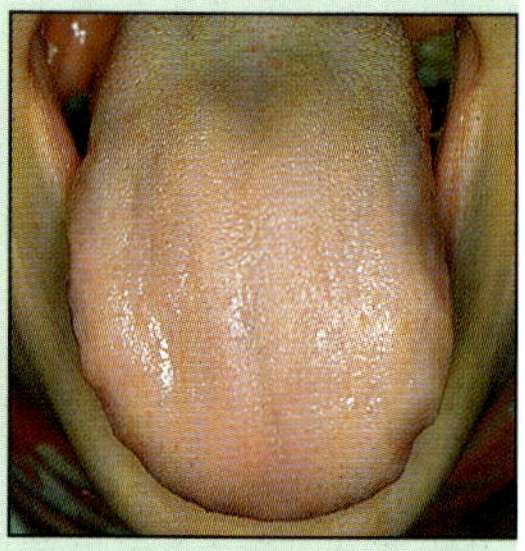

Abbildung 2.4.2.2

F **Exemplarische Fallbesprechung**

Die 30 Jahre alte Frau war ständig müde. Nach Erkältungen, die sie sich sehr oft zuzog, sonderte sie wochenlang große Mengen dünnes, weißes, nasales Sekret ab. Ihre linke Körperseite fühlte sich schwach an. Trotzdem unterwarf sie sich täglich mindestens sechs Stunden lang einem erschöpfenden Fitneßprogramm, um in ihrem Sport an die Spitze zu kommen. Stets bedacht darauf, ihr Körpergewicht zu halten, aß sie sehr unregelmäßig und wenig. Sie hatte das Gefühl, daß sie ihre Nahrung nicht gut verdaute und klagte über ein Völlegefühl im Epigastrium. Ihr war häufig sehr kalt.

Die Zunge war blaß und zeigte unregelmäßige Zungenränder. Ihre Pulse waren schlüpfrig *(hua)* und schwach *(ruo)*.

Analyse

Der Milz-Yang-Mangel, der durch das übermäßige körperliche Training und die unregelmäßige Diät verursacht wurde, ist für die Müdigkeit und das innere Kältegefühl verantwortlich. Die blasse Zunge, die besonders im Zentrum und an den Zungenrändern geschwollen ist, ist ein weiteres Indiz für diesen Mangel. Durch die ungenügende Verarbeitung der Nahrung und der Flüssigkeiten kommt es zu einer Retention von feuchtem Schleim, der im Magen und in den *Jing Luo* lokalisiert ist. Der feuchte Schleim manifestiert sich in dem Völlegefühl im Epigastrium, den nasalen Sekreten und in dem schlüpfrigen Puls. Feuchter Schleim blockiert die Zirkulation von Qi und Blut in den *Jing Luo* und in den Muskeln, was sich bei der Patientin in einem Schwächegefühl der linken Körperseite ausdrückt.

R *Resümee*

Geschwollene oder ungleiche Zungenränder weisen häufig auf eine mangelnde Versorgung der *Jing Luo* und Muskeln hin. Diese Situation entsteht besonders dann, wenn zu einem Mangel an Milz-Qi und -Yang eine Retention von Feuchtigkeit oder ein Angriff von äußerer Feuchtigkeit hinzukommt. Dieser Pathologie kann langfristig nur mit einer Veränderung des Lebensrhythmus und einer ausgewogenen Ernährung begegnet werden.

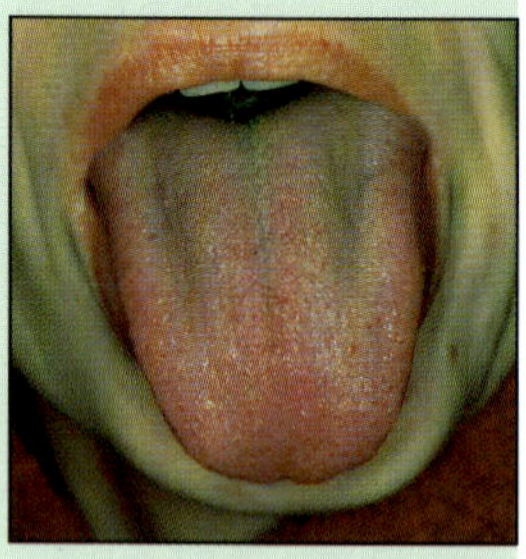

Abbildung 7.1.2

2.4.3 Geschwollene Zungenränder

Ein Milz-Qi-/Yang-Mangel zeigt sich nicht nur durch einen geschwollenen Zungenkörper, sondern auch durch geschwollene Zungenränder. Im mittleren Teil der Zunge tritt eine breite Schwellung der Seiten auf. Es ist wichtig zu beachten, daß diese nur auf den mittleren Teil der Zunge beschränkt ist. Dieses Zungenzeichen sollte nicht mit den geschwollenen Zungenseiten, die sich über die Länge des gesamten Zungenkörpers hinziehen (siehe Abbildung 7.1.2) verwechselt werden. Sie zeigen eine Disharmonie des Leber-Funktionskreises an.

Zungenbeschreibung
- etwas blaß, **geschwollen, besonders der mittlere Teil der Zungenränder**
- **etwas trocken**
- Delle an der Zungenwurzel

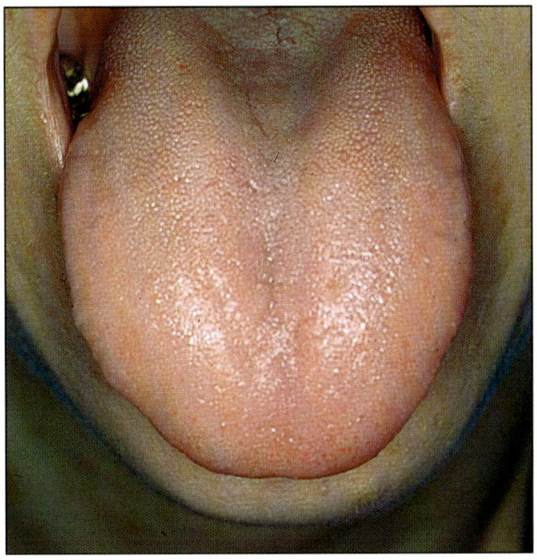

Abbildung 2.4.3.1: weiblich, 40 Jahre

chinesische Diagnose
- Milz-Qi-Mangel ⇒ Retention von Feuchtigkeit
- Blut-Mangel
- Nieren-Essenz-Mangel

Symptome
- Migräne seit dem 9. Lebensjahr vor und nach der Menses
- Haarausfall
- Angstzustände seit der Kindheit

Krankheitsursachen
- familiäre Disposition
- Doppelbelastung, alleinerziehende Mutter und beruflicher Streß
- unregelmäßige Ernährung

Zungenbeschreibung
- blaß, etwas dünn, **Schwellung des mittleren Teils der Zungenränder**
- dünner, weißer, schlüpfriger Belag

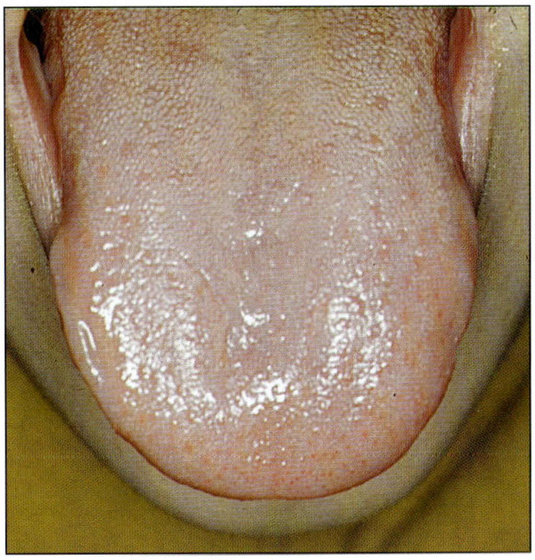

Abbildung 2.4.3.2: weiblich, 25 Jahre

chinesische Diagnose
- Milz-Qi-Mangel und Blut-Mangel
- Retention von kalter Feuchtigkeit

Symptome
- Müdigkeit
- ständige Gewichtszunahme, Kopfschmerzen
- Hartspann der Nackenmuskulatur

Krankheitsursachen
- übermäßiger Verzehr von Süßspeisen
- ständiges Grübeln

KAPITEL 3

Zungenzeichen bei Stö
Funktionskreises Niere

3.1 Merkmale von Yin-M
3.2 Rote Zungen bei Nier
Exemplarische Fallbe
3.3 Scharlachrote Zunge
3.4 Rote, kurze Zungen .
Exemplarische Fallbe
3.5 Rissige Zungen .....
Exemplarische Fallbe
Exemplarische Fallbe
3.6 Zungenbeläge bei Ni
Exemplarische Fallbe
3.7 Besondere Zungenfo

Drittes Kapitel

KAPITEL 4

KAPITEL 5

3 Zungenzeichen bei Störungen des Funktionskreises Niere

In diesem Kapitel werden hauptsächlich die verschiedenen Zungenzeichen bei Yin-Mangel dargestellt.

Auf Zungenzeichen, die einen Yang-Mangel und in diesem Zusammenhang einen Nieren-Yang-Mangel anzeigen, wurde im Kapitel 2 eingegangen. Man sollte sich einprägen, daß die blasse, geschwollene, nasse Zunge einen Nieren- als auch Milz-Mangel anzeigen kann. Die entsprechende Differenzierung kann dann nur anhand der auftretenden Symptomatik vorgenommen werden.

3.1 Merkmale von Yin-Mangel-Zungen

Konstitution

Jeder Mensch hat eine Grundkonstitution, die ihn prägt. Rückschlüsse auf diese Konstitution können durch das Studium früherer Krankheitsverläufe, die Betrachtung des Wesens des Patienten sowie seines Lebensrhythmus gezogen werden. Sie spiegelt sich natürlich auch im Antlitz, im Puls und in der Zunge wider. So ist die Zunge bei einer Yang-Konstitution eher rötlich, lang oder groß, bei einer Yin-Konstitution eher blaß mit geschwollenem Zungenkörper. Aus diesem Grund sollte besonders bei der Beurteilung konstitutioneller Faktoren stets ein Augenmerk auf die Zungenform gerichtet werden.

Eine manifeste Nieren-Yin-Schwäche zieht immer die Entwicklung von leerer Hitze nach sich. Wenn diese leere Hitze pathologische Prozesse erzeugt, dann zeigen sich häufig verstärkte Rötungen in bestimmten Arealen der Zunge. Je länger die Hitze im Körper präsent ist und je stärker sie ist, desto schneller werden die Körpersäfte geschädigt. Die Zunge wird trocken oder rissig, kann aber auch eingezogen oder in schweren Fällen geschrumpft wirken.

3.2 Rote Zungen bei Nieren-Yin-Mangel

In diesem Kapitel werden Zungen beschrieben, die eine Nieren-Yin-Schwäche anzeigen.

Yin und Yang haben ihren Sitz in den Nieren. Yin manifestiert sich im Körper durch Flüssiges, Fluidisches, Strukturelles und Substantielles. So gehören die Qualität und Quantität der reinen Körpersäfte und des Blutes zur Domäne des Yin. Es ernährt und befeuchtet alle Gewebe des Körpers. Die verschiedenen *Zang* gewahren und kontrollieren spezifische Anteile des Yin. Das Nähr-Qi, welches die fünf Yin-Organe ernährt und die sechs Hohlorgane (*Fu*) befeuchtet, hat seine Wurzel im *Zang* Milz. Das Blut wird in der Leber gespeichert und im Herzen produziert. Die Lunge verteilt die Flüssigkeiten, die sie von der Milz erhalten hat, und befeuchtet Haut und Haare. Im *Zang* Niere ist das gesamte Yin des Körpers verwurzelt. Es unterstützt jedes einzelne *Zang* bei seinen Aufgaben.

Durch seine Fähigkeit zu kühlen, hält das Yin das Yang unter Kontrolle und verhindert ein Aufsteigen des Yang oder eine zu starke Hitze-Entwicklung. Gemeinsam mit dem Blut verankert das Yin den Geist und garantiert damit einen ausgeglichenen Gemütszustand und einen erfrischenden Schlaf.

Nieren-Yin und Nieren-Essenz

Nieren-Yin und Nieren-Essenz ernähren sich gegenseitig und sind aufeinander angewiesen, wenn es um den Erhalt von Körperstrukturen sowie um die Qualität der

Körpersäfte geht. Das Yin ist die Basis für die Körpersäfte. Es beliefert die Zunge mit genügend Substanz – nämlich Blut und Flüssigkeiten –, so daß der Zungenkörper ein normales Volumen annehmen kann. Durch das Blut und die Flüssigkeiten erhält die Zunge ihre Elastizität, ihre rötliche Farbe und ihre Feuchtigkeit. Ein Übermaß an Yin (Feuchtigkeit) ruft indessen eine Schwellung des Zungenkörpers hervor. Fülle und Weichheit des Zungenkörpers hängen also vom Zustand des Yin ab.

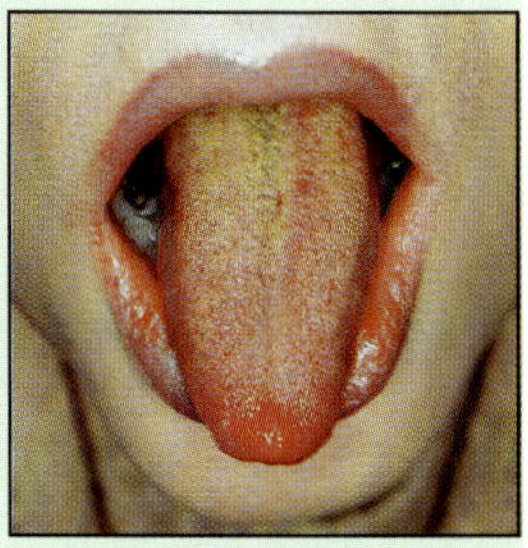

Abbildung 6.1.1.6

Das Qi, das für die Bewegung des Blutes und der Säfte verantwortlich ist, transportiert diese zur Zunge. Daher sind die Form, Farbe und Feuchtigkeit der Zunge immer ein Hinweis auf den Zustand des Qi und des Yin der einzelnen *Zang*. Ein Yin-Mangel produziert viele charakteristische Zungenzeichen, wie z. B. eine rote Zungenspitze, Risse im Zungenkörper, einen trockenen, festen, roten oder im schwersten Fall einen geschrumpften Zungenkörper (siehe Abbildung 6.1.1.6).

Nieren-Yin-Mangel mit leerer Hitze

Genauso wie ein Mangel an Yang Kälte im Inneren impliziert, finden wir bei einem Nieren-Yin-Mangel fast immer innere Hitze vor. Eine Schwäche des Nieren-Yin und die daraus entstehende leere Hitze trocknen die Säfte langfristig aus und schädigen das Blut. Die Zunge wird dann rot und trocken. Dieser Zungentyp ist charakteristisch für einen Zustand von leerer Hitze, die aufgrund eines Nieren-Yin-Mangels entsteht. Je stärker die Hitze, desto intensiver rot und trockener ist die Zunge, weil Blut und Körpersäfte durch die Präsenz der inneren Hitze verletzt werden. Die belaglose oder trockene rote Zunge zeigt an, daß es sich um einen Nieren-Yin-Mangel mit leerer Hitze handelt. Dieser Zustand wird durch folgende Symptome charakterisiert: Nachtschweiße, heiße Handflächen und Fußsohlen, trockener Mund und Fieber am Nachmittag, innere Unruhe.

Feuer

Innere Hitze entwickelt sich zu Feuer, der extremen Form der Hitze. Feuer kann sich aus einer Hitze im Inneren heraus entwickeln oder durch äußere pathogene Faktoren entstehen. Rote Augen, Durst, starke innere Unruhe, spärlicher, dunkler Harn und ein rotes Gesicht sind typische Anzeichen dieses Fülle-Syndroms. Auch hier ist die Zunge stark gerötet, weist aber meist einen gelben Belag auf.

Hitze und Feuer können in das Blut eindringen. Die ganze Zunge ist dann vollkommen rot bis tiefrot. Feuer schädigt die Blutgefäße und löst plötzliche Blutungen im Körper, insbesondere im Oberen Erwärmer und Kopfbereich, aus. Hitze im Blut macht sich z. B. durch starke menstruelle Blutungen, rote, juckende Hautausschläge und ein allgemeines Hitzegefühl bemerkbar. Um eine Aussage über den Ursprung und das Ausmaß an Hitze und Schädigung des Yin und der Säfte machen zu können, muß neben der Intensität der Rötung auch die Zungenform und der -belag beachtet werden.

Wenn das geschwächte Yin die im Inneren vor sich hin köchelnde Hitze nicht mehr halten, kontrollieren oder kühlen kann, dann wird die Nieren-Essenz, die versucht, das Nieren-Yin zu stützen, ebenfalls in Mitleidenschaft gezogen. Diese energetische Schwäche, die sich über Jahre entwickelt oder auch durch eine schwere Erkrankung beschleunigt werden kann, vermag einen plötzlichen Zusammenbruch des Yin herbeizuführen. Die mildeste Form dieses energetischen Ungleichgewichts ist ein Hörsturz, die schlimmste ein Schlaganfall. In diese Gruppe gehört auch der Nervenzusammenbruch als Folge des „Burn-out-Syndroms“, einer typischen Erscheinung unserer modernen Zeit. Um sich ein Bild davon zu machen, was bei einem solchen Zusammenbruch passiert, stelle man sich eine Kerze vor, die an beiden Enden brennt. Das Wachs als Substanz entspricht dabei der Nieren-Essenz und dem Yin, die Flamme dem Yang. Wenn das Wachs zur Neige geht, gibt es für einen kurzen Moment nur noch die Flamme: das Yang in Fülle. Ein starkes Flackern, ein Emporlodern des Yang entlädt sich durch einen Herzinfarkt, einen Schlaganfall, eine Hochdruckkrise oder auch in Form von unstillbaren Blutungen.

Der Zungenkörper ist in diesem Zustand häufig rot, trocken, eingezogen oder steif. (siehe Abbildung 3.6.6). Die Hitze hat die Körpersäfte so stark geschädigt, daß Muskeln und Sehnen – auch die der Zunge – nicht mehr ernährt werden. Dieser Zustand produziert inneren Wind. Im Kapitel 7 wird auf diese Pathologie im Detail eingegangen.

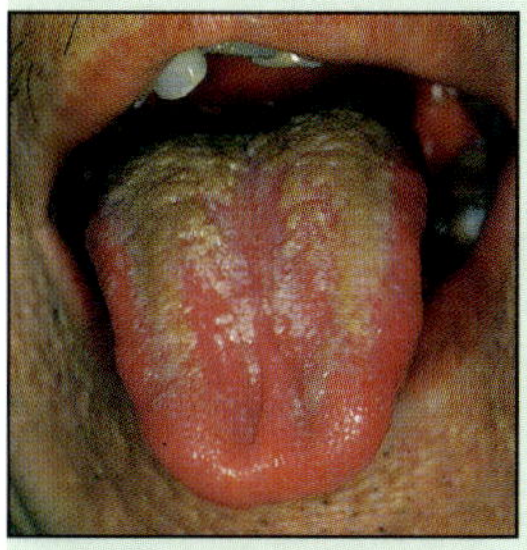

Abbildung 3.6.6

Erstaunlicherweise gilt ähnliches für die rote, weiche Zunge (siehe Abbildung 3.7.4). Auch diese kann eine Mangelernährung der Sehnen und Bänder durch die extreme innere Hitze anzeigen. Patienten mit diesem Zungentyp leiden häufig an halbseitigen Lähmungen nach einem Apoplexie oder an Muskelatrophien. Die weiche, rote Zunge ist ein ungünstiges prognostisches Zeichen. Ist sie außerdem noch trocken, dann kann auf eine schwere Erschöpfung des Nieren-Yin geschlossen werden.

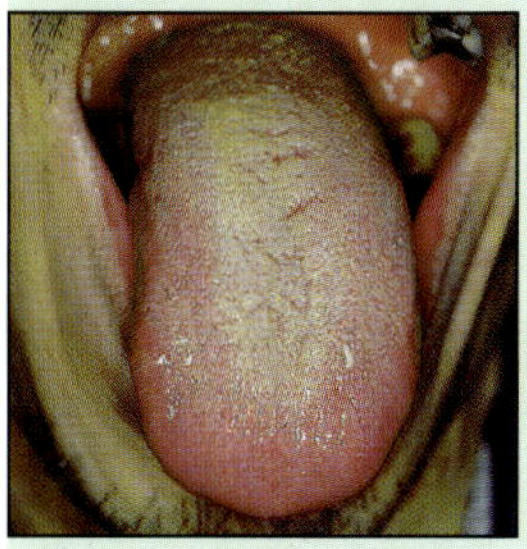

Abbildung 3.7.4

Es gibt viele Stadien des Nieren-Yin-Mangels. Diese auf der Zunge zu erkennen, ist sowohl für eine korrekte Behandlung als auch in bezug auf die Prognose der Krankheitsentwicklung von großer Wichtigkeit. Eine starke Rotfärbung der Zunge entsteht natürlich auch dann, wenn äußere Hitze in die Nähr- oder Blut-Schicht eindringt. Auf dieses Thema wird in Kapitel 9 (Wind-Hitze und toxische Hitze) näher eingegangen. Im aktuellen Kapitel geht es ausschließlich um rote Zungen, die im Verlauf von chronischen Erkrankungen entstehen. Die folgenden Zungenbilder stellen unterschiedliche Schweregrade von Nieren-Yin- und Nieren-Essenz-Mangel dar.

Die Anordnung der Zungenbilder erfolgt nach der Schwere des Yin- und Nieren-Essenz-Mangels. Das erste Zungenbild stellt nur einen leichten, das letzte einen ernsten Mangel an Nieren-Yin und Nieren-Essenz dar. Außerdem werden Zungenbilder vorgestellt, die die gegenseitige Beeinflussung einer Herz-Yin-, Lungen-Yin-, Magen-Yin- und Nieren-Yin-Schwäche illustrieren. Auf Yin-Mangel-Zeichen der einzelnen Funktionskreise Herz, Lunge, Leber, Magen und Milz wird in den folgenden Kapiteln eingegangen.

Zungenbeschreibung

- **rot**
- **rote Punkte an den Zungenseiten**
- trockener, rauher Belag

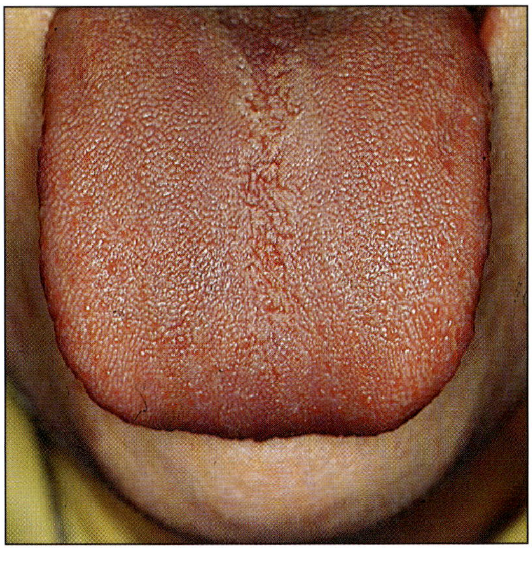

Abbildung 3.2.1: weiblich, 36 Jahre

chinesische Diagnose

- Nieren-Yin-Mangel
- Hitze in der Leber
- Verletzung der Körpersäfte durch Hitze

westliche Diagnose

- primäre funktionelle Unfruchtbarkeit

Symptome

- verkürzter menstrueller Zyklus, extrem starke menstruelle Blutung, kirschrotes menstruelles Blut, Hitzewallungen und Gereiztheit vor der Menstruation
- depressive Verstimmungen

Krankheitsursachen

- unglückliche Ehe
- Frustration
- unterdrückte Wut
- Kaffeeabusus

■ **Zungenbeschreibung**
- **rot, dünn, zerklüftet, rissig**
- wurzelloser Belag

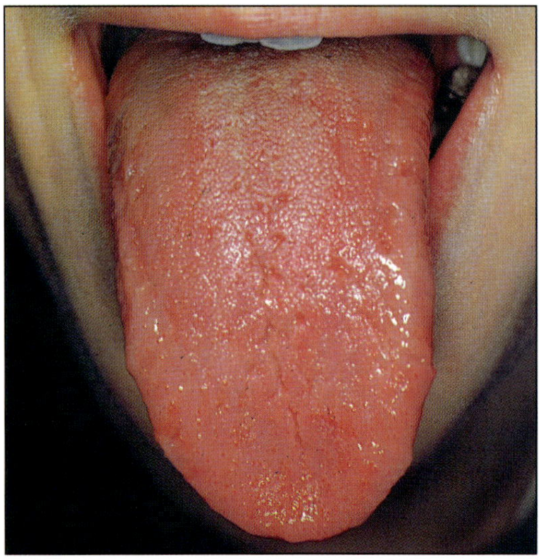

Abbildung 3.2.2: weiblich, 34 Jahre

■ **chinesische Diagnose**
- Blut- und Nieren-Yin-Mangel
- Magen-Yin- und Nieren-Yin-Mangel

■ **westliche Diagnose**
- Multiple Sklerose
- chronische Mandelentzündung
- Erblindung des linken Auges durch Sehnervatrophie

■ **Symptome**
- starke Erschöpfung
- innere Unruhe
- Halsschmerzen
- Taubheitsgefühl des linken Oberschenkels

■ **Krankheitsursachen**
- unregelmäßige Ernährung
- emotionale Probleme
- häufige grippale Infekte

■ **Zungenbeschreibung**
- **rot, etwas dünn**
- rissig und wurzelloser Belag
- **gerötete Spitze und leichte Einkerbung**

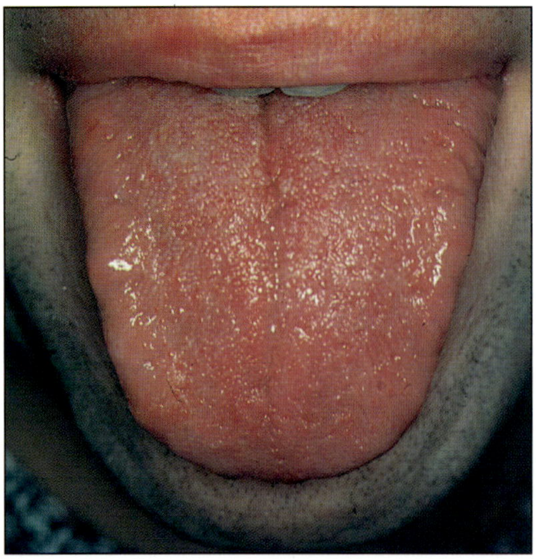

Abbildung 3.2.3: männlich, 38 Jahre

■ **chinesische Diagnose**
- Nieren-Yin-Mangel
- Mangel an Körpersäften, Nieren-Yin-Mangel
- Herz-Yin-Mangel

■ **westliche Diagnose**
- chronische Mandelentzündung

■ **Symptom**
- Depression
- Mangel an Selbstwertgefühl
- starke Erschöpfung
- Nachtschweiße
- Halsschmerzen

■ **Krankheitsursachen**
- starke emotionale Probleme seit der Kindheit
- unterdrückte Wut
- Überarbeitung

■ **Zungenbeschreibung**
- **tiefrot**
- kein Belag

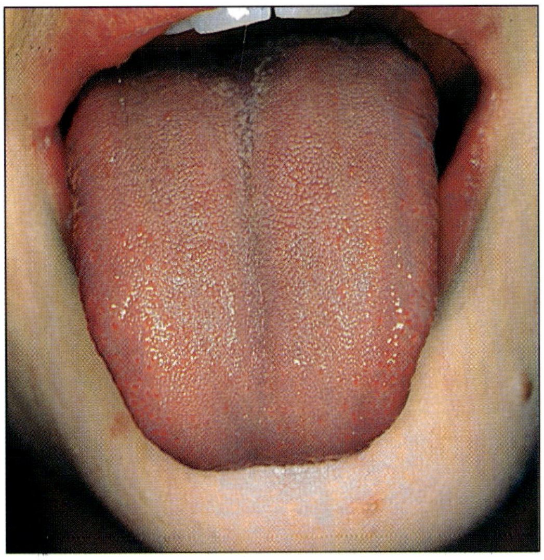

Abbildung 3.2.4: weiblich, 40 Jahre

■ **chinesische Diagnose**
- Nieren-Yin-Mangel und Hitze im Blut
- Schädigung und Mangel der Körpersäfte

■ **Symptome**
- langanhaltende starke menstruelle Blutungen, dunkelrotes, stark riechendes menstruelles Blut
- Schlaflosigkeit
- innere Unruhe

■ **Krankheitsursachen**
- Unzufriedenheit mit dem Leben
- übermäßiger Verzehr von Fleisch und gewürzten und gebratenen Speisen

---

■ **Zungenbeschreibung**
- **tiefrot, besonders im Zentrum**
- **breite Form**
- tiefrote Spitze
- weißlicher, klebriger Belag an den Zungenseiten und trockener, schmutzig-gelber Belag im Zentrum

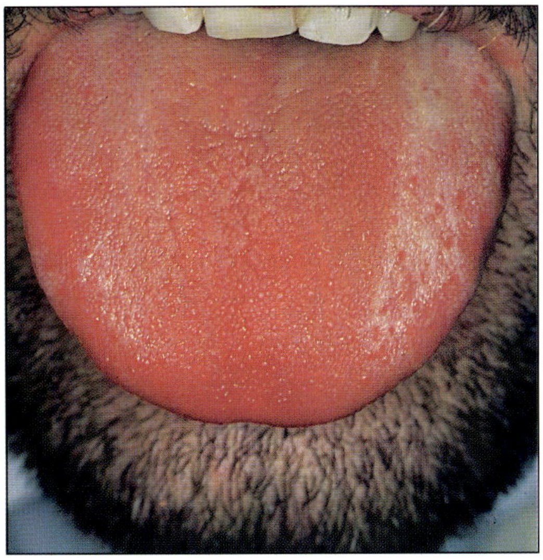

Abbildung 3.2.5: männlich, 33 Jahre

■ **Diagnose**
- Nieren-Yin-Mangel mit Magen-Feuer
- innere Hitze und Gift durch Alkohol
- Herz-Feuer
- langbestehende Retention von Schleim mit Umwandlung in Schleim-Feuer

■ **Symptome**
- starkes Sodbrennen
- Magenschmerzen
- Schlaflosigkeit
- extrem starker Geschlechtstrieb
- innere Unruhe
- starke Angstzustände
- sehr lebhafte Alpträume

■ **Krankheitsursachen**
- Kaffee-, Alkohol- und Nikotinabusus
- exzessive Masturbation

(siehe Fallbesprechung auf Seite 46)

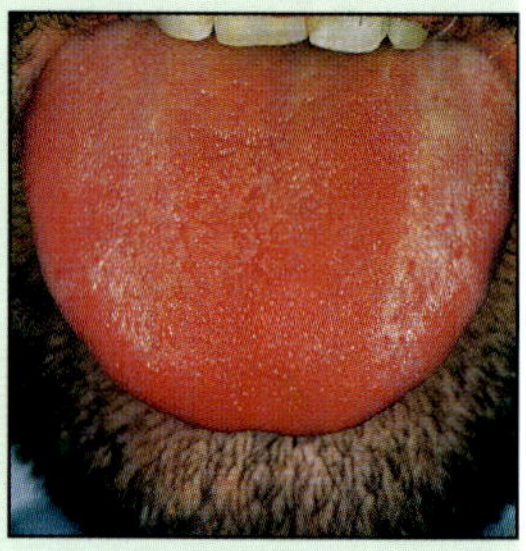

Abbildung 3.2.5

F Exemplarische Fallbesprechung

Der 29 Jahre alte Sozialarbeiter Herr S. klagte über starke Magenschmerzen und Sodbrennen. Die Schmerzen verschlimmerten sich in Verbindung mit Alkohol, den der Patient regelmäßig in größeren Mengen zu sich nahm. Er trank außerdem sehr viel Kaffee und rauchte ca. 30 Zigaretten täglich. Extreme innere Unruhe, Schlaflosigkeit und ein starker Geschlechtstrieb führten zu einem unsteten Lebenswandel. Er war völlig übermüdet und gleichzeitig sehr aufgedreht. Die Zunge war von einem tiefen Rot. Auffällig waren die überflutenden (*hong*), schnellen (*shou*) und kräftigen (*shi*) Pulse.

Analyse

Die Anamnese ergab, daß Herr S. sich mindestens zweimal täglich selbstbefriedigte. Durch zu häufigen Samenverlust werden aber die Essenz und das Nieren-Yin geschädigt. Gleichzeitig entstehen durch den so erzeugten Yin-Mangel leere Hitze und Nieren-Feuer, was den Geschlechtstrieb wiederum anheizt – ein Teufelskreis also.

Kaffee, Zigaretten und Alkohol vergrößerten die bereits entstandene innere Hitze um ein Vielfaches. Der breite, tiefrote Zungenkörper und die überflutenden, schnellen Pulse sind das Resultat dieser vollen Hitze. Das von der Hitze geschädigte Nieren-Yin unterstützt nun das Magen-Yin nicht mehr. Bedingt sowohl durch diesen Nieren- und Magen-Yin-Mangel als auch durch die schlechte Ernährung, die vorwiegend aus gebratenen, fetten Speisen bestand, entstand volle Hitze im Magen. Das Sodbrennen und die Magenschmerzen sind darauf zurückzuführen.

Das geschwächte Yin war bei diesem Patienten außerdem nicht mehr in der Lage, den Geist ausreichend zu verankern, was zu Schlaflosigkeit und innerer Unruhe führte. Die Zungenspitze weist eine tiefrote Farbe auf und ist ein eindeutiger Hinweis auf die Existenz von Herz-Feuer.

R Resümee

Die rote Zunge zeugt immer von Hitze. Volle Hitze schädigt das Yin und die Körpersäfte. Zu Anfang einer Erkrankung durch volle Hitze zeigt die Zunge häufig einen Belag. In der Behandlung sollte darauf geachtet werden, daß die Hitze ausgeleitet wird, bevor das Yin tonisiert wird. Die rote Zunge, die im Zusammenhang mit einem Nieren-Yin-Mangel auftritt, zeichnet sich durch einen wurzellosen, abgepellten oder fehlenden Belag aus. Dies ist charakteristisch für einen Mangel-Zustand bzw. leere Hitze. In diesem Fall ist es sehr wichtig, das Nieren-Yin zu kräftigen.

3.3 Scharlachrote Zungen

Diese Zunge ist hochrot und hat einen rosafarbenen Stich. Ist sie belaglos oder trocken, dann zeigt sie einen Nieren-Yin-Mangel mit Entwicklung von innerer Hitze an.

Dieser Farbton kann aber auch nur stellenweise auftreten, besonders im ersten Drittel der Zunge. Bei entsprechender Symptomatik deutet diese Verfärbung auf eine ernste Schwäche des Lungen- oder Magen-Yin hin.

Zungenbeschreibung
- hellscharlachrot
- trockener, rauher Belag
- Einkerbung der Zungenspitze

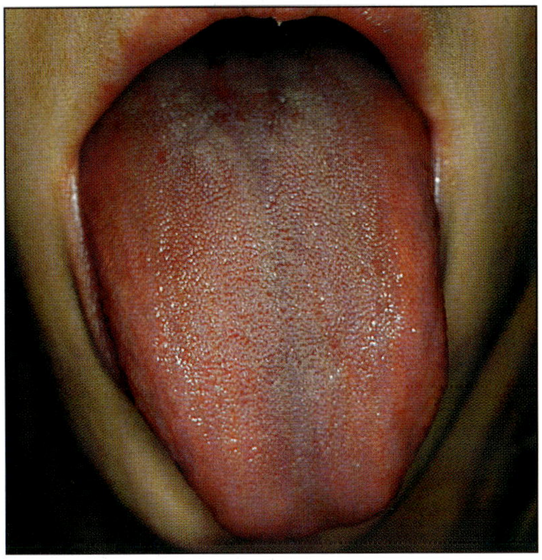

Abbildung 3.3.1: weiblich, 22 Jahre

chinesische Diagnose
- Hitze im Blut, leichter Yin-Mangel
- Mangel an Körpersäften
- Herz-Blut-Mangel

westliche Diagnose
- atopisches Ekzem

Symptome
- Hauttrockenheit, -rötung und -jucken
- Wutausbrüche
- depressive Verstimmungen

Krankheitsursachen
- Schlafmangel
- unregelmäßiger Lebensstil
- Alkoholabusus

■ **Zungenbeschreibung**
- **scharlachrot, etwas glänzend**
- **roher, roter Fleck im Zentrum**
- besonders im Mittelteil der Zunge geschwollene Ränder

■ **chinesische Diagnose**
- Nieren-Yin-Mangel mit leerer Hitze
- Magen-Yin-Mangel
- unterliegender Milz-Qi- und Yin-Mangel

■ **Symptome**
- Erschöpfung
- Durchschlafstörungen oder unruhiger Schlaf
- Hitzewallungen
- Durst
- depressive Verstimmungen
- Sodbrennen

■ **Krankheitsursachen**
- spätes Gebären
- Erschöpfung durch Stillen

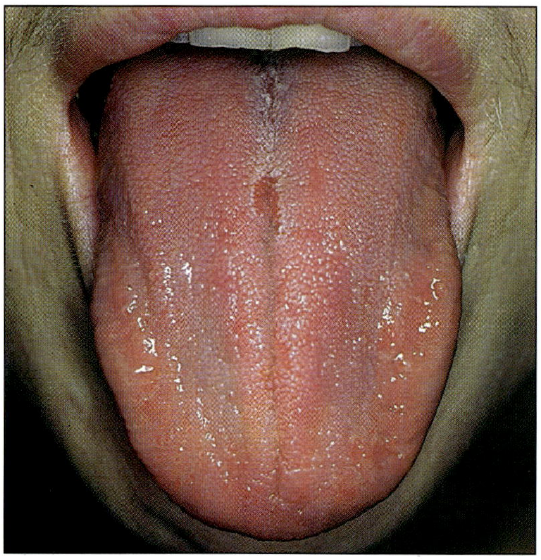

Abbildung 3.3.2: weiblich, 41 Jahre

■ **Zungenbeschreibung**
- **scharlachrot**
- **rote erhabene Punkte über die gesamte Zunge verteilt**
- durchgehender Mittelriß

■ **Diagnose**
- Nieren-Yin-Mangel
- Hitze im Blut
- Konstitutionelle Schwäche des Funktionkreises Herz, Hitze im Herz

■ **Symptome**
- innere Unruhe
- Zittern der Hände
- schlechtes Kurzzeitgedächtnis

■ **Krankheitsursachen**
- Drogenmißbrauch (crack, ecstasy), Alkoholmißbrauch
- Schlafmangel
- Überarbeitung
- Erwerbstätigkeit, die Berührung mit toxischen Chemikalien bedingt

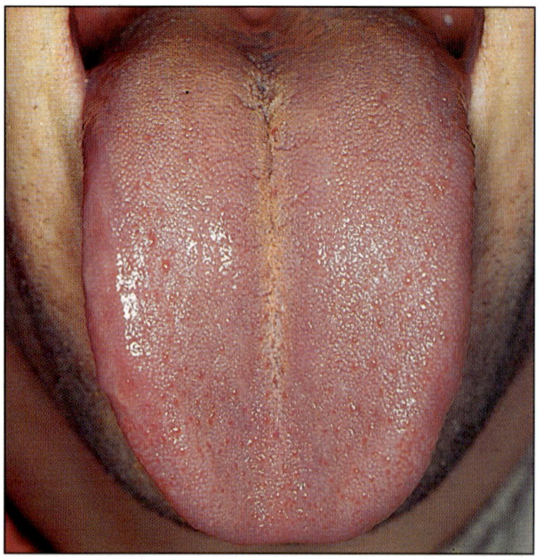

Abbildung 3.3.3: männlich, 33 Jahre

3.4 Rote, kurze Zungen

Diese Zunge zeigt eine so ernste Erschöpfung des Nieren-Yin an, daß von einer ungeheueren Hitze-Entwicklung ausgegangen werden muß. Dies ist ein gefährlicher Zustand, da solch extreme Hitze die Säfte verbraucht und Muskeln und Sehnen nicht mehr ernährt. Die gefährlichste Folgeerscheinung ist die Bildung von innerem Wind.

Die Zunge ist kurz, weil ihr Muskelkörper durch Blut und Säfte nicht mehr ausreichend ernährt wird. Dadurch verliert sie ihre Elastizität und kann nicht frei bewegt werden. Weicht die Zunge ab, so muß mit einer Symptomatik des inneren Windes aufgrund großer Hitze (Schwindel, Wind-Schlaganfall, Apoplexie, plötzliche Lähmungen) gerechnet werden.

Hier ist große Vorsicht geboten, was die Behandlung angeht. Eine reine Tonisierung des Yin darf auf keinen Fall vorgenommen werden. Die Hitze muß gekühlt werden und der Entwicklung des inneren Windes muß Einhalt geboten werden.

- **Zungenbeschreibung**
  - **rot, klein, kurz**
  - zugespitzt
  - stark gerötete Ränder

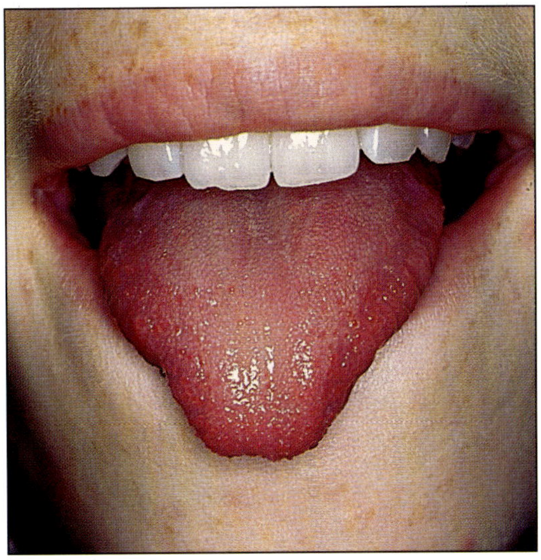

Abbildung 3.4.1: weiblich, 19 Jahre (siehe Fallbesprechung auf Seite 52)

- **chinesische Diagnose**
  - Nieren-Yin-Mangel, beginnender Mangel der Essenz
  - Hitze im Herzen
  - Leber-Feuer

- **westliche Diagnose**
  - Anorexia nervosa

- **Symptome**
  - Appetitlosigkeit
  - Verstopfung
  - Amenorrhö
  - starke innere Unruhe
  - Schlaflosigkeit
  - Suizidphantasien

- **Krankheitsursache**
  - Scheidung der Eltern

■ **Zungenbeschreibung**
- **tiefrot, dünn, klein, kurz**
- **Delle im ersten Drittel**
- Rötung des ersten Drittels

■ **chinesische Diagnose**
- Nieren-Yin-Mangel
- Lungen-Qi- und Yin-Mangel
- Hitze in den Lungen

■ **westliche Diagnose**
- metastasierendes Bronchialkarzinom

■ **Symptome**
- trockener Husten
- Brustschmerzen
- trockener Mund und Rachen
- Haarausfall
- Appetitlosigkeit

■ **Krankheitsursachen**
- Umweltfaktoren
- Chemotherapie

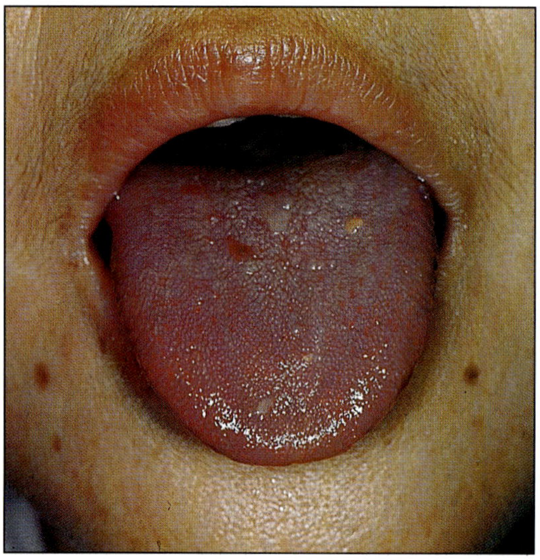

Abbildung 3.4.2: weiblich, 59 Jahre

■ **Zungenbeschreibung**
- tiefrot, kurz, **glänzend**
- trocken, ohne Belag

■ **chinesische Diagnose**
- Magen-Yin-Mangel, Lungen-Yin-Mangel, Nieren-Yin-Mangel
- Austrocknung der Körpersäfte

■ **westliche Diagnose**
- chronische Bronchitis
- Emphysem

■ **Symptome**
- Husten mit wenig Schleim
- Nachtschweiße
- subfebrile Temperaturen
- starkes Hitzegefühl im Körper
- Atemnot und Kurzatmigkeit
- Erschöpfung

■ **Krankheitsursache**
- starkes Rauchen seit 60 Jahren

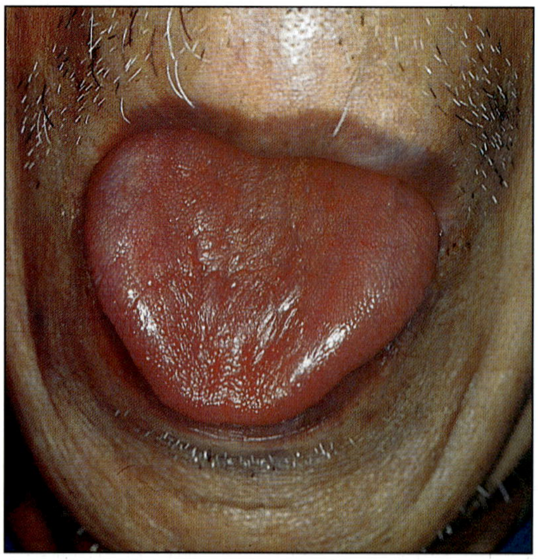

Abbildung 3.4.3: männlich, 83 Jahre

■ **Zungenbeschreibung**
- **rot, kurz, steif**
- trocken

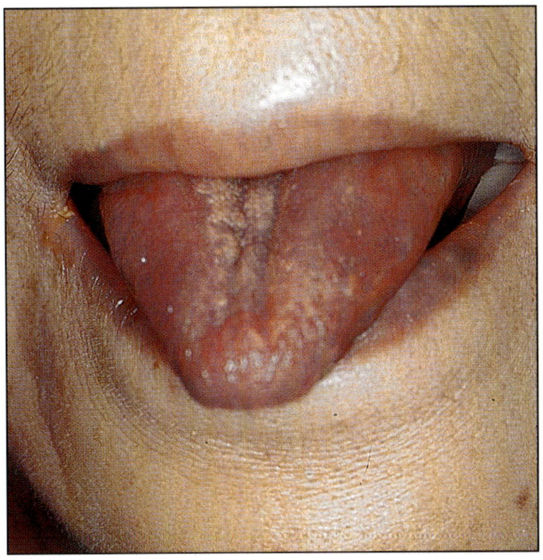

Abbildung 3.4.4: weiblich, 65 Jahre

■ **chinesische Diagnose**
- schwere Erschöpfung von Nieren-Yin, Nieren-Essenz-Mangel
- Magen-Yin-Mangel und Lungen-Yin-Mangel

■ **westliche Diagnose**
- Emphysem
- chronische Bronchitis

■ **Symptome**
- chronischer Husten
- trockener Mund
- Erschöpfung

■ **Krankheitsursachen**
- schwere Arbeitsbedingungen
- Umweltfaktoren

■ **Zungenbeschreibung**
- **tiefrot, kurz, breit**
- **alter, trockener, gelber Belag**

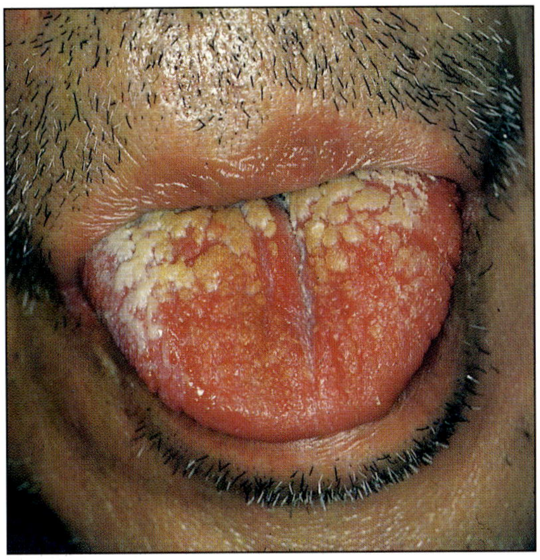

Abbildung 3.4.5: männlich, 74 Jahre

■ **chinesische Diagnose**
- extremer Nieren-Yin-Mangel mit Schädigung der Körpersäfte durch große Hitze
- Akkumulation von Feuer im *Yang Ming*

■ **westliche Diagnose**
- Schlaganfall mit halbseitiger Lähmung

■ **Symptome**
- subfebrile Temperaturen
- Verstopfung
- Gedächtnisverlust
- Gewichtsverlust
- schwache Sehkraft

■ **Krankheitsursachen**
- starkes Rauchen seit 50 Jahren
- Alkoholabusus

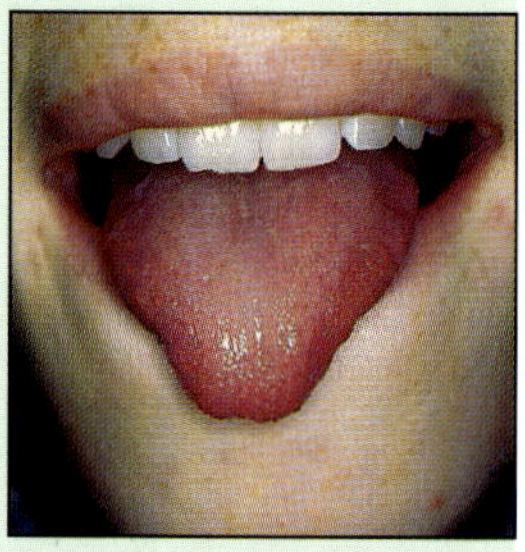

Abbildung 3.4.1

Exemplarische Fallbesprechung

Die Eltern von Frau S. trennten sich, als sie 13 Jahre alt war. Diese Trennung traf sie schwer, zumal sie sich mitschuldig daran fühlte. Sie lebte nach der Trennung bei ihrer Mutter, die sich ständig Schlankheitskuren unterzog, und verspürte seit dieser Zeit keinen Appetit mehr. Sie hungerte sich (bei einer Körpergröße von 170 cm) auf 42 kg herunter und nahm trotz mehrerer Krankenhausaufenthalte nie wieder an Gewicht zu. Mit 15 Jahren hatte sie eine einmalige menstruelle Blutung.

Als Frau S. in meine Praxis kam, stand sie vor dem Abitur und wollte wieder gesund werden. Sie konnte aber kaum schlafen und mußte zwanghaft pausenlos aktiv sein. Die innere Unruhe und der Konzentrationsmangel beeinträchtigten sie in der Schule sehr. Die Zunge war auffällig klein und rot, die Pulse waren dünn (*xi*) und leer (*xu*).

Analyse

Die kurze rote Zunge zeigt eine ernsthafte Erschöpfung des Nieren-Yin mit gleichzeitiger Hitze-Entwicklung an. Durch das ständige Hungern wurde das postnatale Qi geschwächt, was zu einer mangelnden Ernährung des Yin und der Nieren-Essenz führte. Die Nieren-Essenz kontrolliert u. a. den menstruellen Zyklus und ist auch an der Blutbildung mitbeteiligt. Da nun aber nicht genug Material für die Blutbildung zur Verfügung steht und die Nieren-Essenz geschwächt ist, kommt es zu Amenorrhö. Der Mangel an Körpersäften, Blut und Yin führt zu der kurzen Zungenform, weil der Muskelkörper der Zunge nicht mehr ausreichend ernährt wird.

Die Kommunikation zwischen Herz und Nieren ist bei Frau S. stark gestört. Die volle Hitze im Herzen, die sich in der zugespitzten Zungenform und der roten Spitze manifestiert, verursacht innere Unruhe und Schlafstörungen. Die unverarbeiteten emotionalen Probleme tragen zur Bildung von Leber-Feuer bei, sichtbar an den geröteten Zungenrändern. Dies bringt wiederum eine Verschlimmerung der Schlafstörungen und inneren Unruhe mit sich und ist sicherlich – neben dem Mangel an Körpersäften – auch ein ursächlicher Faktor für die Verstopfung.

Resümee

Die kurze rote Zunge ist immer ein Hinweis auf intensive Hitze im Körper. Hitze trocknet die Körpersäfte aus und verletzt das Yin. Je jünger eine Person mit diesem Zungentyp ist, desto mehr stehen Symptome der Trockenheit wie trockener Stuhl, Husten oder Mundtrockenheit im Vordergrund. Bei älteren Menschen oder bei jenen, bei denen schwere Erkrankungen für den starken Mangel an Yin verantwortlich sind, kommen Symptome der Nieren-Essenz-Schwäche hinzu, wie z. B. Gedächtnisverlust, Konzentrationsmangel, brüchige Knochen oder Haarausfall. Neben einer Tonisierung des Nieren-Yin müssen gleichzeitig die bestehende Hitze ausgeleitet und die Trockenheit befeuchtet werden.

3.5 Rissige Zungen

Kleine horizontale Risse sind ein Zeichen von Yin-Mangel, wenn sie auf einer rötlichen oder roten Zunge auftreten. Dabei ist es von geringer Bedeutung, ob diese Risse lang oder kurz sind. Wenn die Zunge weich und elastisch ist, dann wird sie befeuchtet und vom Blut ernährt. Hitze und Trockenheit im Körper führen dazu, daß der Zungenkörper reißt. Somit ist ein Riß immer ein Zeichen für einen Angriff auf die Substanz. Da es sich in der Regel um einen relativ langen Prozeß handelt, bis sich eine solche Schädigung der Substanz auf der Zunge zeigt, sind Risse auf den Zungen von Kindern selten zu sehen. Bei Erwachsenen treten sie u. a. plötzlich nach schweren Erkrankungen, jahrelangem Rauchen oder auch als Resultat von stark Yin-schädigenden Medikamenten (z. B. Chemotherapie) auf.

Risse auf einer blassen Zunge können aufgrund von Blut-Mangel entstehen. Sind sie nur oberflächlich, deutet dies auf einen Magen-Qi- und Milz-Qi-Mangel bei gleichzeitigem Blut-Mangel hin. Bei tiefen Rissen kann man auch von einem Blut-Mangel und Schädigung der Körpersäfte ausgehen. Bei einer roten Zunge sind diese Risse jedoch ein eindeutiges Merkmal für die Erschöpfung der Körpersäfte und für einen beginnenden Mangel des Magen- und Nieren-Yin.

Ein einzelner kleiner Riß ist dabei nicht von so großer Bedeutung wie dies über die ganze Zunge verteilte Risse sind. Dies soll an den nachfolgenden Bildern illustriert werden. Das erste Zungenbild stellt nur einen leichten Mangel des Yin dar, während das letzte eine schwere Erschöpfung des Yin und der Körpersäfte anzeigt. Auch hier werden die Bilder wieder nach dem Schweregrad der Erschöpfung des Yin angeordnet.

Zungenbeschreibung
- blaßrot
- **blasse Ränder**
- aufgerollte Ränder
- **horizontale Risse im Zentrum**
- Delle an der Zungenwurzel

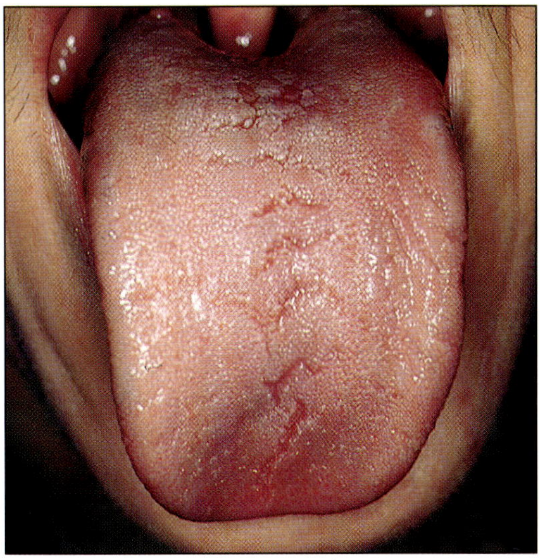

Abbildung 3.5.1: weiblich, 41 Jahre
(siehe Fallbesprechung A auf Seite 57)

chinesische Diagnose
- leichter Milz-Qi-Mangel
- Leber-Blut-Mangel
- Leber-Qi-Stagnation
- Mangel an Körpersäften, Magen-Yin-Mangel, beginnender Nieren-Yin-Mangel
- beginnender Nieren-Essenz-Mangel

westliche Diagnose
- beginnende Parodontitis

Symptome
- Kopfschmerzen,
- Nackenverspannung
- innere Anspannung
- Erschöpfung
- schlechtes Gedächtnis
- Depressionen
- Zahnschmerzen

Krankheitsursachen
- spätes Gebären
- lange Stillzeit
- Schlafmangel

■ **Zungenbeschreibung**
- rötlich, groß, dünn

- **horizontale Risse, rauhe Zungenoberfläche**
- **tiefer vertikaler Riß im ersten Drittel**
- rötliche Stellen

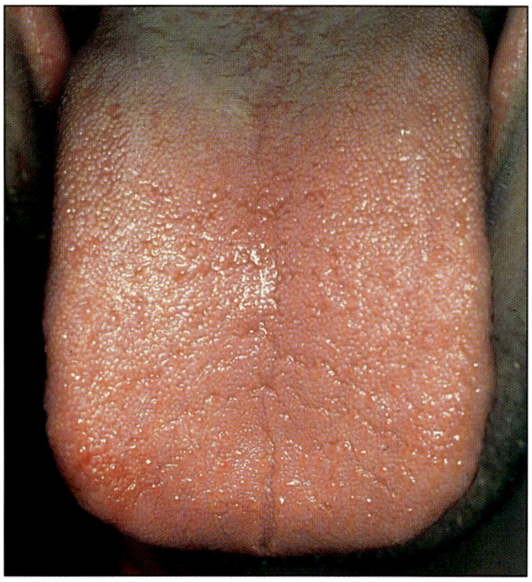

Abbildung 3.5.2: männlich, 22 Jahre

■ **chinesische Diagnose**
- beginnender Nieren-Yin-Mangel
- beginnender Magen-Yin-Mangel
- Lungen-Yin-Mangel
- Hitze-Entwicklung

■ **westliche Diagnose**
- allergische Rhinitis
- allergisches Asthma

■ **Symptome**
- verstopfte Nase, Druck in den Nasennebenhöhlen
- gelegentliche Brustenge und Asthma
- Erkältungsanfälligkeit

■ **Krankheitsursachen**
- schlechte Ernährung in der Pubertät
- emotionale Probleme durch Scheidung der Eltern
- familiäre Disposition

■ **Zungenbeschreibung**
- blaß
- rote Spitze
- **vertikaler Riß, horizontale Risse abgehend**
- trockenes Zentrum
- **Dornen über dem ganzen Zungenkörper verteilt, besonders im unteren Drittel**

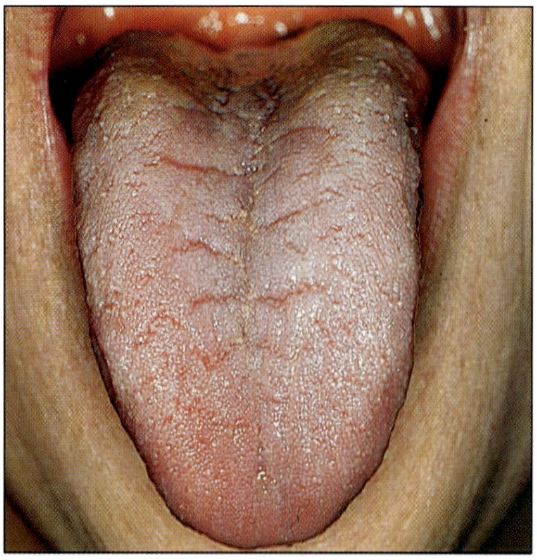

Abbildung 3.5.3: weiblich, 49 Jahre

■ **chinesische Diagnose**
- Blut-Mangel
- Hitze im Herzen
- beginnender Magen-Yin- und Nieren-Yin-Mangel
- Mangel an Säften im Magen
- innere Hitze

■ **westliche Diagnose**
- Eisenmangelanämie

■ **Symptome**
- Erschöpfung
- Durst
- starkes Herzklopfen
- Kopfschmerzen am Vertex
- Nachtschweiße

■ **Krankheitsursachen**
- Kaffee- und Nikotinabusus

Zungenbeschreibung
- rötlich, trocken
- **tiefe horizontale Risse**
- trocken mit wurzellosem Belag

chinesische Diagnose
- Mangel an Körpersäften
- Magen-Yin-Mangel und Nieren-Yin-Mangel
- Nieren-Yin-Mangel

Symptome
- Nachtschweiße
- Schlaflosigkeit
- Kurzatmigkeit
- innere Anspannung
- Erschöpfung

Krankheitsursache
- schwierige Schwangerschaft und Geburt

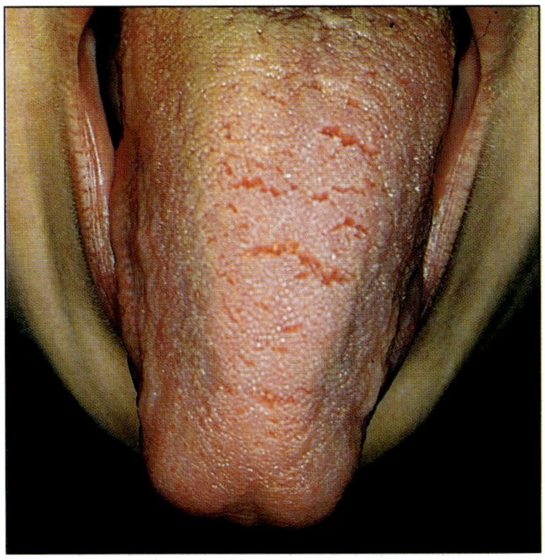

Abbildung 3.5.4: weiblich, 28 Jahre

Zungenbeschreibung
- blaßrot mit festem Zungenkörper
- **trocken**
- **horizontale und vertikale Risse**

chinesische Diagnose
- leichter Blut- und Säfte-Mangel
- Mangel an Körpersäften
- Nieren-Yin-Mangel

westliche Diagnose
- allergische Rhinitis
- bronchiales Asthma

Symptome
- trockener Husten
- Schwierigkeiten beim Einatmen, nächtliche Atemnot
- trockener Rachen

Krankheitsursache
- familiäre Disposition

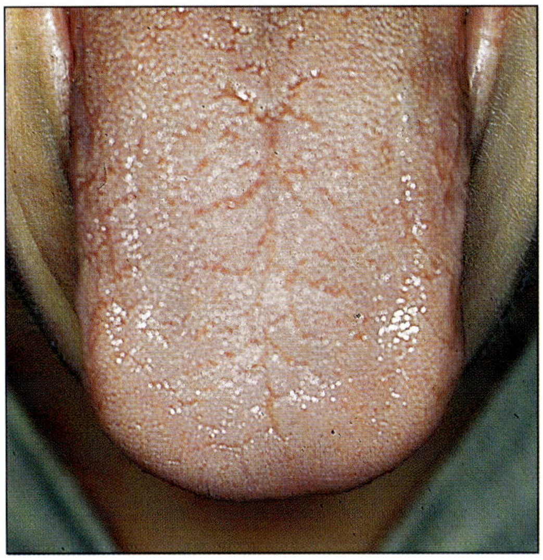

Abbildung 3.5.5: weiblich, 35 Jahre

■ **Zungenbeschreibung**
- rotlich
- **horizontale Risse vom vertikalen Riß abgehend**
- Schwellung im mittleren Drittel der Zunge, trockener gelber Belag
- gerötete Spitze

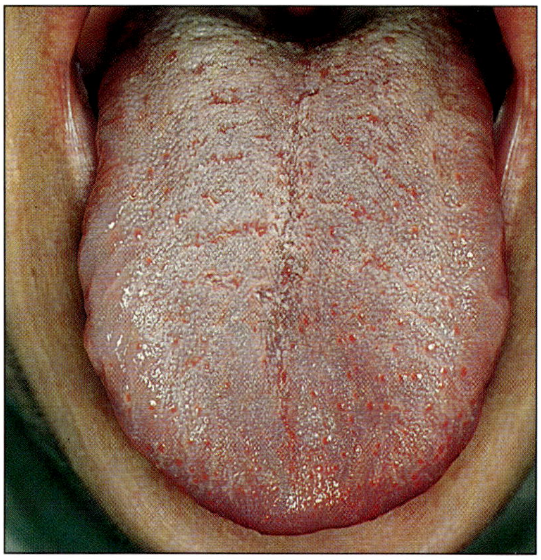

Abbildung 3.5.6: weiblich, 52 Jahre

■ **chinesische Diagnose**
- Nieren-Yin-Mangel
- Magen-Yin-Mangel und Nieren-Yin-Mangel
- Retention von feuchter Hitze in der Leber/Gallenblase
- leere Hitze im Herzen

■ **westliche Diagnose**
- chronische Cholezystitis
- Gallenblasensteine

■ **Symptome**
- konstantes Ärgergefühl
- Schlaflosigkeit
- Druck unter dem rechten Rippenbogen
- Völlegefühl und Schmerzen nach fetten Speisen

■ **Krankheitsursachen**
- unterdrückte Wut
- beruflicher Streß

■ **Zungenbeschreibung**
- rötlich, fester Zungenkörper
- leicht blaßbläulich
- **horizontale Risse über dem gesamten Zungenkörper**
- trockener, gelber Belag

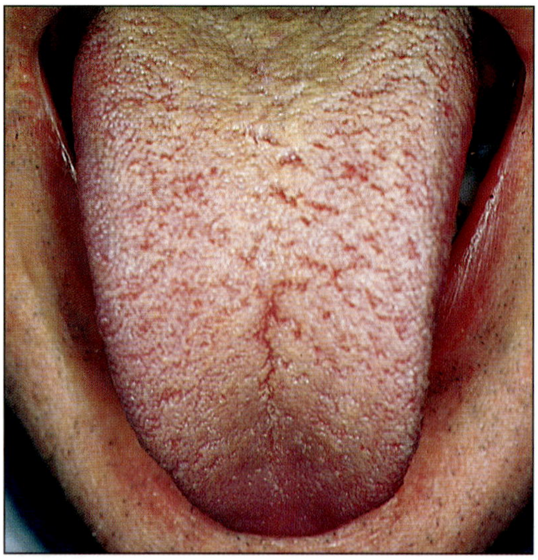

Abbildung 3.5.7: männlich, 48 Jahre (siehe Fallbesprechung B auf Seite 58)

■ **chinesische Diagnose**
- Nieren-Yin-Mangel
- leichte Blut-Stagnation
- Nieren-Yin-Mangel

- Akkumulation von feuchter Hitze im *Yang Ming*

■ **westliche Diagnose**
- Sudeck-Syndrom

■ **Symptome**
- Jucken der Kopfhaut
- chronische Sinusitis
- Schmerzen bei Belastung des rechten Knöchels
- riechender Durchfall

■ **Krankheitsursachen**
- Alkohol- und Salzabusus
- Trauma (Fraktur des Knöchels)

F Exemplarische Fallbesprechung A

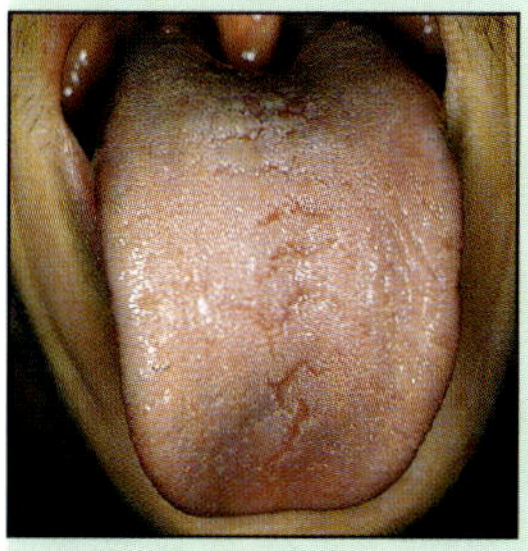

Abbildung 3.5.1

Frau D. gebar im Alter von 38 Jahren und 41 Jahren zwei Kinder. Die erste Schwangerschaft, das Stillen und der gestörte Schlaf, bedingt durch die Bedürfnisse des Säuglings, führten zu einer extremen Erschöpfung der Patientin. Sie mußte häufiger während des Tages ruhen, um ihre täglichen Aufgaben bewältigen zu können. Diese ständige Müdigkeit machte sie sehr gereizt. Bei starker körperlicher und seelischer Belastung verspannte sich ihre Nackenmuskulatur, was ihr außerdem Spannungskopfschmerzen verursachte. Während der zweiten Schwangerschaft traten Zahnschmerzen und Zahnfleischbluten auf, was als beginnende Parodontitis diagnostiziert wurde. Außerdem wurde ihr Gedächtnis immer schlechter. Die Zunge war auffällig durch das rissige Zentrum. Die Pulse waren leer (*xu*), dünn (*xi*) und etwas oberflächlich (*fu*).

Analyse

Die Nieren-Essenz einer Mutter hat während der Schwangerschaft die Aufgabe, den Embryo/Fetus zu ernähren. Ist die Mutter jung und kräftig, dann ist die Nieren-Essenz von guter Qualität, und die Schwangerschaft verläuft ohne Probleme. Nach dem 35. Lebensjahr beginnt die Nieren-Essenz jedoch an Kraft abzunehmen. Frauen, die nach dem fünften 7-Jahres-Zyklus schwanger werden und Kinder gebären, haben entsprechend weniger Nieren-Essenz zur Verfügung. Diese Tatsache erschwert und verlängert oft die Regenerationszeit nach der Geburt, wie es bei Frau D. der Fall war.

Die Delle an der Zungenwurzel und der dünne Zungenkörper sind ein erster Hinweis auf einen Substanzverlust, was bei Frau D. u. a. mit dem zwölf Monate langem Stillen zu tun hat. Ein Teil des Blutes der Mutter wird nämlich in Milch umgewandelt, und deshalb schwächen lange Stillzeiten das Blut. Wenn nun aber das Blut in einen Mangel-Zustand gerät, ernährt es die Nieren-Essenz nicht ausreichend, was wiederum zu einer mangelnden Ernährung des Nieren-Yin führt. Die tiefen, kleinen, horizontalen Risse von der Wurzel bis zur Zungenspitze zeigen diesen Yin-Mangel an.

Bedingt durch den Blut-Mangel kann die Leber nicht genügend Blut speichern. Diese Tatsache ist gut sichtbar an den blassen Zungenrändern, die gleichzeitig ein wenig aufgerollt sind – dies ist ein Hinweis auf eine Leber-Qi-Stagnation. Diese Stagnation und der Leber-Blut-Mangel verhindern ein harmonisches Fließen von Qi und Blut. Die Kopf-/Nackenregion wird nicht genügend versorgt und es treten infolgedessen Kopfschmerzen und Nackenverspannungen auf.

Zahnschmerzen während der Schwangerschaft sind kein seltenes Phänomen. Eine Erklärung dafür ist, daß durch den Nieren-Yin-Mangel leere Hitze entsteht, die sich zu Feuer entwickeln kann, welches zu den Zähnen aufsteigen und dann akute Zahnschmerzen verursachen kann. Es ist noch eine andere Erklärung für das Auftreten von Zahnschmerzen und Zahnfleischbluten während der Schwangerschaft möglich: Durch den zugrundeliegenden Essenz- und Nieren-Yin-Mangel wird nämlich das Magen-Yin nicht ausreichend befeuchtet und gekühlt. Die Magen-Hitze, die dadurch entsteht, verletzt die Kanäle, die die Zähne versorgen, und es kommt zu Zahnfleischbluten und Zahnschmerzen.

Das schlechte Gedächtnis der Patientin ist ein weiterer Hinweis auf eine Nieren-Essenz-Schwäche. Die „*jingshen*"(Essenz-Geist)-Achse ist bei Frau D. aus dem Gleichgewicht geraten. Auf dieses Ungleichgewicht verweisen sowohl das schlechte Gedächtnis als auch die Erschöpfung.

Die leeren, dünnen Pulse zeigen die allgemeine Erschöpfung von Qi und Blut an. Der oberflächliche Puls weist auf einen beginnenden Nieren-Yin-Mangel hin.

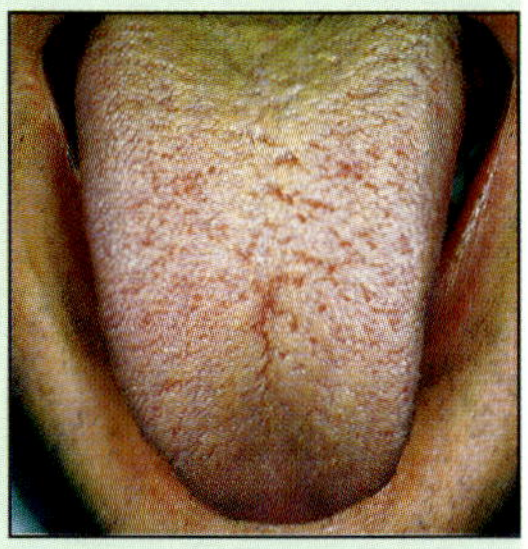

Abbildung 3.5.7

F Exemplarische Fallbesprechung B

Herr S., ein 48jähriger Monteur zog sich bei seiner Arbeit eine komplizierte Knöchelfraktur zu. Nach der Operation wurde der Patient 18 Monate lang konservativ behandelt. Es hatten sich osteoporotische Veränderungen über der Bruchstelle entwickelt, das betroffene Bein war wenig belastbar und schmerzte bei Bewegung trotz der langen krankengymnastischen Behandlung.

Der Patient wirkte sehr unruhig. Die Kopfhaut fühlte sich heiß an und juckte häufig. Herr S. schied mehrmals täglich stark riechenden breiigen, gelegentlich auch wäßrigen Stuhl aus. Außerdem litt er seit Monaten an chronischer Sinusitis, die die Nasenatmung blockierte.

Die Zunge war rot, trocken und sehr rissig. Die Pulse waren allgemein oberflächlich (*fu*), voll (*shi*) und drahtig (*xian*).

Analyse

Die rote Zunge und der rissige Zungenkörper weisen eindeutig auf einen Nieren-Yin-Mangel hin. Jahrelanger Kochsalzabusus, chronischer Durchfall sowie die vor sich hin köchelnde Hitze im Innern trugen zu einem Mangel an Körpersäften und Yin bei. Da die Nieren-Essenz eng mit dem Nieren-Yin verbunden ist, verursacht ein lange bestehender Nieren-Yin-Mangel immer auch eine Schwäche der Nieren-Essenz. Die Nieren-Essenz ist es aber, die für den Zustand und die Ernährung der Knochen zuständig ist. Aufgrund des Yin- und Nieren-Essenz-Mangels kam also bei Herrn S. die Heilung des Knochenbruches nicht zustande.

Herr S. nahm täglich größere Mengen an Rotwein und Likör zu sich. Der trockene gelbe Belag gibt Auskunft über die Entstehung von feuchter Hitze in Leber und Gallenblase durch den Alkohol. Diese Ansammlung von feuchter Hitze in der Leber-Leitbahn ist verantwortlich für die chronische Sinusitis. Durch die feuchte Hitze ist nämlich der harmonische Fluß des Leber-Qi in der Leitbahn, die die Nasennebenhöhlen durchquert, gestört. Ein Teil der Feuchtigkeit ergießt sich außerdem in den Unteren Erwärmer und erzeugt in Verbindung mit der Hitze den riechenden breiigen Stuhl. Auf der anderen Seite steigt die Hitze zum Kopf und verursacht das Kopfhautjucken.

Bei diesem Patienten ist die innere Hitze ein dominanter Faktor. Sie verletzt die Körpersäfte, was den trockenen Zungenbelag verursacht. Auch der fest aussehende Zungenkörper ist auf den Mangel an Körpersäften zurückzuführen. Langfristig trägt diese vor sich hin köchelnde Hitze noch zu dem bestehenden Nieren-Yin-Mangel bei und steht so ebenfalls der Heilung des Knochens im Weg. Auch nach 6monatiger Einnahme von chinesischen Heilkräutern zur Stärkung des Nieren-Yin und Aufbau des Knochens verbesserten sich die osteoporotischen Veränderungen des Unterschenkels nicht.

R Resümee

Die rissige Zunge ist immer ein Hinweis auf eine Verletzung des Substrates und zeigt einen Mangel der Körpersäfte an. Bei blassen Zungen ohne Hitzezeichen kann gelegentlich auch ein schwerer Blut-Mangel zu Rissen führen. In diesem Fall ist der Yin-Aspekt des Blutes geschädigt. Rote Stellen auf der Zunge, ein roter Zungenkörper, ein trockener oder wurzelloser Belag in Verbindung mit Rissen in der Zunge weisen auf eine tiefere Schwäche der Körpersäfte hin und deuten auf eine Entwicklung zur Nieren-Yin-Leere. In diesem Fall muß unbedingt eine Behandlung vorgenommen werden, die zum Ziel hat, Yin zu erzeugen, es zu befeuchten und gegebenenfalls die aus einem Yin-Mangel entstandene Hitze zu kühlen.

3.6 Zungenbeläge bei Nieren-Yin-Mangel

Auf Zungenbeläge, die in Verbindung mit einem Magen-Yin-Mangel auftreten, wird in Kapitel 4 ausführlich eingegangen.

Die rote Zunge mit abgepelltem oder sich schälendem Belag ist ein sicheres Indiz für einen Magen-Yin- und einen Nieren-Yin-Mangel. Der Belag hat seine Wurzel verloren, weil durch den Mangel an Flüssigkeiten nicht genügend „Material“ zur Verfügung steht, das verdampft und zur Bildung des Zungenbelages beitragen kann. Durch den Mangel an Flüssigkeiten ist auch die Funktion des Magen-Qi eingeschränkt, Nahrung adäquat zu fermentieren. Da normalerweise bei diesem Prozeß ein wenig Dampf nach oben zur Zunge steigt und den Belag formt, entsteht nun zu wenig Belag. Dieser bedeckt die Zungenoberfläche nur unregelmäßig und sieht wie abgepellt aus.

Die gleiche energetische Störung kann darüberhinaus zu der Erscheinung des „alten“ Belages führen. Er sieht trocken aus und es hat den Anschein, als ob er sich leicht abkratzen ließe (siehe Abbildung 3.6.6). An den Stellen, an denen sich ein frischer, neuer Belag (siehe Abbildung 4.1.2.1) hätte bilden müssen, verbleibt der alte Belag neben rohen und/oder trockenen Stellen. Auch hier wird kein neuer Belag gebildet, weil die Substanz erschöpft ist und die Körpersäfte stark geschädigt sind. Resultat ist der wurzellose Belag oder im schlimmsten Fall die trockene, belaglose Zunge, die außerdem eine Erschöpfung der Flüssigkeiten im Magen anzeigt.

Auf eine extreme Erschöpfung des Nieren-Yin, die zu leerem Nieren-Feuer führt, verweist die rote Zunge mit belaglosem, rotem Zungengrund. Die gleiche, allerdings weniger schwere Pathologie ist vorhanden, wenn die Zunge eine blaßrote Farbe aufweist.

abgepellter oder sich schälender Belag

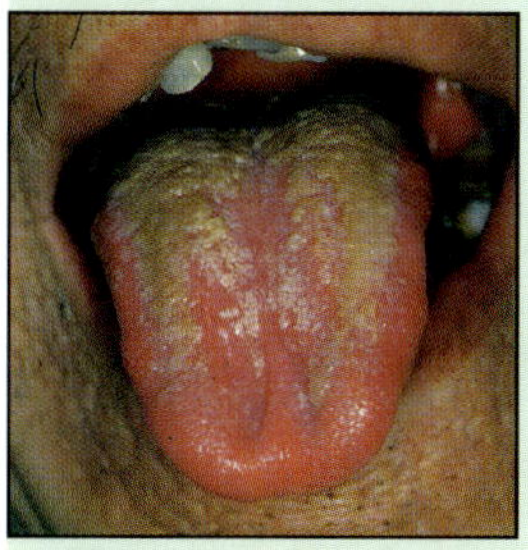

Abbildung 3.6.6

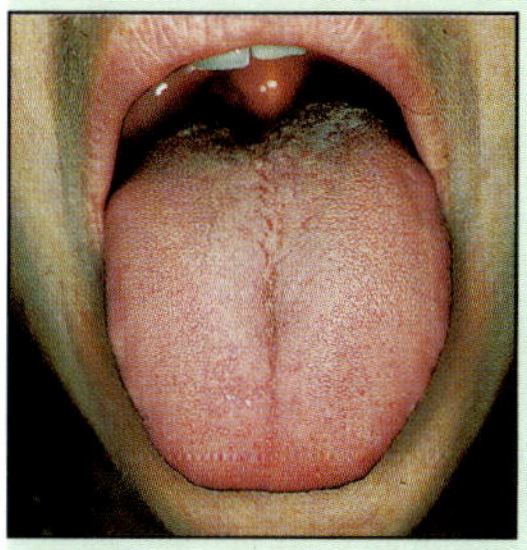

Abbildung 4.1.2.1

Zungenbeschreibung
- rötlich, geschwollen
- **abgeschälter Belag besonders im oberen und unteren Drittel**
- klebriger, dünner, weißlicher Belag im Zentrum

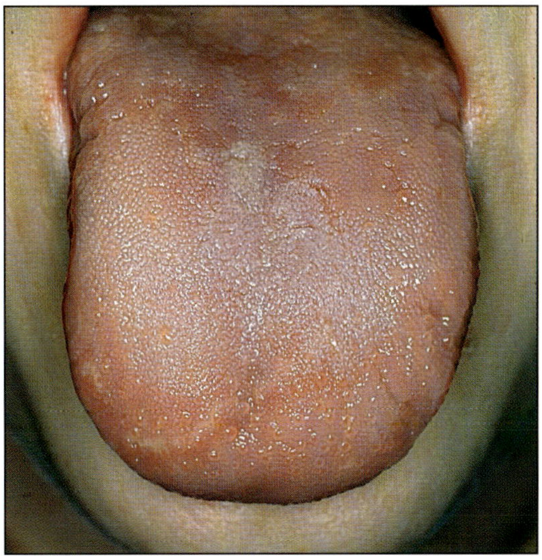

Abbildung 3.6.1: weiblich, 28 Jahre (siehe Fall 4 auf Seite 243)

chinesische Diagnose
- Retention von feuchter Hitze
- Magen-Yin-Mangel, mangelnde Kommunikation zwischen Herz und Nieren
- Blockade des Magen-Qi durch trübe Feuchtigkeit

westliche Diagnose
- Herzneurose

Symptome
- Panikanfälle mit Herzrasen und Brustschmerzen
- Einschlafstörungen
- Wutanfälle

Krankheitsursachen
- zu viel Wut und Ärger
- Unzufriedenheit
- unbefriedigende persönliche Beziehungen
- Müdigkeit
- übermäßiger Verzehr von Süßspeisen

Zungenbeschreibung
- rot, geschwollen
- **abgeschälter Belag besonders im unteren Drittel**
- **Dornen im Unteren Erwärmer**
- **tiefer, vertikaler Mittelriß mit gelbem Belag**

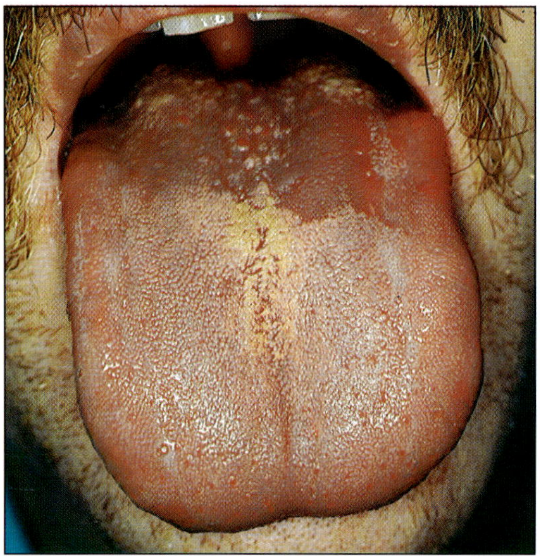

Abbildung 3.6.2: männlich, 25 Jahre

chinesische Diagnose
- Nieren-Yin-Mangel mit Akkumulation von feuchter Hitze in der Leber/Gallenblase
- Nieren-Yin-Mangel
- Nieren-Feuer
- Schleim-Feuer im Magen

Symptome
- innere Unruhe
- Hitzegefühl
- Schwindel
- breiige Stühle
- Konzentrationsmangel
- gelegentlich Nachtschweiße

Krankheitsursache
- Zustand nach Behandlung durch zu warme chinesische Kräuter, *Fu Zi* (Radix aconiti, lateralis praeparata)

Zungenbeschreibung
- rot
- **rote geschwollene Ränder**
- **leicht abweichend**
- **geschwollene, rote Zungenspitze**
- **geschälter Belag im unteren Drittel**

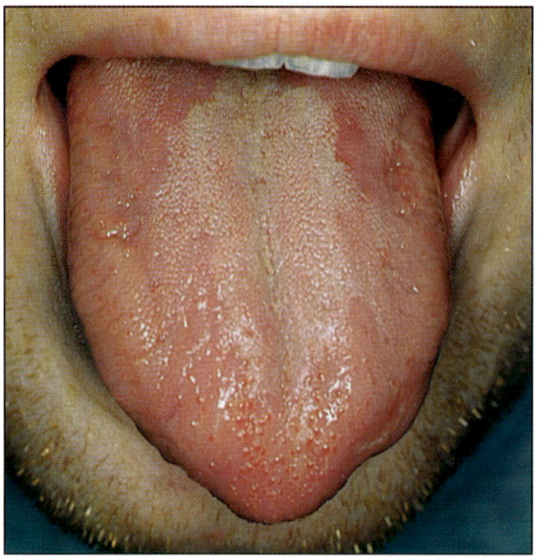

Abbildung 3.6.3: männlich, 23 Jahre

chinesische Diagnose
- Nieren-Yin-Mangel
- aufsteigendes Leber-Yang
- innerer Wind
- Herz-Feuer
- Nieren-Yin-Mangel

Symptome
- starker Drehschwindel
- Hitzegefühl im Kopf
- schlechte Stimmungslage
- breiiger, riechender Stuhl

Krankheitsursachen
- Überarbeitung
- Kaffeeabusus
- emotionale Probleme

■ **Zungenbeschreibung**
- blaßrot, geschwollen
- **rotes Zentrum mit altem, gelbem Belag**
- **wurzelloser Belag und roter Zungengrund**

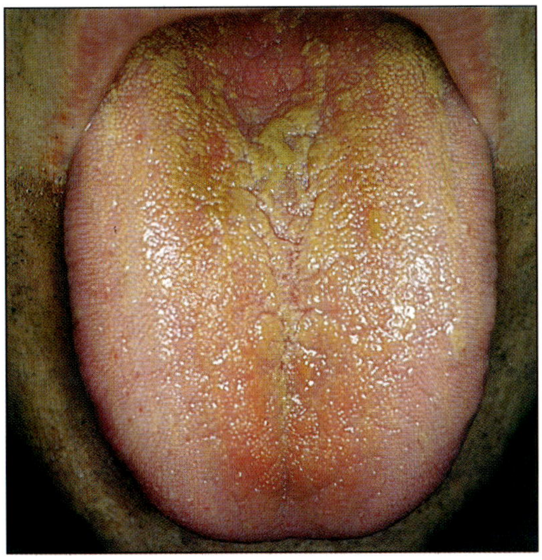

Abbildung 3.6.4: männlich, 35 Jahre
(siehe Fallbesprechung auf Seite 62)

■ **chinesische Diagnose**
- Milz-Qi-Mangel ⇒ Retention von Schleim
- Hitze im Magen mit Schleim-Feuer
- Nieren-Yin-Mangel mit Nieren-Feuer

■ **westliche Diagnose**
- manische Depression

■ **Symptome**
- paranoide Angstzustände
- innere Unruhe, Nervosität
- Antriebslosigkeit
- Nachtschweiße

■ **Krankheitsursachen**
- unverarbeiteter emotionaler Konflikt mit dem Vater
- Kaffee- und Nikotinabusus
- unregelmäßige Ernährung
- viel Schokolade und Süßspeisen

■ **Zungenbeschreibung**
- **rot, zusammengezogen**
- trocken
- **alter, gelber, einseitiger Belag**
- Einkerbung und abgeflachte Spitze

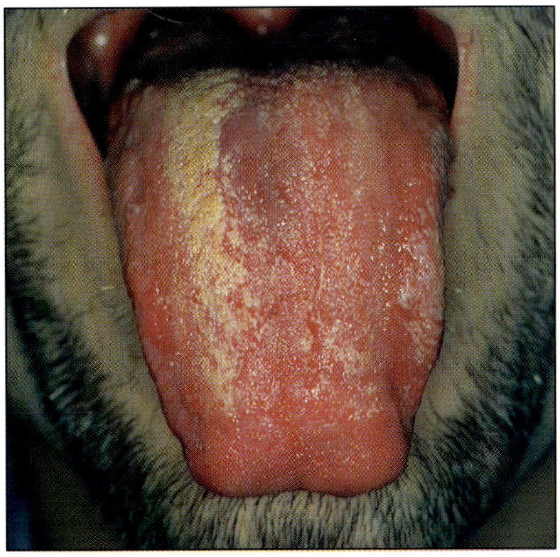

Abbildung 3.6.5: männlich, 44 Jahre
(siehe Fall 3 auf Seite 241)

■ **chinesische Diagnose**
- schwere Erschöpfung von Nieren-Yin und *Jing*, Hitze in der Blut-Schicht
- Mangel an Körpersäften
- Magen-Yin- und Nieren-Yin-Mangel mit Verklumpung von feuchter Hitze in der Gallenblase
- Herz-Yin-Mangel

■ **westliche Diagnose**
- Aids
- Anämie
- Kaposi-Sarkom

■ **Symptome**
- starke körperliche Schwäche
- Nachtschweiße
- subfebrile Temperaturen über lange Zeit
- trockener Husten
- Mundaphten
- Magenschmerzen

■ **Krankheitsursachen**
- toxische Hitze
- virale Aktivität

■ **Zungenbeschreibung**
- **rot, hart, steif**

- trocken
- **alter gelber, tofu-ähnlicher Belag**

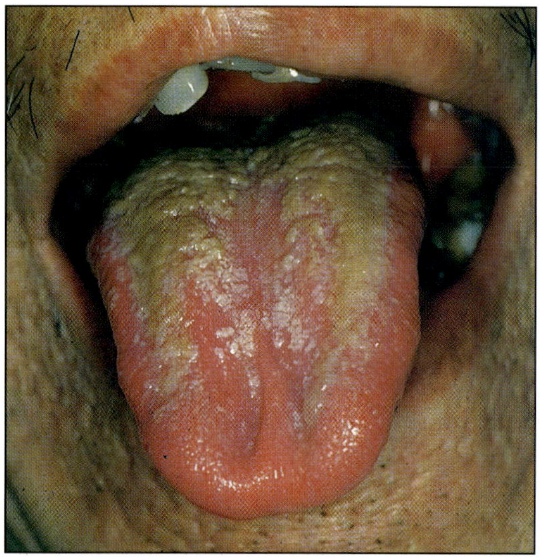

Abbildung 3.6.6: männlich, 65 Jahre

■ **chinesische Diagnose**
- Nieren-Yin-Mangel mit innerer Hitze
- Mangel an Körpersäften
- Nieren-Yin- und Magen-Yin-Mangel mit voller innerer Hitze im *Yang Ming*

■ **westliche Diagnose**
- Schlaganfall vor drei Tagen

■ **Symptome**
- Gedächtnisverlust
- starke Kopfschmerzen
- erhöhte Temperatur

■ **Krankheitsursachen**
- starkes Rauchen (seit 30 Jahren ca. 40 Zigaretten täglich)
- Alkoholabusus

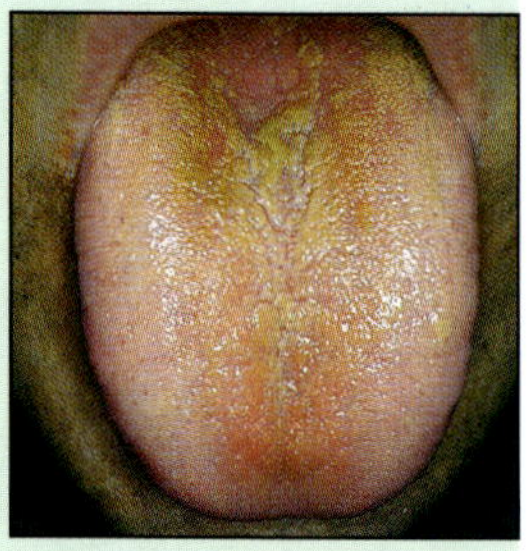

Abbildung 3.6.4

F *Exemplarische Fallbesprechung*

Der erste psychotische Schub dieses Patienten trat vor sieben Jahren nach seiner Abschlußprüfung zum Pianisten auf. Seitdem hat der 35 Jahre alte Mann zwei Jahre stationärer Behandlung hinter sich. Starke medikamentöse Behandlung sowie 14 Elektroschocks linderten die schlimmsten depressiven Zustände und Suizidphantasien des Patienten. Die Medikamente haben eine eindeutig stabilisierende Wirkung.

Der Patient litt unter starken morgendlichen Panik- und Angstattacken. Er hat Schlafstörungen, d. h. er kann oft nicht durchschlafen, und es fällt ihm schwer, sich zu entspannen. Seine gelegentliche Antriebslosigkeit macht ihm ebenfalls sehr zu schaffen.

Sein Appetit ist gut. Da er nicht für sich kocht, ißt er viel Joghurt, Kuchen und Kaltspeisen. Er trinkt täglich bis zu zwei Liter schwarzen Tee und Kaffee und raucht ca. 40 Zigaretten. Sein Stuhl ist breiig und gelegentlich klebrig. Besonders auffällig ist der wurzellose rote Zungengrund. Die Pulse waren tief (*chen*), schlüpfrig (*hua*) und leicht verlangsamt (*chi*).

Analyse

Bei diesem Patienten entstand volles Herz-Feuer durch die starke emotionale Anspannung während der Prüfungsvorbereitung bzw. in der Prüfungssituation selbst. Sein Vater ist ein berühmter Musikprofessor, und Herr R. befürchtete, die Erwartungen seines Vaters nicht erfüllen zu können. Die schweren emotionalen Probleme erzeugten extremes Herz-Feuer, so daß der Geist aus seiner Verankerung geriet.

Der Patient hat noch heute eine starke Wut auf seinen Vater, der ihn nie respektiert hat. Dies führte zu einer Leber-Qi-Stagnation, aus der heraus sich ein Leber-Feuer entwickeln konnte, da die Gefühle sehr extrem waren und sind. Das gestaute Leber-Qi griff die Milz an, die dadurch in ihrer Funktion, Flüssigkeiten zu transportieren und transformieren, eingeschränkt wurde. Die Retention von innerer Feuchtigkeit zeigt sich hier auch an dem geschwollenen Zungenkörper und dem schlüpfrigen Puls.

Durch die schleimfördernde und erhitzende Ernährung (Joghurt, Kuchen, Kaffee, schwarzer Tee und Zigaretten) verdichten sich die Körperflüssigkeiten zu zähem Schleim. Da die Hitze durch starke Emotionen ausgelöst wurde, gelangte der Schleim in die Brust und ins Herz und verlegte dort die Herzöffnungen. Das Herz war nun nicht mehr frei für den *Shen*. Dessen Residenz war besetzt durch den Schleim, und so konnte der Wahn ausbrechen.

Es besteht noch eine andere Möglichkeit, die Entwicklung dieser Pathologie zu erklären: Stagniertes Qi verteilt die Körperflüssigkeiten nicht mehr, wodurch wiederum zäher Schleim entsteht. Eine lange bestehende Stagnation von Leber-Qi und zähem Schleim führen leicht zu Schleim-Feuer, und zwar besonders dann, wenn die Person erhitzende Genußmittel konsumiert, wie dies hier der Fall ist. Die Zunge zeigt dies durch den trockenen, dunkelgelben Belag im Zentrum an.

Je mehr der zähe Schleim im Vordergrund steht, desto lethargischer und antriebsloser wird der Patient, wie dies das Fallbeispiel zeigt. Je mehr Feuer besteht, desto eher tritt der davon betroffene Mensch in eine manische Phase ein.

Der Patient nimmt außer Neuroleptika auch Antidepressiva ein, die für den tiefen und verlangsamten Puls verantwortlich sind. Neben den starken Ängsten hat auch die hohe Dosierung dieser Medikamente über viele Jahre zu einer Schwächung des Nieren-Yin beigetragen – sichtbar am wurzellosen Belag der Zungenwurzel. Wenn bei dem Patienten eine Verschlimmerung seiner Ängste und inneren Unruhe eintritt, dann zeigt sich dies stets durch eine starke Rötung des Zungengrundes. Aus der Nieren-Yin-Schwäche entwickelt sich dann Nieren-Feuer, welches das Herz unruhig macht und den *Shen* beeinträchtigt.

R Resümee

Nicht nur die Zungenform, sondern auch der Zungenbelag zeigt den Zustand des Nieren-Yin an. Ist der Belag abgepellt oder alt, so ist dies ein Hinweis für den Mangel an Körpersäften und des Nieren-Yin. In diesem Fall liegt es nicht an einem schwachen Magen-Qi, daß kein neuer Belag gebildet wird, sondern an einem Mangel an „Material“, nämlich an Yin. Je intensiver rot die Zunge gefärbt ist, desto größer ist die Yin-Schwäche, wenn wurzellose, alte oder abgepellte Beläge auftreten.

3.7 Besondere Zungenformen bei Nieren-Yin-Mangel

Stellt die blasse, hammerförmige Zunge eine schwere Erschöpfung der Energien der Mitte dar, so wird die rote als schwerster Yin-Mangel interpretiert. Starke langfristige emotionale Probleme, unregelmäßige Ernährung und bei Männern ein Übermaß an sexueller Betätigung können zu so einer schweren Störung des Gesamtenergiehaushaltes führen.

Die Autorin bittet die schlechte Qualität des folgenden Bildes zu entschuldigen. Da diese Zungenform sehr selten ist, wurde diese Photo nur wegen der klar zu erkennenden Hammerform ausgewählt.

Bei den blassen Zungen wurde die Yin/Jing-Schwäche sichtbar an einer Delle am Zungengrund. Bei den roten Zungen kann sich der Substanzverlust gelegentlich an einem eingezogenen Zungengrund manifestieren. Dies ist ein Zeichen für die beginnende Schmälerung des Yin. Denn der Zungengrund reflektiert die Kraft und Gesundheit der Nieren-Energie.

■ **Zungenbeschreibung**

- blaßrot
- **hammerförmig**
- **gerötetes erstes Drittel mit roten Punkten**

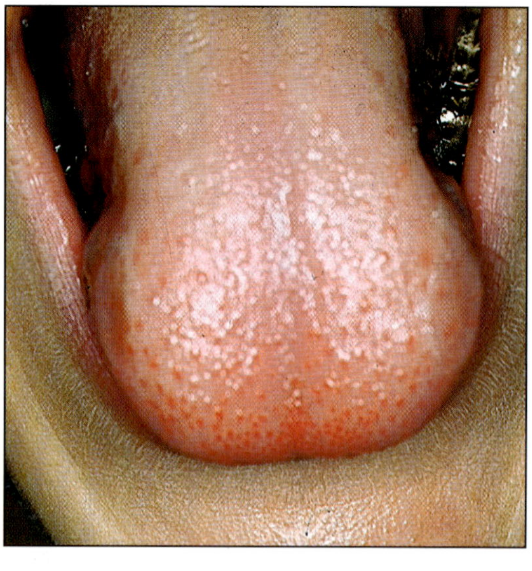

Abbildung 3.7.1: weiblich, 29 Jahre

■ **chinesische Diagnose**

- starker Milz/Magen-Qi-Mangel
- Nieren-Essenz- und Nieren-Yin-Mangel
- Herz-Feuer

■ **westliche Diagnose**

- habituelle Fehlgeburten, drohende Fehlgeburt
- Untergewicht

■ **Symptome**

- rastloser Fetus, leichte uterine Blutungen
- subfebrile Temperaturen
- extreme Schlaflosigkeit
- Nervosität, innere Unruhe, Angstzustände
- Nierenschmerzen
- Appetitlosigkeit

■ **Krankheitsursachen**

- unverarbeiteter Selbstmord der Mutter
- zu geringe Nahrungsaufnahme
- zweimalige Saugkürettage

■ **Zungenbeschreibung**
- rot, geschwollen
- **eingezogene Zungenwurzel**
- dicker, gelber Belag an Zungenwurzel

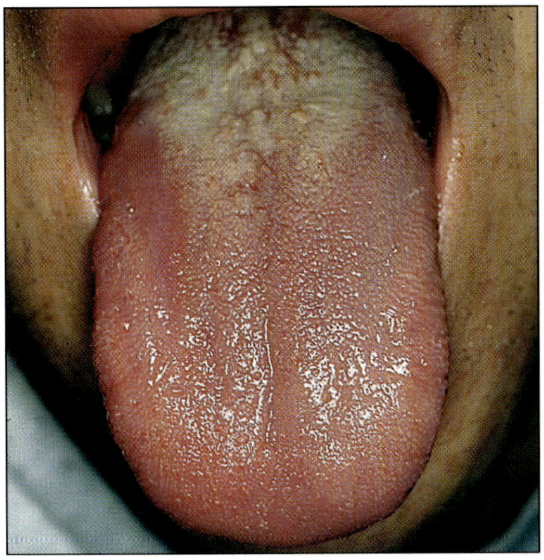

Abbildung 3.7.2: männlich, 35 Jahre

■ **chinesische Diagnose**
- Retention von feuchter Hitze
- Nieren-Yin- und Essenz-Mangel
- feuchte Hitze im Unteren Erwärmer

■ **westliche Diagnose**
- chronische Prostatitis

■ **Symptome**
- starke Erschöpfung
- breiiger, stark riechender Stuhl
- gelegentliches Brennen beim Wasserlassen
- trockener Husten

■ **Krankheitsursachen**
- Drogen- und Alkoholabusus
- beruflicher Streß

■ **Zungenbeschreibung**
- blaßrot, geschwollene Ränder
- **stark eingezogener Zungengrund mit dünnem gelben Belag und roten Punkten**

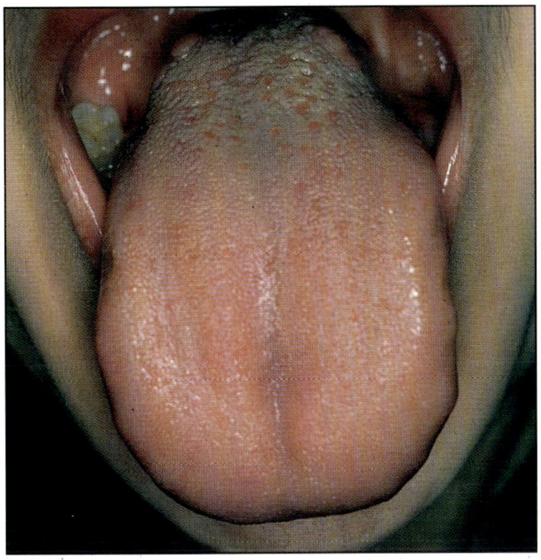

Abbildung 3.7.3: weiblich, 33 Jahre

■ **chinesische Diagnose**
- Milz-Qi-Mangel
- Nieren-Yin-Mangel mit Retention von feuchter Hitze in der Blase

■ **westliche Diagnose**
- rezidivierende Blasenentzündung

■ **Symptome**
- Durchschlafstörungen
- Nachtschweiße
- depressive Verstimmungen
- Magendruck, Völlegefühl im Epigastrium
- häufiger Harndrang

■ **Krankheitsursachen**
- unregelmäßige Ernährung
- Schlafmangel
- Überarbeitung
- starke, ungelöste emotionale Probleme

■ **Zungenbeschreibung**

- **langer, weicher Zungenkörper**

- rote Ränder
- öliger, gelber Belag bis zum ersten Drittel
- eingezogener Zungengrund

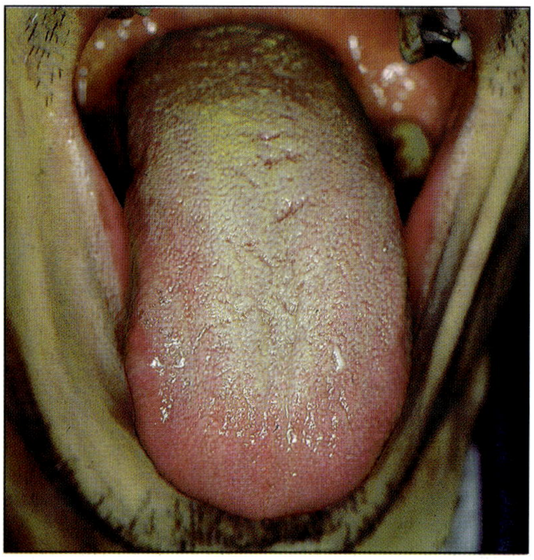

Abbildung 3.7.4: männlich, 63 Jahre

■ **chinesische Diagnose**

- intensive Hitze, die die Säfte schädigt
- Hitze in der Leber
- Retention von voller feuchter Hitze im *Yang Ming*
- Nieren-Yin-Mangel

■ **westliche Diagnose**

- chronisch ulzerative Kolitis

■ **Symptome**

- starker Gewichtsverlust
- riechender, breiiger Stuhl, Stuhldrang, Schleim und Blut im Stuhl
- Bauchkollern, Unterbauchschmerzen
- schlechtes Gedächtnis

■ **Krankheitsursachen**

- Alkoholabusus
- übermäßiger Verzehr von fetten, öligen Speisen

KAPITEL 4

Zungenzeichen bei Stö
Funktionskreises Mage

Viertes Kapitel

KAPITEL 5

KAPITEL 6

4 Zungenzeichen bei Störungen des Funktionskreises Magen/Milz

Nachdem auf Manifestationen des Yin-Mangels im vergangenen Kapitel eingegangen wurde, zeigen die folgenden Zungenbilder Mangel an Säften und Yin im Magen sowie Yin-Mangel in der Milz.

Die Wurzel des Yin hat ihren Sitz in den Nieren. Alle *Zang* und Gewebe des Körpers werden von dieser strukturellen Energie ernährt. Ein Yin-Mangel wird daher langfristig zu einer Unterversorgung der *Zang* Herz, Lunge, Leber und in geringem Maße der Milz als auch des *Fu* Magen führen. So kann ein Nieren-Yin-Mangel bei entsprechender Disposition z. B. einen Lungen-Yin- oder Herz-Yin-Mangel verursachen. Diese Zungenzeichen werden in den Kapiteln 5 und 7 eingehend besprochen.

Aber auch der umgekehrte Weg ist möglich. Ein einzelnes *Zang* kann an einem Yin-Mangel leiden, ohne daß ein schwaches Nieren-Yin dafür verantwortlich ist. „Isolierte" Schwächen des Yin der einzelnen *Zang* und des Magens bedeuten nicht, daß das Nieren-Yin automatisch in Mitleidenschaft gezogen wird. Langfristig allerdings wird z. B. ein Magen-Yin-Mangel das Nieren-Yin schädigen.

4.1 Zungenzeichen bei Störungen des Magens

4.1.1 Rotes, trockenes, rissiges Zungenzentrum

der Magen ist die Wurzel der fünf Zang

Dieses *Fu* nimmt in der Syndrom-Lehre einen sehr wichtigen Platz ein. In der Zungendiagnose stellt es das einzige Hohlorgan dar, daß sich durch regelrechte Yin-Mangel-Zeichen darstellt. Es hat sehr starke Yin-Anteile, nicht zuletzt wegen seiner engen Beziehung zu den *fünf Zang*. Im *Su Wen* Kapitel 19 heißt es „Der Magen ist die Wurzel der *fünf Zang*."[1] Der Magen wird auch als See der Flüssigkeiten und der Getreide in den Klassikern beschrieben[2]. Feste und flüssige Nahrung werden vom Magen aufgenommen und umgewandelt. Für diesen Prozeß benötigt er ein feuchtnasses Milieu. Daher der chinesische Spruch: „Der Magen liebt die Feuchtigkeit und verabscheut die Trockenheit." Der unreine Teil der Nahrungs-Essenzen wird durch das Magen-Qi kondensiert und formt einen Teil der Körpersäfte. Durch diesen Prozeß der Nahrungsumwandlung steigt ein Teil davon kraft des Magen-Qi zur Zunge auf. Ein gut funktionierendes Magen-Qi und auch das feuchte Milieu des Magens führen so zur Bildung des Zungenbelages. Ein weißer, dünner und feuchter Belag ist ein Zeichen für das gute Funktionieren der Energien der Mitte.

Bildung des Zungenbelages

Scharfe Gewürze, wie Curry, Chili, Knoblauch oder Senf, schwarzer Tee, Kaffee, gebratene und geröstete Nahrung im Übermaß haben eine trocknende Wirkung auf die Säfte im Magen. Zu Beginn macht sich dies durch ein trockenes Zungenzentrum bemerkbar. Durch die mangelnde Befeuchtung wird mittelfristig das Yin des Magens geschädigt. Diese Entwicklung zeigt sich in verschiedenen Stadien: Zuerst zeigt sich eine trockene Zungenmitte – ein Zeichen eines leichten Mangels der Säfte. Wenn dieses Areal sich dann rot färbt, ist Magen-Hitze entstanden. Das typische Hungergefühl, das mit dieser energetischen Entwicklung einhergeht, wird auch im *Ling Shu* Kapitel 20 beschrieben: „Wenn die Störung im Speicherorgan

1 Larre, C., Spleen and Stomach, S. 135, Cambridge, 1990.

2 Vgl. Su Wen, Kapitel 11; in: Larre, C., Spleen and Stomach, S. 134, Cambridge, 1990.

Milz und im Hohlorgan Magen sitzt, leidet der Mensch an Muskelschmerzen. Ist dabei die Yang-Energie zu stark und die Yin-Energie zu schwach, handelt es sich um eine Störung durch Hitze im Magen. Dann kann der Kranke nicht essen, hat aber ständig ein Hungergefühl."[3] Klagt der Patient über Verstopfung, trockenen Mund/Rachen und Durst mit wenig Bedürfnis zu trinken, dann sind dies eindeutige Symptome, die auf einen Magen-Yin-Mangel hinweisen.

Kleine unregelmäßige oder horizontale Risse im Zentrum, bei blaßroter oder blasser Zungenfarbe, zeigen den beginnenden Mangel des Magen-Yin und der Körpersäfte an. Diese Risse können recht schnell – schon innerhalb von Monaten – z. B. durch unangemessene Ernährung entstehen. Sie können bei langfristiger Ernährungsumstellung aber wieder verschwinden.

Bei roten Zungen werden die Risse an Tiefe zunehmen, weil die rote Zunge ein Ausdruck für einen Yin-Mangel oder innere Hitze ist. Aufgrund des Säfte-Mangels produziert der Magen nicht genügend Belag. Dadurch sieht der Belag wie abgepellt aus oder weist eine unregelmäßige Verteilung auf. Wenn der Belag seine Wurzel verloren hat und sich dies besonders im Zungenzentrum zeigt, ist das immer ein eindeutiges Indiz für einen Magen-Yin-Mangel.

Zusammenfassend kann festgehalten werden, daß bei einem Magen-Yin-Mangel das Zungenzentrum trocken oder abgepellt und der Belag ohne Wurzel ist. Bei einem Nieren-Yin-Mangel tritt der wurzellose, ungleichmäßig wirkende Belag großflächiger und in Verbindung mit einem intensiver rot gefärbten Zungenkörper auf.

3 Schnorrenberger, C. C., Des gelben Kaisers Klassiker, Ling Shu, Kapitel 20, S. 199, Freiburg, 1988.

Zungenbeschreibung
- leicht blaß, geschwollene Seiten
- **gerötetes, belagloses Zentrum**
- weißer, dünner Belag
- Delle am Zungengrund

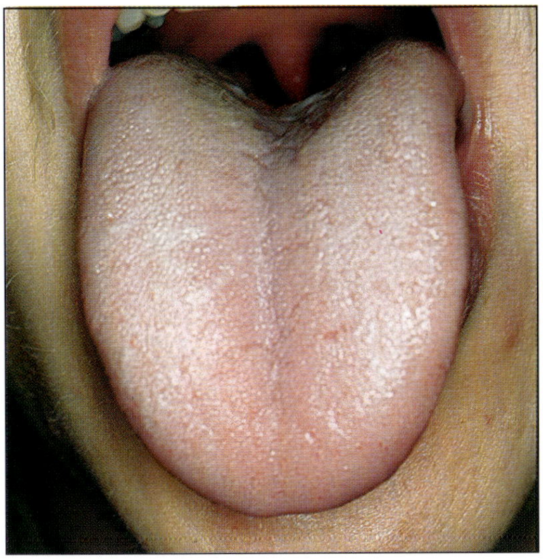

Abbildung 4.1.1.1: weiblich, 42 Jahre

chinesische Diagnose
- Milz-Qi-Mangel mit Retention von Feuchtigkeit
- beginnende Hitze und Trockenheit im Magen
- ohne pathologischen Befund
- Nieren-Essenz-Mangel

Symptome
- Erkältungsanfälligkeit
- starke Erschöpfung
- Heißhunger auf Süßes
- Gewichtszunahme
- breiiger Stuhl

Krankheitsursachen
- berufliche Überforderung und Überarbeitung
- Kaffeeabusus

Zungenbeschreibung
- blaßrot, leicht geschwollen
- **rohes, rotes Zentrum**
- gelber Belag mit roten Punkten an der Zungenwurzel

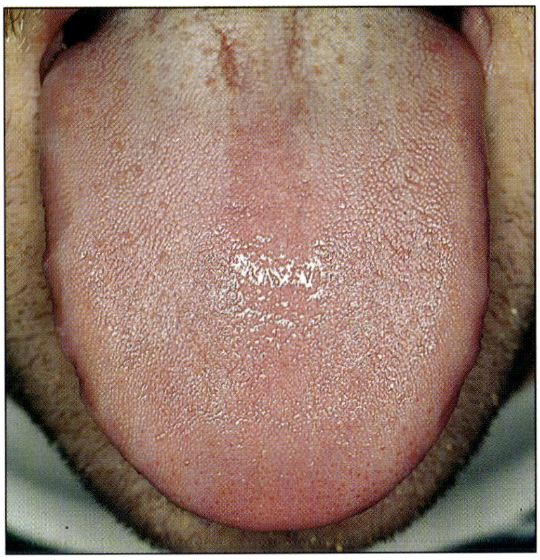

Abbildung 4.1.1.2: männlich, 26 Jahre

chinesische Diagnose
- leichter Milz-Qi-Mangel
- beginnende Hitze im Magen
- feuchte Hitze im Dickdarm

Symptome
- Sodbrennen und saures Aufstoßen
- Magenschmerzen mit Streß
- Durchfall nach dem Verzehr von Milchprodukten

Krankheitsursache
- Examensstreß
- übermäßiger Verzehr von Milchprodukten

■ **Zungenbeschreibung**
- blaßrot
- **rohes, rotes, rissiges Zentrum**
- öliger, gelber Belag an den Seiten
- gerötetes, erstes Drittel

■ **chinesische Diagnose**
- ohne pathologischen Befund
- Magen-Yin-Mangel mit Magen-Hitze
- Retention von feuchter Hitze im Magen und Dickdarm
- Hitze im Oberen Erwärmer, besonders im Herzen

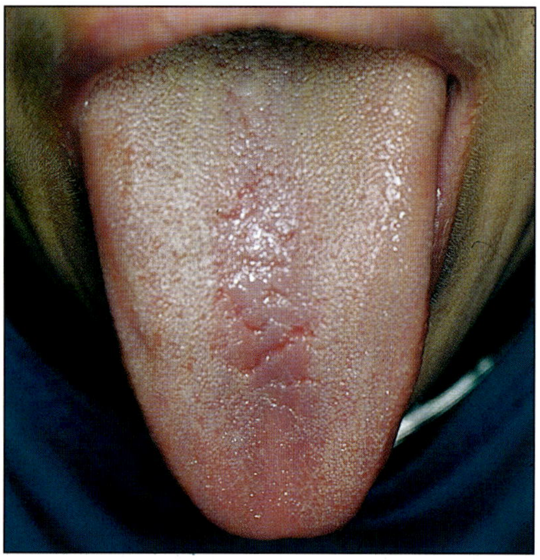

Abbildung 4.1.1.3: weiblich, 51 Jahre
(siehe Fallbesprechung A auf Seite 76)

■ **Symptome**
- Zahnfleischbluten, Aphten
- trockener Stuhl
- vaginaler Ausfluß
- rotes Gesicht
- Schmerzen im LWS-Bereich

■ **Krankheitsursachen**
- körperliche Überarbeitung
- spätes Abendessen
- Kaffeeabusus

■ **Zungenbeschreibung**
- blaßrot,
  Seiten leicht eingezogen und etwas blaß
- **kleine horizontale Risse im geröteten Zentrum**

■ **chinesische Diagnose**
- leichter Milz-Qi-Mangel ⇒ Leber-Blut-Mangel und Leber-Qi-Stagnation
- beginnender Magen-Yin-Mangel und Magen-Hitze

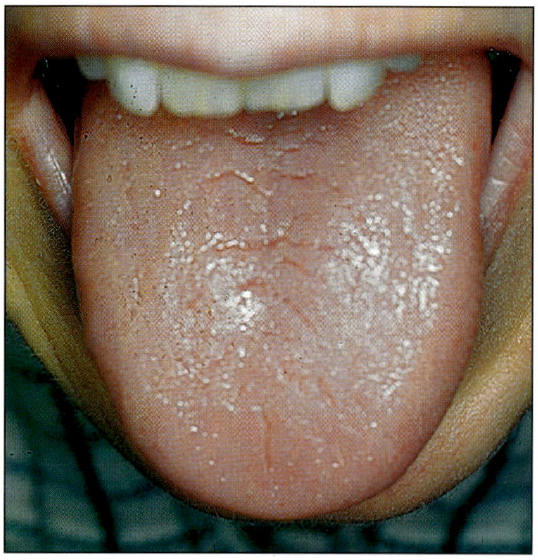

Abbildung 4.1.1.4: weiblich, 43 Jahre

■ **Symptome**
- plötzlicher Heißhunger
- starke Existenzängste
- Stimmungsschwankungen
- häufige Müdigkeit

■ **Krankheitsursachen**
- unterdrückte Emotionen
- Einsamkeit
- berufliche Überforderung

■ **Zungenbeschreibung**
- blaßrot
- spitz zulaufend
- **trocken,** gerötetes Zentrum mit kleinen Rissen
- leicht eingezogene Ränder

■ **chinesische Diagnose**
- ohne pathologischen Befund
- leichte Hitze im Herzen
- Hitze im Magen mit beginnendem Magen-Yin-Mangel
- Leber-Qi-Stagnation

■ **westliche Diagnose**
- Parodontitis

■ **Symptome**
- Schmerzen unter den Rippen
- Zahnfleischbluten
- trockener Stuhl

■ **Krankheitsursache**
- Verzehr übermäßig scharfer Speisen
- Kaffee und Schwarzteeabusus

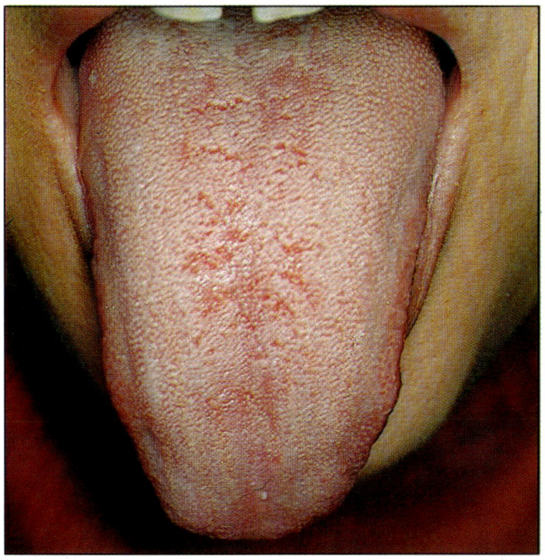

Abbildung 4.1.1.5: weiblich, 38 Jahre
(siehe Fall 5 auf Seite 244)

■ **Zungenbeschreibung**
- rötlich,
  geschwollene Seiten
- **unregelmäßige Risse über dem gesamten Zungenkörper verteilt**

■ **chinesische Diagnose**
- Milz-Qi-Mangel mit Retention von feuchtem Schleim
- Magen-Yin-Mangel

■ **Symptome**
- morgendliche Übelkeit und Erbrechen von Schleim
- Völlegefühl nach Mahlzeiten
- chronischer Husten mit viel weißem Schleim

■ **Krankheitsursache**
- übermäßiger Genuß von Kaffee und Milchprodukten
- emotionale Probleme

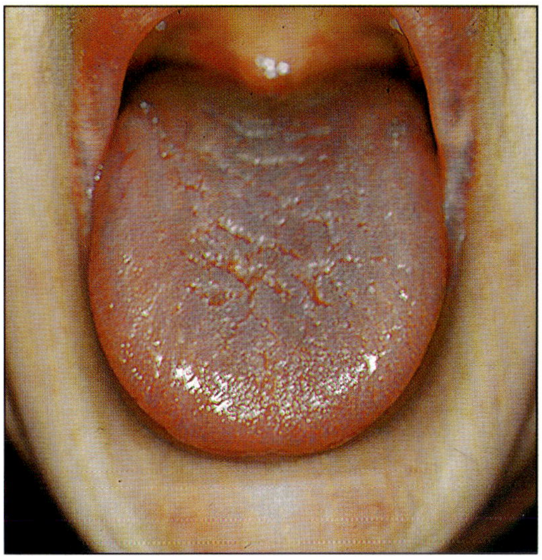

Abbildung 4.1.1.6: weiblich, 52 Jahre

■ **Zungenbeschreibung**
- rot, breit, dünn
- **rohes, rotes, rissiges Zentrum**
- aufgerollte, leicht geschwollene Ränder
- herabgerollte, gerötete Spitze
- **dicker, gelber Belag mit roten Punkten am Zungengrund**

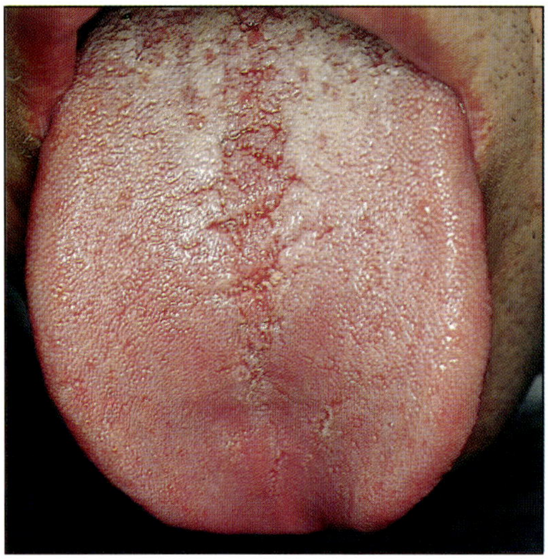

Abbildung 4.1.1.7: männlich, 37 Jahre

■ **chinesische Diagnose**
- Schädigung der Körpersäfte und des Qi durch Hitze
- Magen-Yin-Mangel mit Magen-Hitze
- Leber-Qi-Stagnation mit Hitze in der Leber
- leere Hitze im Herzen
- Retention von feuchter Hitze im Dickdarm

■ **Symptome**
- Dauerkopfschmerzen, Migräne
- innere Unruhe
- gelegentlich Magenschmerzen
- riechender breiiger Stuhl

■ **Krankheitsursachen**
- Trauma (Schädelfraktur)
- Alkoholabusus in der Vergangenheit
- Genuß scharfer Speisen
- emotionale Probleme

■ **Zungenbeschreibung**
- rötlich
- aufgerollte, rötliche Ränder
- **tiefer Riß im Zentrum**
- **abgepellter Belag an der Zungenwurzel**
- gerötete Spitze

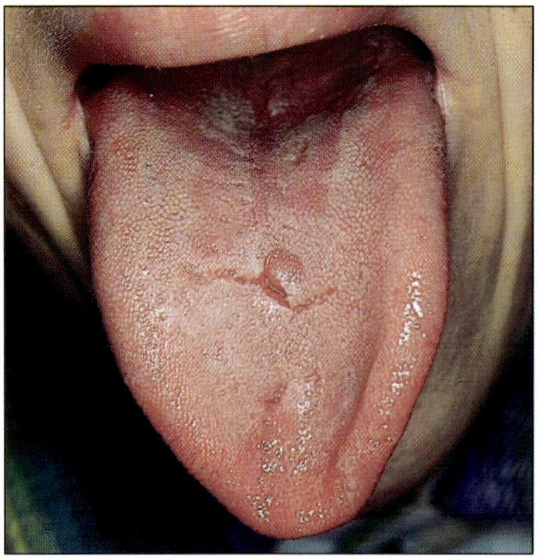

Abbildung 4.1.1.8: weiblich, 39 Jahre
(siehe Fallbesprechung B auf Seite 76)

■ **chinesische Diagnose**
- leichte Hitze im Blut
- Leber-Qi-Stagnation mit Hitze in der Leber
- Magen-Yin-Mangel
- Nieren-Yin-Mangel
- Hitze im Herzen

■ **westliche Diagnose**
- atopisches Ekzem
- allergische Rhinitis
- allergisches Asthma

■ **Symptome**
- rote, trockene Haut an Hals und Gesicht
- starkes Hautjucken
- Depression
- Hitzegefühle
- gelegentlich Brustenge

■ **Krankheitsursachen**
- schwache Konstitution
- unterdrückte Emotionen
- unbefriedigende Ehe

- **Zungenbeschreibung**
  - blaßrot, geschwollen
  - dicker, öliger Belag auf der linken Seite der Zunge
  - **wurzelloser Belag**
  - **tiefer Mittelriß mit gelbem, öligem Belag**

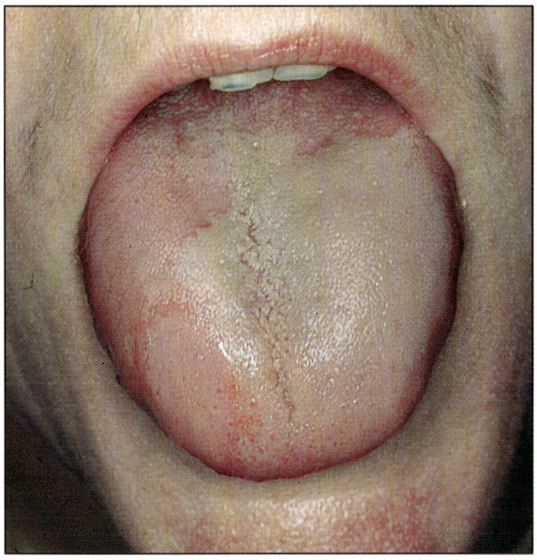

Abbildung 4.1.1.9: weiblich, 54 Jahre

- **chinesische Diagnose**
  - Milz-Qi-Mangel mit Retention von Feuchtigkeit
  - Umwandlung in feuchte Hitze in Leber und Gallenblase
  - Magen-Yin-Mangel
  - Magen-Yin-Mangel mit Retention von Schleim-Feuer im Magen
- **westliche Diagnose**
  - akuter Hörsturz
- **Symptome**
  - Hörverlust auf dem linken Ohr, Ohrensausen und Ohrenschmerzen
  - Panikattacken, innere Unruhe, Nervosität
  - morgendlicher Schwindel
  - Kopfschmerzen
  - Schlaflosigkeit
  - gelegentliche Nachtschweiße
- **Krankheitsursachen**
  - berufliche Überlastung
  - emotionale Probleme

- **Zungenbeschreibung**
  - **rot,** fester Zungenkörper
  - wurzelloser Belag besonders am Zungengrund und Zentrum
  - alter, gelber Belag

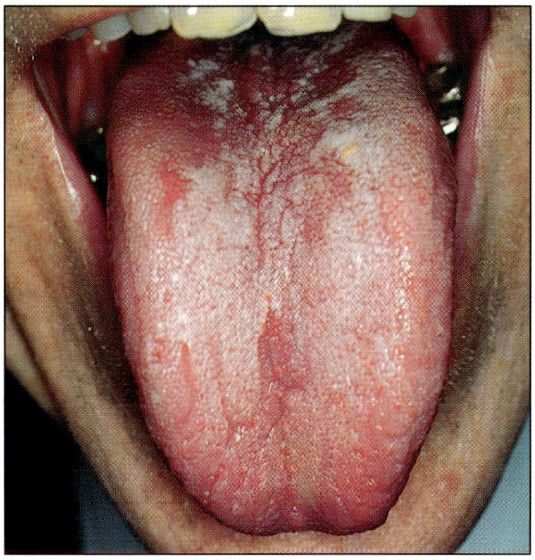

Abbildung 4.1.1.10: männlich, 66 Jahre (siehe auch Abbildung 8.3.5)

- **chinesische Diagnose**
  - Nieren-Yin-Mangel
  - Nieren-Yin- und Magen-Yin-Mangel
  - Retention von feuchter Hitze im Darm
- **westliche Diagnose**
  - Prostatakarzinom mit Knochenmetastasierung
  - (Patient verstarb 3 Monate nach dieser Aufnahme)
- **Symptome**
  - langanhaltende Verstopfung
  - Sodbrennen
  - Magenschmerzen
  - starke körperliche Schwäche
  - Nachtschweiße
  - Knochenschmerzen
- **Krankheitsursachen**
  - Überarbeitung
  - emotionale Probleme

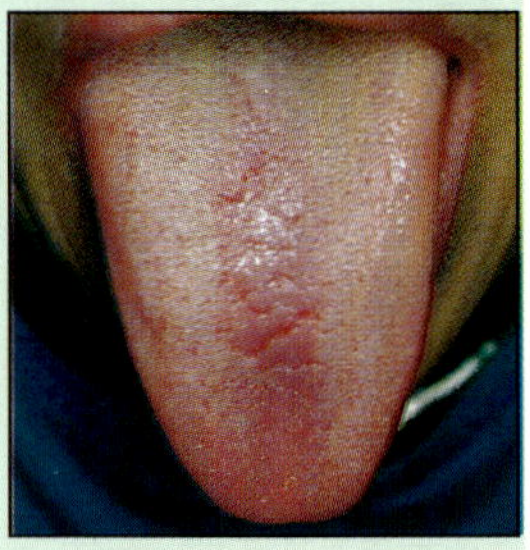

Abbildung 4.1.1.3

F Exemplarische Fallbesprechung A

Frau S. arbeitete die letzten 20 Jahre als katholische Nonne in einer Wohltätigkeitsorganisation. Die Arbeit und das Leben im Kloster verlangte viel von ihr. Sie fühlte sich ständig müde, was sie durch häufigen Kaffeegenuß wettzumachen hoffte. Sie nahm ihre Abendmahlzeit stets sehr spät ein und arbeitete danach noch für mehrere Stunden. Sie litt häufig an Mundaphten und Zahnfleischbluten. Sie hatte täglich Stuhlgang. Der Stuhl war geformt, aber sehr trocken.

Die Zunge zeigte ein rohes, rotes, rissiges Zungenzentrum. Die Pulse waren etwas beschleunigt (*shuo*) und schwach (*ruo*).

Analyse

Sehr typisch für einen Magen-Yin-Mangel ist das belaglose, rohe Zentrum der Zunge. Die kleinen Risse in diesem Areal deuten auf eine längere Schwächung der Säfte im Magen hin. Das späte Abendessen und die darauffolgende Arbeit stellen die Ursache für diese Disharmonie dar. Aus dem Mangel des Magen-Yin entsteht volle Hitze im Magen. Diese Hitze bewegt das Qi und Blut so stark in der Magen-Leitbahn, daß das Blut nicht mehr geordnet fließt und austritt. Es kommt zu Zahnfleischbluten. Der ununterbrochene körperliche und mentale Einsatz bei ihrer Arbeit als auch die Hitze im Magen agitieren hier das Herz.

Wird die Hitze sehr kräftig, so nimmt sie den Charakter von Feuer an. Dieses Feuer schädigt die Zunge, die ein Ausläufer des Herzens ist, und läßt kleine, rote und schmerzhafte Mundgeschwüre entstehen. Interessant an dieser Zunge ist, wie sich die Röte vom Zentrum bis hin zur Spitze ausbreitet.

Bei lange bestehendem Magen-Yin-Mangel wird natürlich auch der Dickdarm in Mitleidenschaft gezogen (*Yang-Ming*-Schicht). Hitze in der Dickdarm-Leitbahn wird die Zahnschmerzanfälligkeit erhöhen als auch trockenen Stuhl verursachen.

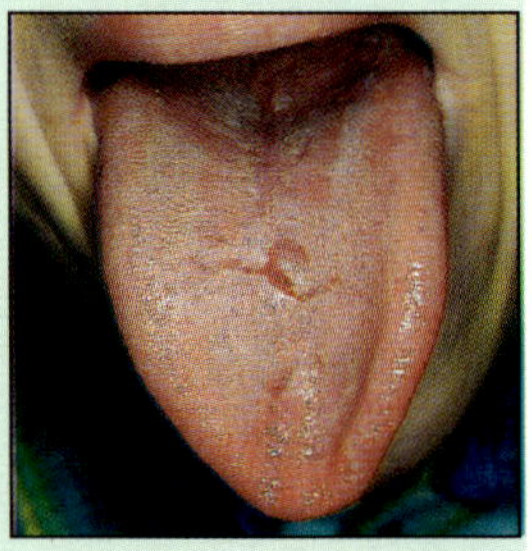

Abbildung 4.1.1.8

F Exemplarische Fallbesprechung B

Seit über 25 Jahren leidet Frau S. an einem atopischen Ekzem. Ihre rote trockene Haut verschlimmerte sich zunehmend, wann immer sie sich in emotional schwierigen Situationen befand. Der Juckreiz der Haut wurde dann unerträglich. Die Haut war besonders im Gesicht- und Halsbereich intensiv rot und trocken. Da sie sich als unattraktiv empfand, verbrauchte sie daher für viele Jahre große Mengen von Kortisoncreme, um ihre Hautsymptomatik zu lindern.

Ihre Ehe war sehr schwierig, da ihr Mann psychisch erkrankt war und viele Anforderungen an sie stellte. Sie selbst war zu ängstlich, ihrem Ärger und ihrer Frustration Ausdruck zu geben. Ihre Lebenssituation und ihr gesundheitlicher Zustand machten sie sehr unglücklich. Sie erlebte Phasen von schweren depressiven Verstimmungen. Das Asthma und die allergische Rhinitis traten zwar nur noch sehr selten auf, stellten aber in der Kindheit ein großes Problem dar. Die rötliche Zunge zeigte einen sehr tiefen Riß im Zentrum, die Zungenspitze war stark gerötet. Die Pulse waren sehr schnell (*shuo*), dünn (*xi*) und etwas drahtig (*xian*).

Analyse

Die aktuelle Situation der Patientin ist gekennzeichnet von einer sehr tiefen Leber-Qi-Stagnation, die sich in Hitze umwandelt. Die aufgerollten, rötlichen Ränder bestätigen dies. Die Hitze in der Leber greift auch auf das Blut über. Leber-Blut-Hitze führt zu roter, juckender Haut. Außerdem agitiert diese Hitze das Herz und so fehlt der Patientin die Gelassenheit, mit jeglichen Problemen umzugehen. Ihre schwache Konstitution – sie ist als Kind immer kränklich gewesen –, wie auch die Anwendung von Kortisoncreme über Jahre, haben zu einem Nieren-Yin- und

Magen-Yin-Mangel geführt. Der abgepellte Belag im unteren Drittel der Zunge ist ein wichtiges Indiz für diesen Mangel. Der tiefe Riß im Zentrum zeigt den Magen-Yin-Mangel an. Die leere Hitze, die durch einen lange bestehenden Nieren-Yin-Mangel entsteht, führte zu einer gestörten Kommunikation zwischen Niere und Herz, was ihre depressiven Verstimmungen noch verschlimmerte. Ein Nieren-Yin-Mangel kann auch zu einer Schwäche der Abwehr-Energie führen, was sich bei der Patientin in den diversen Allergien niederschlug. Ein Mangel der Körpersäfte und des Yin war mitverantwortlich für die trockene Haut. Die Lunge ist angewiesen auf eine angemessene Befeuchtung durch das Nieren-Yin. Bei einem Nieren-Yin-Mangel können keine Flüssigkeiten aufsteigen, was einen Lungen-Yin-Mangel verursacht, der sich in asthmatischen Beschwerden äußern kann.

R *Resümee*

Das Zungenzentrum sollte feucht und von einem dünnen Belag bedeckt sein. Bei einem Magen-Yin-Mangel werden sich dort Risse oder Trockenheit zeigen. Sowohl unangemessene Ernährung als auch unregelmäßige, zu schnelle und zu späte Nahrungsaufnahme sind wichtige Ursachen für diesen Mangel. Ist die Farbe des Zungenkörpers blaß oder blaßrot, dann kann sich das Magen-Yin bei entsprechender Ernährungsumstellung innerhalb von Wochen erholen. Treten diese Zungenzeichen aber in Verbindung mit einem roten Zungenkörper auf, dann ist auch das Nieren-Yin betroffen und ein Heilungsprozeß wird dann wesentlich länger dauern.

4.1.2 Der vertikale Mittelriß

Ein vertikaler Riß im Zungenzentrum bei gerötetem Zungenkörper ist ein typisches Merkmal für eine Magen-Yin-Leere, besonders wenn dieser Bereich auch noch trocken ist. Erst wenn die Zunge stark gerötet ist und neben diesem Riß keinen oder einen abgepellten Belag aufweist, ist das Nieren-Yin mit betroffen.

In der Praxis sieht man diesen Riß auch in Verbindung mit einer blassen oder blaßroten, geschwollenen Zunge. In diesen Fällen besteht eine komplizierte Pathologie. Die geschwollene Zunge zeigt eine Retention von Feuchtigkeit, was auf ein schwaches Milz-Qi/Yang zurückzuführen ist. Milz-Qi- und Magen-Qi-Mangel treten häufig gemeinsam auf. Die Müdigkeit, die aus solch einer Pathologie entsteht, resultiert aus der mangelhaften Fähigkeit des Magen-Qi, die Nähr-Energie zu den Extremitäten zu transportieren und aus der mangelhaften Fähigkeit des Milz-Qi, die Nähr-Energie zum Brustraum aufsteigen zu lassen. Unregelmäßige Ernährung z. B. schwächt die Energien der Mitte. Langfristig wird aber ein Magen-Qi-Mangel zu einem Magen-Yin-Mangel führen. Neben der Müdigkeit werden nun Magenschmerzen, Völlegefühl nach dem Essen, trockener Mund/Rachen und Verstopfung auftreten. Diese vermischte Symptomatik von Qi- und Yin-Mangel äußert sich in der blassen/blaßroten, geschwollenen Zunge mit vertikalem Mittelriß. Ist dieser Zungentyp weder rot noch trocken und hat die Zunge einen normalen Belag, dann ist der Magen-Yin-Mangel ausgeheilt. Dies gilt besonders, wenn der Patient mit dieser Zunge keine Symptome aufweist, die den Funktionskreisen Milz und Magen zuzuordnen sind. Oftmals sieht man diese Zungen bei Patienten, die in der Pubertät oder im jungen Erwachsenenalter „Magenprobleme" hatten.

In der Literatur gibt es auch eine andere Interpretation dieser Zunge.[4] Eine blasse oder blaßrote Zunge mit vertikalem Mittelriß wird hier als ein Magen-Qi-Mangel interpretiert.

4 Vgl. Maciocia, G., Zungendiagnose in der chinesischen Medizin, S. 111, Uelzen, 1995.

■ **Zungenbeschreibung**
- rötlich, geschwollen
- dünner, vertikaler Riß
- **neuer, dünner, weißer Belag im Zentrum**
- leichte Delle am Zungengrund

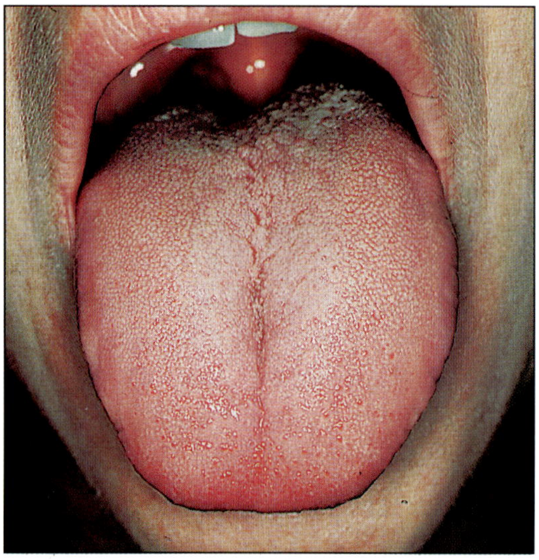

Abbildung 4.1.2.1: weiblich, 37 Jahre

■ **chinesische Diagnose**
- leichter Nieren-Yin-Mangel mit Retention von Feuchtigkeit
- beginnender Magen-Yin-Mangel
- Erholung des Magen-Yin und Milz/Magen-Qi
- leichter Nieren-Essenz-Mangel

■ **Symptome**
- Nachtschweiße
- starke Erschöpfung
- Angstzustände
- dumpfe Schmerzen im LWS-Bereich

■ **Krankheitsursache**
- starker Blutverlust durch Beinverletzung mit Amputation des Unterschenkels

---

■ **Zungenbeschreibung**
- etwas blaß, leichte Zahneindrücke
- **tiefer, vertikaler Mittelriß mit wenig trockenem, öligem, gelbem Belag**

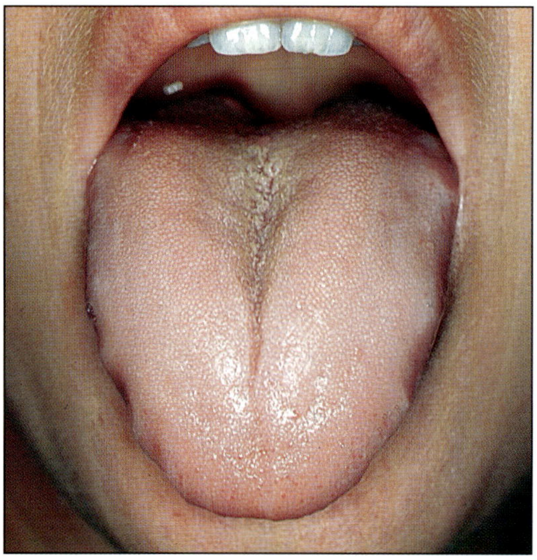

Abbildung 4.1.2.2: weiblich, 43 Jahre
(siehe Fallbesprechung auf Seite 81)

■ **chinesische Diagnose**
- Milz-Qi-Mangel ⇒ Retention von Feuchtigkeit
- Magen-Yin-Mangel mit Retention von Schleim-Feuer im Magen

■ **westliche Diagnose**
- ulzerative Kolitis seit 1986
- allergische Rhinitis

■ **Symptome**
- 4-5mal täglich schleimiger Stuhl mit unverdauter Nahrung
- Tenesmen und Blähungen
- Gewichtsverlust
- Appetitlosigkeit
- gelegentliche Müdigkeit

■ **Krankheitsursache**
- lange bestehende emotionale Probleme

■ **Zungenbeschreibung**
- blaß, geschwollen

- **tiefer, vertikaler Mittelriß**

- **wurzelloser, abgepellter Belag und Delle am Zungengrund**

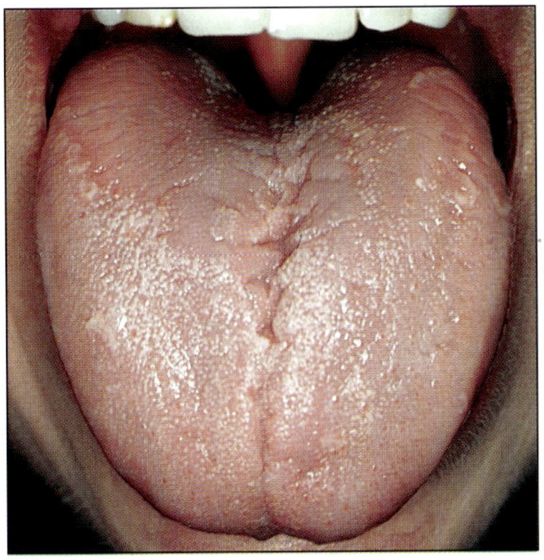

Abbildung 4.1.2.3: weiblich, 54 Jahre

■ **chinesische Diagnose**
- Milz-Yang-Mangel mit Retention von Feuchtigkeit
- lange bestehender Magen-Yin-Mangel
- beginnender Nieren-Yin- und Essenz-Mangel

■ **westliche Diagnose**
- rheumatoide Arthritis

■ **Symptome**
- Erschöpfung
- inneres Kältegefühl
- geschwollene, heiße Knie- und Zehengelenke
- Sodbrennen, Druck im Magen

■ **Krankheitsursachen**
- ausschließlicher Genuß von Rohkost
- antiphlogistische Medikamente
- Überarbeitung

■ **Zungenbeschreibung**
- rötlich, leicht geschwollen
- rote Ränder
- **vertikaler Mittelriß mit öligem, gelbem Belag**
- dicker, gelber, öliger Belag an der Zungenwurzel

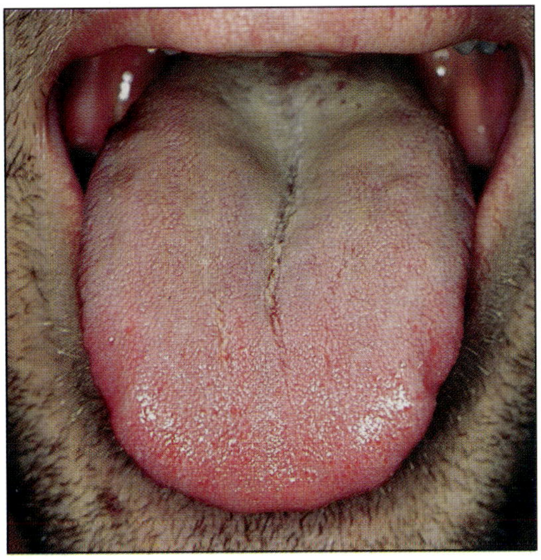

Abbildung 4.1.2.4: männlich, 32 Jahre

■ **chinesische Diagnose**
- Hitze mit Retention von feuchter Hitze
- Leber-Hitze
- Magen-Yin-Mangel mit Retention von Schleim-Feuer
- feuchte Hitze im Unteren Erwärmer

■ **westliche Diagnose**
- Bandscheibenprolaps

■ **Symptome**
- Rückenschmerzen mit leichtem Taubheitsgefühl des linken Beines
- innere Unruhe
- Schlaflosigkeit
- Angstzustände, Nervosität
- riechende breiige Stühle
- Völlegefühl nach dem Essen

■ **Krankheitsursachen**
- Alkoholabusus
- unregelmäßige Ernährung
- unterdrückte Emotionen

Zungenbeschreibung
- blaß, geschwollen
- **tiefer, vertikaler Riß** und abgepellter, wurzelloser Belag
- **leicht gerötete und abgepellte Spitze**

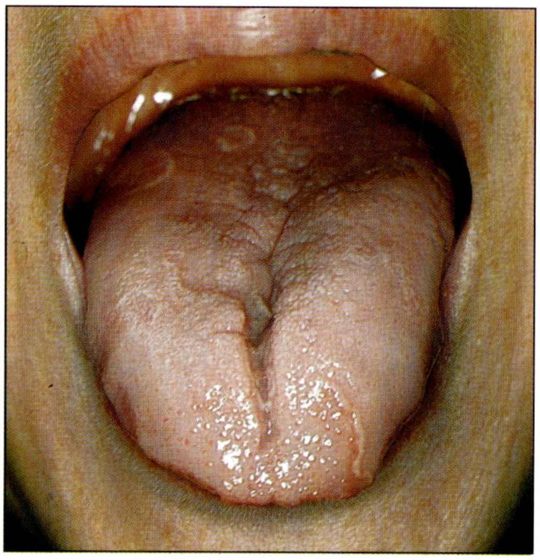

Abbildung 4.1.2.5: weiblich, 52 Jahre

chinesische Diagnose
- Milz-Qi-Mangel ⇒ Retention von Feuchtigkeit und Blut-Mangel
- Magen-Yin-Mangel und Nieren-Yin-Mangel
- Herz-Yin-Mangel

Symptome
- starke Angstzustände mit Panikanfällen
- Kopfdruck
- innere Unruhe
- kalte Hände und Füße

Krankheitsursachen
- psychische Überarbeitung
- Veränderung der Lebenssituation
- Klimakterium

F Exemplarische Fallbesprechung

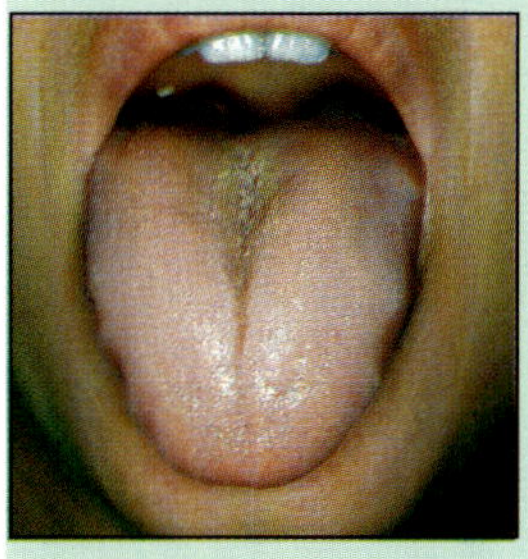

Abbildung 4.1.2.2

Ulzerative Kolitis lautete die Diagnose, die 1986 gestellt wurde. Die Erkrankung begann, als Frau F. große persönliche Schwierigkeiten hatte. Sie wurde damals schulmedizinisch behandelt und war über acht Jahre beschwerdefrei. Dann begann Frau F. wieder, schleimigen, breiigen Stuhl auszuscheiden. Damit einher gingen Appetitlosigkeit und Gewichtsverlust. Die Tenesmen waren schmerzhaft. Seit Beginn der Symptome war sie weniger leistungsfähig und ermüdete schnell. Der vertikale Mittelriß war tief und mit wenig trockenem, gelbem Belag versehen. Der Zungenkörper war etwas blaß. Die Pulse waren leer (*xu*) und schnell (*shuo*) .

Analyse

Frau F. leidet an einem tiefen und lange bestehenden Milz-Qi-Mangel, der zu einer Retention von Schleim und Flüssigkeiten im Mittleren Erwärmer führte. Diese Feuchtigkeit akkumulierte sich im Dickdarm. Da Feuchtigkeit schwer ist, sinkt sie nach unten, in diesem Fall zum Dickdarm und verursacht schleimige Stühle. Die Zunge zeigt den Milz-Qi-Mangel durch die blasse Farbe des Zungenkörpers, die Feuchtigkeit durch den geschwollenen Zungenkörper und die Zahneindrücke an. Der ölige, gelbe Belag im unteren Teil des Mittelrisses indiziert eine leichte Hitze-Bildung, die auch durch den schnellen Puls angezeigt wird. Obwohl der feuchte Schleim hier als krankheitsverursachender Faktor im Vordergrund steht, verursacht die Hitze den imperativen Stuhldrang. Die Tenesmen sind auf eine Qi- und Blut-Stagnation zurückzuführen, die durch die Retention von Schleim-Nässe im Darm verursacht wird. Das schwache Milz-Qi kann die eingenomme Nahrung nicht mehr adäquat transformieren und transportieren. Daher ist das Nahrungs-Qi von mangelnder Qualität und ungenügender Kraft, den Körper angemessen zu versorgen. Daraus resultiert die Leistungsschwäche. Der leere Puls zeigt ebenso den Mangel-Zustand an.

Durch das schwache Milz-Qi wird auch das Magen-Qi geschwächt. Bleibt diese Pathologie unbehandelt, kann sie langfristig das Magen-Yin in Mitleidenschaft ziehen.

Obwohl die Patientin kaum Magen-Yin-Mangel-Symptome aufweist, so deutet doch der tiefe, vertikale Riß auf eine Schädigung des Magen-Yin hin. Dies sollte bei der Behandlung berücksichtigt werden.

R Resümee

Bei roten Zungen mit einem kurzen vertikalen Riß ist immer mit der Entwicklung eines Magen-Yin-Mangels und der Entwicklung von Symptomen zu rechnen, die auf die Entstehung von Hitze hindeuten. Bei blassen Zungen kann solch ein Riß auf einen alten Mangel des Magen-Yin hindeuten. Er kann aber auch das Resultat eines tiefen Milz-Qi- und Yang-Mangels sein, der langfristig das Yin der Mitte schädigt.

4.1.3 Glänzende Zungen

schwerer Blut-Mangel

Diese Zungen haben keinen Belag. Der gesamte Zungenkörper wirkt sehr glatt, als ob die Haut abgezogen sei. Dies ergibt den Anschein eines Glanzes, die Zunge ist aber trocken. Ein solcher Zungentyp deutet immer auf einen schweren Verlust von Körpersäften hin. Tritt die glänzende Zunge in Verbindung mit einem blassen Zungenkörper auf, dann handelt es sich um einen schweren Mangel von Blut aufgrund eines lange bestehenden schweren Mangels des Milz- und Magen-Qi. In diesem Fall ist das Magen-Qi zu schwach, einen neuen Belag zu bilden und der Blut-Mangel so groß, daß die Zunge nicht mehr befeuchtet wird.

Magen-Yin- und Nieren-Yin-Mangel

Bei rötlichen oder roten Zungen ist die glänzende Zunge als ein ernster Mangel-Zustand von Magen- und Nieren-Yin als auch der Körpersäfte anzusehen. Hier wird kein Belag gebildet, weil die Säfte stark erschöpft sind. Der Magen sitzt „im Trockenen". Tritt dieser glänzende Belag nur im Zungenzentrum auf, dann ist ein Magen-Yin-Mangel eingetreten. Ist die ganze Zunge betroffen, dann kann das auf einen schweren Nieren-Yin-Mangel hindeuten. Dieser Zungentyp ist häufig bei Menschen anzutreffen, die sich im Endstadium einer Krebserkrankung befinden. Dieses Stadium ist gekennzeichnet von einem starken Mangel an Yin und Säften, was die glänzende Zunge zum Ausdruck bringt. Entwickelt sich solch eine Zunge im Verlaufe einer chronischen Krankheit, muß mit einer eintretenden Verschlechterung des Befindens des Patienten gerechnet werden.

Zungenbeschreibung
- blaßrot, **glänzend**
- leicht gerötetete, geschwollene Ränder
- **dünner, tofu-ähnlicher Belag[5] auf der linken Seite der Zunge**

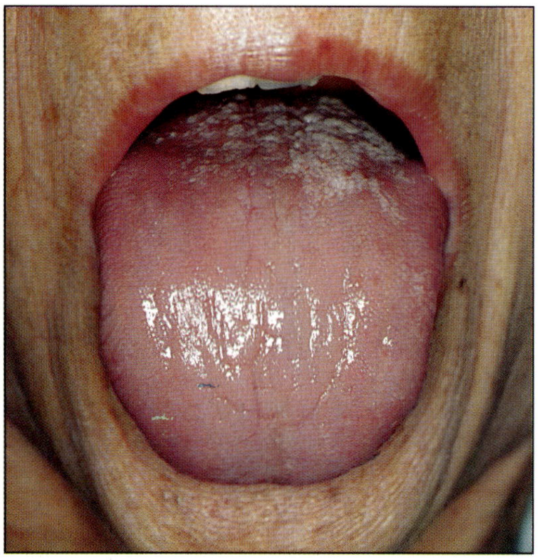

Abbildung 4.1.3.1: weiblich, 72 Jahre

chinesische Diagnose
- schwerer Milz- und Magen-Qi-Mangel mit Erschöpfung der Körpersäfte
- Hitze in der Leber
- gefährliche Erschöpfung des Yin

westliche Diagnose
- Mammakarzinom

Symptome
- Kurzatmigkeit
- starke Erschöpfung
- Gewichtsabnahme, Appetitlosigkeit

Krankheitsursache
- nicht bekannt

5 Hier handelt es sich um Fu Ni Tai, tofu-ähnlich aussehendem Belag, schwerste Erschöpfung des Yin indizierend.

■ **Zungenbeschreibung**
- blaßrot, **glänzend**

- Risse im ersten Drittel
- **dünner, tofu-ähnlicher Belag auf der linken Seite des Zungengrundes**

■ **chinesische Diagnose**
- Nieren-Yin- und Lungen-Yin-Mangel
- Lungen-Yin-Leere
- Erschöpfung der Körpersäfte, gefährliche Erschöpfung des Yin

■ **westliche Diagnose**
- Bronchialkarzinom

■ **Symptome**
- Kopfschmerzen
- Nachtschweiß
- starker Durst
- trockener Husten
- Brustschmerzen

■ **Krankheitsursache**
- starkes Rauchen seit 40 Jahren

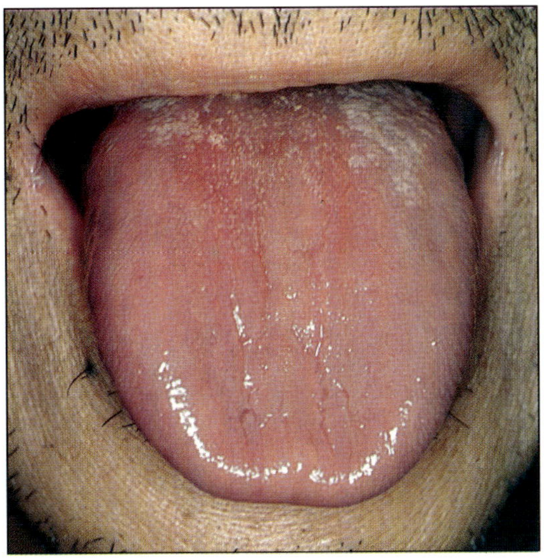

Abbildung 4.1.3.2: männlich, 73 Jahre

■ **Zungenbeschreibung**
- **rote Spiegelzunge,** ohne Belag
- **geschwollenes erstes Drittel**

■ **chinesische Diagnose**
- erschöpftes Magen-Yin und Nieren-Yin
- Schleim-Hitze in den Lungen

■ **westliche Diagnose**
- chronische Bronchitis
- Emphysem

■ **Symptome**
- Appetitlosigkeit
- trockener Stuhl
- Aufstoßen
- Kurzatmigkeit
- chronischer Husten mit spärlichem, dickem, gelbem Auswurf

■ **Krankheitsursache**
- starkes Rauchen seit über 40 Jahren

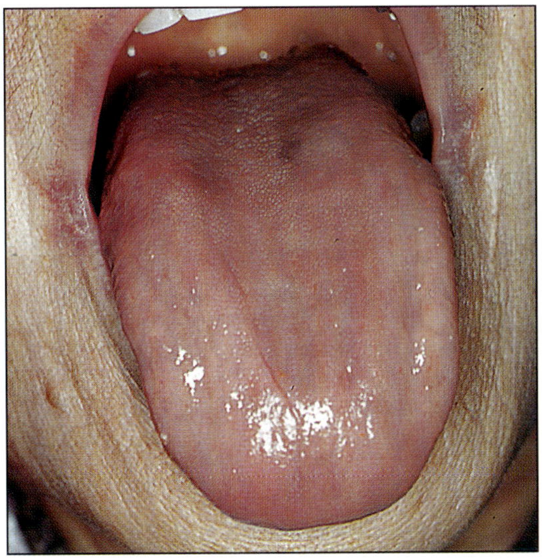

Abbildung 4.1.3.3: weiblich, 75 Jahre
(siehe Fallbesprechung auf Seite 84)

- **Zungenbeschreibung**
  - tiefrote Spiegelzunge, dünn, ohne Belag
  - „Todeszunge“

- **chinesische Diagnose**
  - Erschöpfung von Magen-Yin und Nieren-Yin

- **Symptome**
  - akute Rückenschmerzen
  - häufiges nächtliches Wasserlassen
  - Schlaflosigkeit

- **Krankheitsursache**
  - Alter

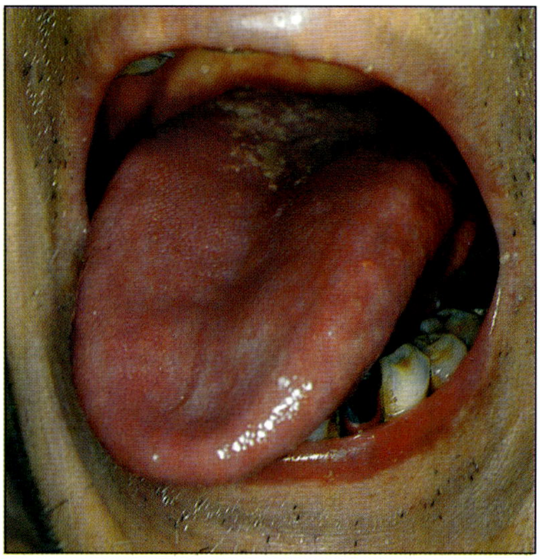

Abbildung 4.1.3.4: männlich, 83 Jahre

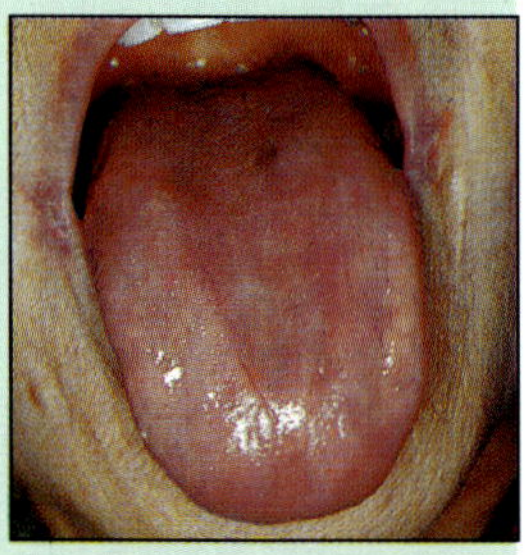

Abbildung 4.1.3.3

F *Exemplarische Fallbesprechung*

Die 75 Jahre alte Frau H. litt seit geraumer Zeit an Kurzatmigkeit. Der chronische Husten belastete sie sehr, trotzdem hatte sie das Rauchen noch nicht aufgegeben. Der Auswurf war spärlich, dick und gelb. Sie empfand einen starken Druck und ein Engegefühl in der Brust. Sie fühlte sich schwach und hatte keinen Appetit. Der Stuhl war trocken. Die rote Spiegelzunge war im ersten Drittel geschwollen. Die Pulse waren leer (*xu*) und oberflächlich (*fu*).

Analyse

Die Spiegelzunge ist immer indikativ für einen großen Mangel des Magen- und Nieren-Yin. Der trockene, rote Zungengrund und der leere, oberflächliche Puls in diesem Fall unterstreichen diesen Mangel noch. Der Mangel an Säften machte sich am trockenen Stuhl bemerkbar. Durch das jahrelange Rauchen von Zigaretten entstand Schleim-Hitze in den Lungen. An der Zunge von Frau H. ist dies deutlich sichtbar an dem geschwollenen ersten Drittel. Je stärker diese Hitze ist und je länger sie in den Lungen sitzt, desto mehr wird der Schleim „verköcheln“. Er wird eine klebrige, zähe Konsistenz annehmen und wird sich dadurch nur sehr schwer auswerfen lassen. Diese Schleim-Hitze war für das Enge- und Druckgefühl in der Brust verantwortlich. Er schädigte nicht nur das Lungen-Yin, sondern hinderte das Lungen-Qi auch in seiner absinkenden Bewegung. Beides zusammen war verantwortlich für den chronischen Husten.

R
Resümee

Glänzende Zungen oder Spiegelzungen reflektieren immer einen ernsthaften Mangel-Zustand der Säfte und des Yin. Dies ist ein gefährlicher energetischer Zustand, da der Mangel so groß ist, daß es zu einer Trennung von Yin und Yang kommen kann. Im schlimmsten Falle kann dies den Tod bedeuten. Ist der Zungenkörper blaß, dann weist dies sowohl auf einen lange bestehenden Mangel von Milz- und Magen-Qi als auch auf eine schwere Erschöpfung des Blutes hin. Rote Spiegelzungen, die wie frisch abgeschältes Fleisch aussehen, zeigen dagegen die Erschöpfung des Magen- und Nieren-Yin an.

4.2 Zungenzeichen bei Milz-Yin-Mangel

Bislang bereitete die Diagnose von Rissen an den Zungenrändern große Schwierigkeiten. In der ersten englischen Ausgabe seines Zungenbuches beschrieb Maciocia[6] sie als Zeichen eines Milz-Qi-Mangels oder einer lange bestehenden Milz-Yang-Leere. In der Praxis sieht man dieses Zungenzeichen relativ häufig im Zusammenhang mit schwerer körperlicher Erschöpfung. In diesem Fall ist der Zungenkörper blaß und oftmals geschwollen und zeigt somit einen Milz-Qi-Mangel an. Trotzdem bereitete das Entstehen dieser Risse Verständnisprobleme, weil Risse eigentlich immer dann entstehen, wenn Hitze und Trockenheit die Säfte verletzen bzw. schmälern und somit die Substanz, das Yin, schädigen. In der 2. Auflage seines Buches interpretiert Maciocia diese Risse nun auch als Milz-Yin-Mangel.[7]

Das Syndrom Milz-Yin-Mangel nimmt in der chinesischen Pathologie eine untergeordnete und wenig beachtete Stellung ein. Geschichtlich hat dies sicherlich mit dem Einfluß von *Li Dong-Yuan*, dem Autor der berühmten Abhandlung *Pi Wei Lun* zu tun. Er und die Vertreter seiner Schule betonten immer wieder die Notwendigkeit, einen Milz-Qi-Mangel mit warmen und süßen Arznei- und Nahrungsmitteln zu tonisieren. Doch gab es immer wieder Ärzte, die auf einen Milz-Yin-Mangel hinwiesen. Es ist verwunderlich, daß dem Milz-Yin keine größere Wichtigkeit beigemessen wurde. Denn für alle anderen *Zang*, die ja mit der Speicherung von Essenzen und Flüssigkeiten zu tun haben, gibt es eine entsprechende Pathologie des Mangels.

Milz-Yin: Grundlage für Nähr-Qi und Blut

Verschiedene Zitate aus dem *Ling Shu* geben aber Hinweise in diese Richtung. So heißt es z. B. in Kapitel 8 des *Ling Shu*: „In der Milz wird die Nähr-Energie gespeichert“[8]. Das Yin der Milz bildet die Grundlage für das Nähr-Qi und Blut. Das Magen-Yin kontrolliert die Körpersäfte, das *Fu* Magen ist der See der Körperflüssigkeiten. Diese Säfte sind in ständiger Bewegung und kraft des Lungen-Qi zirkulieren sie durch den ganzen Körper. Das Yin der Milz unterstützt die Bildung von Blut und Körpersäften, wirkt befeuchtend und fördert auf diese Weise das Magen-Yin.

Analyse

In der Pathologie besteht neben vielen symptomatischen Gemeinsamkeiten ein wichtiger Unterschied zwischen Milz- und Magen-Yin. Eine Erschöpfung des Milz-Yin erfolgt langsam, oft über viele Jahre und/oder im Verlauf von schweren chronischen Erkrankungen. Dagegen entsteht ein Magen-Yin-Mangel sehr viel rascher, z. B. durch fieberhafte Erkrankungen, übermäßigem Verzehr von gewürzten Speisen und unregelmäßiger Ernährung. Er verursacht Beschwerden wie einen trockenen Mund und Rachen, Verstopfung, Durst. Der Patient kann aber nur in kleinen Schlucken trinken und hat Magenschmerzen. Ein lange bestehender Milz-Qi-

6 Maciocia G., Tongue Diagnosis in chinese Medicine, S. 70, Seattle, 1987.

7 Maciocia G., Zungendiagnose in der chinesischen Medizin, S. 110, Uelzen 1996.

8 Schnorrenberger, C. C., Des gelben Kaisers Klassiker, Ling Shu, Kapitel 8, S. 93, Freiburg, 1988.

Mangel bildet die Grundlage für die Entwicklung eines Milz-Yin-Mangels. Deshalb wird eine Symptomatik bezogen auf die Verdauungsvorgänge im Vordergrund stehen. Neben bekannten Symptomen des Milz-Qi-Mangels, wie weichen Stühlen, Appetitlosigkeit, Müdigkeit und Schwäche der Extremitäten kommen nun Symptome hinzu, die spezifisch einen Milz-Yin-Mangel anzeigen: trockene Lippen, Geschmacksverlust, Völlegefühl nach dem Essen, Schwierigkeiten, an Gewicht zuzunehmen, Auszehrung und Abmagerung.[9] Da jeglicher Yin-Mangel immer einen Substanzverlust nach sich zieht, manifestiert er sich im Falle eines Milz-Yin-Mangels an Querrissen im Zungenkörper. Daher ist es sicherlich gerechtfertigt, Querrisse an den Zungenrändern als Zeichen eines Milz-Yin-Mangels zu interpretieren; besonders dann, wenn dieses Zungenzeichen in Verbindung mit einem roten, weichen Zungenkörper auftritt.

Querrisse an den Zungenrändern

Zungenbeschreibung
- blaßrot, etwas dünn
- trockenes, gerötetes Zentrum
- **Risse an den Zungenrändern**
- **stark gerötetes erstes Drittel**

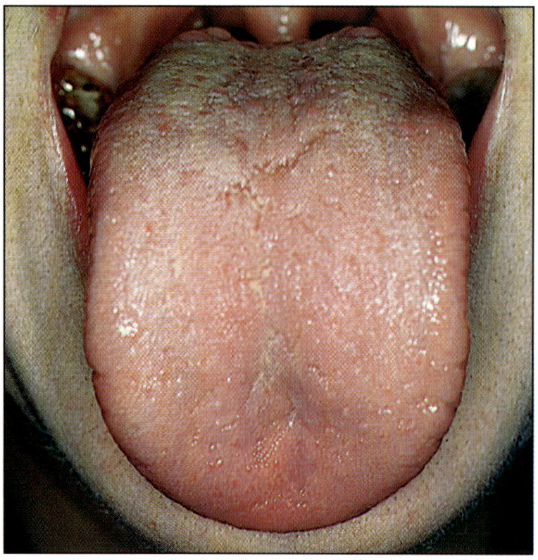

Abbildung 4.2.1: weiblich, 46 Jahre

chinesische Diagnose
- Milz-Qi-Mangel mit leichtem Blut-Mangel
- Hitze im Magen
- Milz-Qi-Mangel
- Hitze in den Lungen

westliche Diagnose
- chronische Bronchitis

Symptome
- chronischer Husten mit zähem Schleim
- gelegentliches Pfeifen, Giemen
- morgendliche Niesanfälle, Fließschnupfen
- Augenjucken
- trockener Mund
- gespannte Brüste eine Woche vor Beginn der Menstruation, 21-Tage-Zyklus

Krankheitsursache
- Zustand nach Lungenentzündung vor zwei Jahren

9 Clavey, S., in: Journal of Chinese Medicine, No. 47, Seite 23-29, Brighton, 1995.

■ **Zungenbeschreibung**
- blaß, etwas dünn
- dünner, vertikaler Riß im Zentrum

- **Querrisse an den Rändern**
- rote Punkte an der Spitze

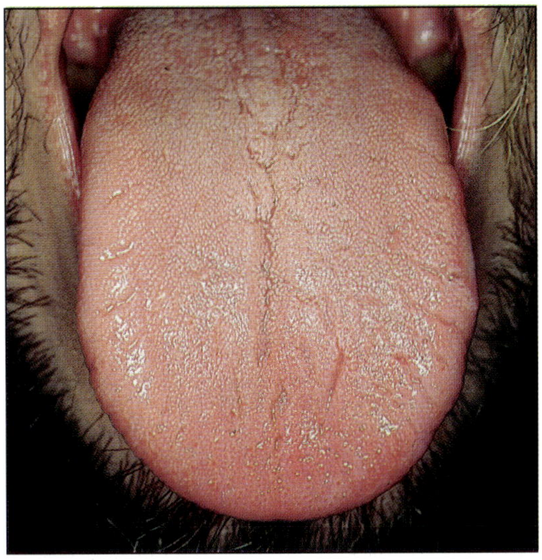

Abbildung 4.2.2: männlich, 40 Jahre

■ **chinesische Diagnose**
- Blut-Mangel
- beginnender Mangel der Säfte im Magen
- schwerer Milz-Qi-Mangel
- Hitze im Herzen

■ **westliche Diagnose**
- Vergiftung durch Pestizide

■ **Symptome**
- Druckschmerzen unter den Rippen
- Depressionen
- Verstopfung
- Müdigkeit

■ **Krankheitsursache**
- Lindanvergiftung

■ **Zungenbeschreibung**
- blaß, stark geschwollen

- **Einkerbungen an den Rändern**

- nasser, weißer Belag

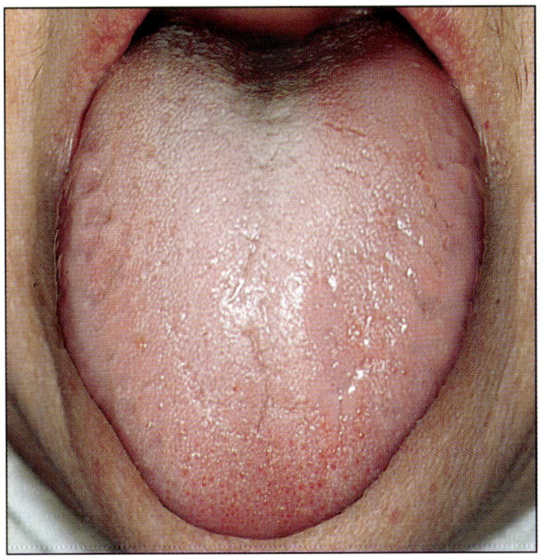

Abbildung 4.2.3: weiblich, 53 Jahre

■ **chinesische Diagnose**
- Milz-Qi- und leichter Milz-Yang-Mangel
- lange bestehender Milz-Qi-Mangel
- kalte Feuchtigkeit befällt die Milz

■ **westliche Diagnose**
- Absenkung der Beckenboden-muskulatur

■ **Symptome**
- Übelkeit, Husten mit viel weißem Schleim
- Durchschlafstörungen
- Rückenschmerzen
- Erschöpfung

■ **Krankheitsursachen**
- berufliche und private Überforderung
- Betreuung des schizophrenen Sohnes
- Fehlgeburt im 45. Lebensjahr

■ **Zungenbeschreibung**
- **blaßrot,** dünn
- blasse, leicht aufgerollte Ränder
- **tiefe Risse an den Rändern**

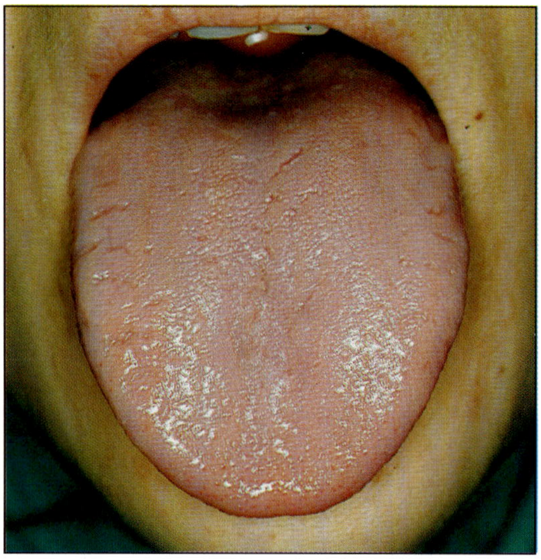

Abbildung 4.2.4: weiblich, 38 Jahre
(siehe Fallbesprechung auf Seite 90)

■ **chinesische Diagnose**
- Milz-Qi-Mangel mit Blut-Mangel
- Leber-Blut-Mangel, Leber-Qi-Stagnation
- lange bestehender schwerer Milz-Qi-Mangel

■ **westliche Diagnose**
- Magersucht

■ **Symptome**
- starke Stimmungsschwankungen
- depressiv
- Erschöpfung
- breiiger, geruchloser Stuhl
- starke menstruelle Schmerzen

■ **Krankheitsursachen**
- sexueller Mißbrauch
- unterdrückte Emotionen

■ **Zungenbeschreibung**
- blaßrot, normal
- **rote Flecken am linken Rand und der Spitze**
- **tiefe Risse an den Rändern**

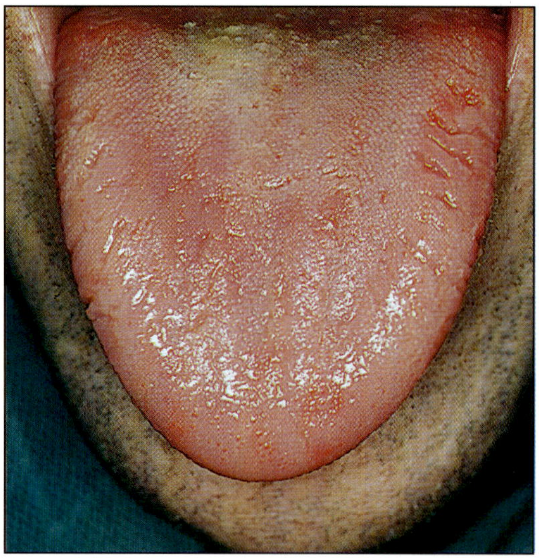

Abbildung 4.2.5: männlich, 41 Jahre

■ **chinesische Diagnose**
- ohne pathologischen Befund
- Hitze im Herzen und der Leber
- lange bestehender Milz-Qi-Mangel

■ **westliche Diagnose**
- allergische Rhinitis

■ **Symptome**
- Fließschnupfen, Niesanfälle
- Erschöpfung
- starke Hungergefühle
- kann kein Gewicht zunehmen

■ **Krankheitsursachen**
- übermäßiger Verzehr von Milchprodukten
- Überarbeitung
- langwierige schwierige Trennung von der Partnerin

■ **Zungenbeschreibung**
- rötlich, leicht geschwollen
- langer, vertikaler Mittelriß
- **Risse an den Zungenrändern**

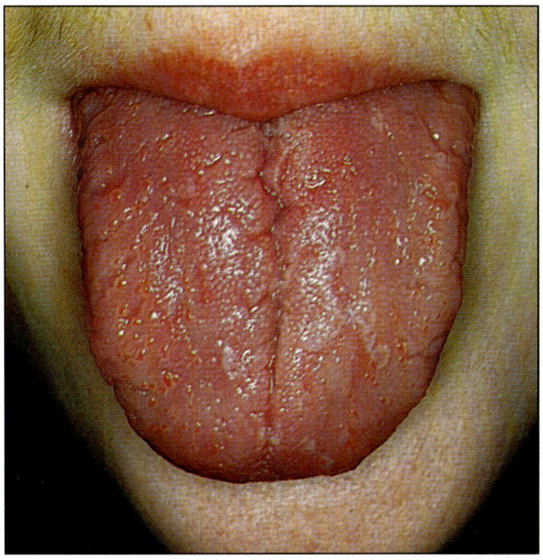

Abbildung 4.2.6: weiblich, 28 Jahre

■ **chinesische Diagnose**
- Hitze im Blut
- Hitze im Herzen
- lange bestehender Milz-Qi- und beginnender Milz-Yin-Mangel

■ **Symptome**
- starke Migräne mit Beginn der Menstruation, verkürzter Zyklus mit starker Blutung, starke Unterbauchschmerzen mit der Menstruation
- starker Durst
- Mundtrockenheit
- innerliche Unruhe

■ **Krankheitsursachen**
- unregelmäßiger Lebensstil
- Alkohol- und Kaffeeabusus
- Überarbeitung

■ **Zungenbeschreibung**
- blaßrot, geschwollen

- **wurzelloser Belag, besonders am Zungengrund**
- **Risse an den Zungenrändern**

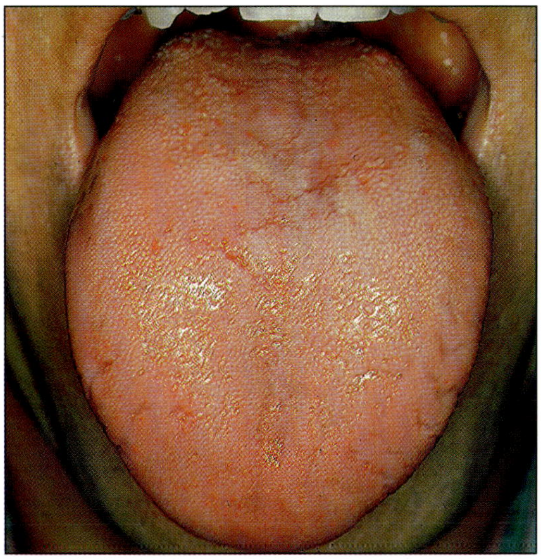

Abbildung 4.2.7: männlich, 45 Jahre

■ **chinesische Diagnose**
- Milz-Qi-Mangel mit Retention von Feuchtigkeit
- Magen-Yin- und Nieren-Yin-Mangel
- lange bestehender Milz-Qi-Mangel

■ **westliche Diagnose**
- Weichteilsarkom mit Metastasierung im rechten oberen Lungenlappen

■ **Symptome**
- Erschöpfung, Müdigkeit
- trockener Husten
- Haarausfall
- Nackenverspannung
- Kopfschmerzen
- breiige Stühle

■ **Krankheitsursachen**
- Zustand nach Operation

- **Zungenbeschreibung**
  - rötlich
  - **tiefe Querrisse an den Rändern**
  - Risse im ersten Drittel
  - nach unten gerollte Spitze
  - wurzelloser, gelber Belag

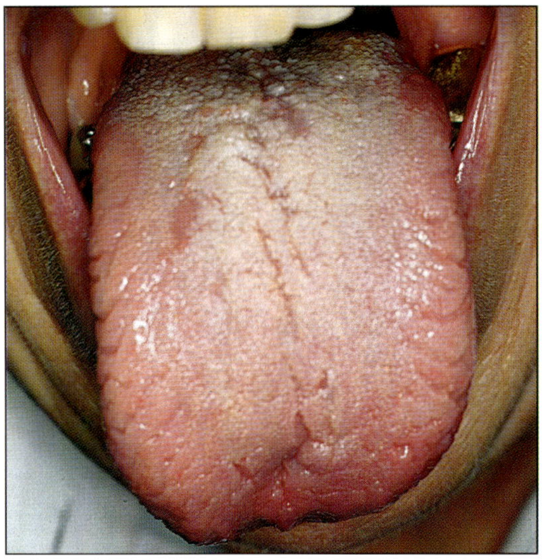

Abbildung 4.2.8: weiblich, 78 Jahre

- **chinesische Diagnose**
  - ohne pathologischen Befund
  - lange bestehender Milz-Qi- und Yin-Mangel
  - Lungen-Yin-Mangel
  - leere Hitze im Herzen
  - Retention von feuchter Hitze im Unteren Erwärmer, Magen-Yin-Mangel
- **westliche Diagnose**
  - Schwerhörigkeit
  - Herzrhythmusstörungen
- **Symptome**
  - starke Schmerzen und Zuckungen im linken Bein
  - Schlaflosigkeit
  - Schwindel
  - Harndrang nur nachts
  - trockener Mund
  - kalte Hände und Füße
- **Krankheitsursache**
  - Schock im Krieg, wurde verschüttet

F *Exemplarische Fallbesprechung*

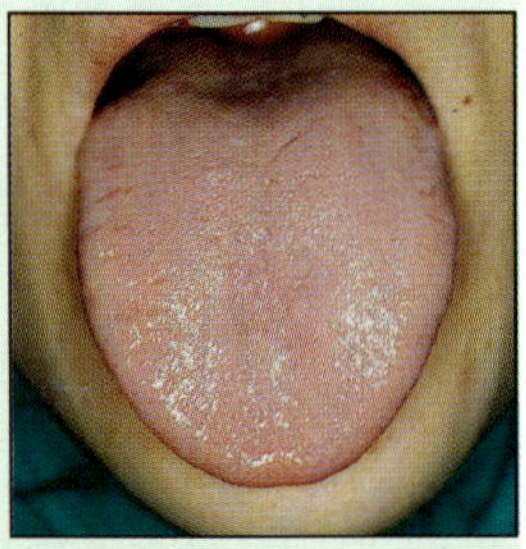

Abbildung 4.2.4

Frau Z. ist als kleines Mädchen von einem Verwandten sexuell mißbraucht worden. Sie hat sich psychisch nie davon erholt. Bis heute leidet sie unter Depressionen und Stimmungsschwankungen. Sie litt vom 16.–25. Lebensjahr an Magersucht. Sie ißt jetzt regelmäßig und hat sich für eine vegetarische Ernährung entschieden. Ihr Stuhlgang ist regelmäßig, die Konsistenz des Stuhls ist weich und breiig. Ihre innere Anspannung versucht sie mit Jogging zu bekämpfen. Sie läuft täglich bei allen Wetterlagen mehrere Kilometer, obwohl sie über Erschöpfung klagt. Ihre Gesichtsfarbe ist von einem auffällig gelben Ton.

Die blaßrote Zunge ist dünn. Die Ränder sind aufgerollt und weisen zahlreiche Querrisse auf. Die Pulse waren auffällig drahtig (*xian*) und dünn (*xi*).

Analyse

Der sexuelle Mißbrauch in der Kindheit legte den Grundstein für die körperlichen als auch seelischen Beschwerden dieser Patientin. Er führte nicht nur zu einer Leber-Qi-Stagnation, sondern auch zu einer Blut-Stagnation im *Chong Mai*.[10] Diese Qi- und Blut-Stagnation verursachten die menstruellen Störungen und die depressiven Verstimmungen im späteren Leben. Die Leber-Qi-Stagnation ist deutlich an den aufgerollten Zungenränder zu sehen. Diese Diagnose wird ebenso durch den drahtigen Puls bestätigt.

---

10 Zu diesem Thema siehe: Bob Flaws, Schwester Mond, Kötzting 1995, und Barbara Kirschbaum, Die Acht außerordentlichen Gefäße in der traditionellen chinesischen Medizin, Uelzen, 1995.

Die in der Pubertät beginnende Magersucht schädigte das postnatale Qi. Der Mangel des Milz- und Magen-Qi war verantwortlich für die Erschöpfung und die breiigen Stühle. Durch den Milz-Qi-Mangel wurden nicht genügend Essenzen aus der Nahrung gewonnen, um Blut zu bilden. Dies wurde noch verstärkt durch die vegetarische Diät. Der Zungenkörper war daher dünn und manifestierte sich spezifisch als Leber-Blut-Mangel, was an den blassen Zungenrändern sichtbar wird. Durch das tägliche Jogging wurde der Qi-Mangel noch verstärkt. Sicherlich ist es richtig, daß körperliche Bewegung das Qi bewegt, was sich in diesem Fall günstig auf die psychische Situation der Patientin auswirkte. Die Entspannung der Leber durch diese Art von Sport ist jedoch nur von kurzer Dauer. Der Sport und der kontinuierliche Übergriff des Leber-Qi schädigen das Milz-Qi. Die Schwere dieser Verletzung zeigte sich durch die Querrisse an den Zungenrändern. Die Gewichtsabnahme mag ein Zeichen für den übertriebenen Sport sein, kann aber auch andeuten, daß sich aus dem Milz-Qi-Mangel ein Milz-Yin-Mangel zu entwickeln begann. Die Querrisse an der Zunge unterstützten diese Vermutung.

R
Resümee

Bei blassen Zungen sind die Querrisse an den Rändern eine Indikation für einen schweren Milz-Qi-Mangel. Dieser Zustand geht immer mit großer Erschöpfung einher. Es ist wichtig für den Patienten, in diesem Zustand regelmäßig zu ruhen und zu essen.

Bei einer roten Zunge mit Querrissen an den Rändern können sich Symptome eines Nieren- und Milz-Yin-Mangels einstellen. Neben trockenem Mund, Geschmacksverlust und Auszehrung treten auch Nachtschweiße und Hitzegefühle im Körper auf. Dieser Zungentyp muß sehr ernst genommen werden, da er neben einem Nieren-Yin-Mangel auch die Schädigung der Yin-Energien der Mitte reflektiert.

KAPITEL 5

Zungenzeichen bei Stö
Funktionskreises Lunge
5.1 Zungenzeichen bei L
Exemplarische Fallbe
Exemplarische Fallbe
5.2 Zungenzeichen bei k
des Funktionskreises
5.3 Besondere Zungenze
Funktionskreises Lur
Exemplarische Fallbe

Fünftes Kapitel

Zungenzeichen bei Störungen des Funktionskreises Lunge

KAPITEL 6

KAPITEL 7

KAPITEL 8

5 Zungenzeichen bei Störungen des Funktionskreises Lunge

5.1 Zungenzeichen bei Lungen-Yin-Mangel

Wie ein Nieren-Yin-Mangel bei gegebener Konstitution oder Krankheitsverlauf einen Lungen-Yin-Mangel verursachen kann, wurde im Kapitel 3 dargestellt.

In diesem Kapitel geht es nun um beginnenden bis hin zu manifestem Lungen-Yin-Mangel, der auch unabhängig von einem Nieren-Yin-Mangel entstehen kann. So ist das Rauchen von Zigaretten ein wichtiger ursächlicher Faktor, für einen „isolierten" Lungen-Yin-Mangel. Langfristig erzeugt das Rauchen Hitze in den Lungen, was allmählich zu einer Eindickung der Säfte in den Lungen führt. Am Anfang dieser Pathologie steht der Raucherhusten, der sich morgens mit dem Auswurf von dickem Schleim bemerkbar macht. Nach Jahren versiegt dieser Schleim, und es kommt zu trockenem Husten oder Hüsteln. Die Hitze zeigt sich an der Zunge als ein stark gerötetes vorderes Drittel. Bei einer fortgeschrittenen Schädigung des Lungen-Yin werden kleine dünne Risse in diesem Bereich auftreten. Der Zungenkörper ist meist rötlich oder rot (siehe Abbildung 5.1.5).

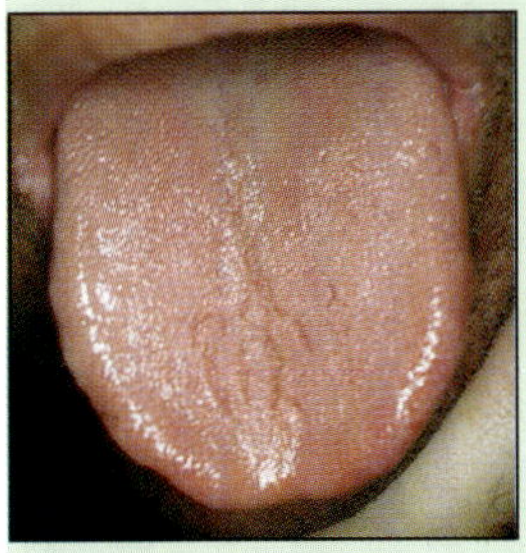

Abbildung 5.1.5

Bestimmte Berufsgruppen wie Bergarbeiter, Bäcker usw. haben durch ihre Arbeitsbedingungen, nämlich einer staubigen, trockenen Umgebung, die Tendenz, langfristig einen Lungen-Yin-Mangel zu entwickeln. Äußere Trockenheit, die nicht nur durch extrem trockenes Wetter in Erscheinung tritt, sondern auch in Form von Klimaanlagen und zentralbeheizten Wohnungen, kann besonders das Lungen-Yin des Menschen verletzen. Trockenheit in den Lungen manifestiert sich in trockenem Husten und einer trockenen Kehle oder auch einem trockenen Mund. Erst wenn sich ein manifester Lungen-Yin-Mangel entwickelt, kommt es außerdem zu einer Rötung der Wangen, zu Heiserkeit, einem Kitzeln in der Kehle, bluttingiertem Sputum, Hitzegefühl oder subfebrilen Temperaturen am Nachmittag. Die Trockenheit der Lungen wird als solche auch auf der Zunge zu sehen sein. Eine starke Rötung des Zungenkörpers tritt aber erst bei einem manifesten Lungen-Yin-Mangel auf (siehe Abbildung 5.1.11).

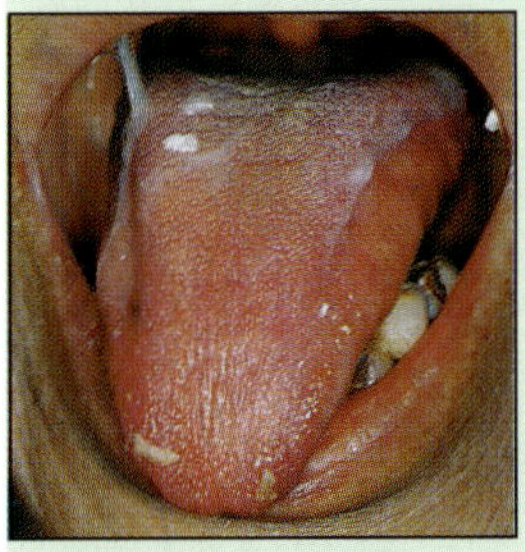

Abbildung 5.1.11

In diesem Zusammenhang soll noch eine andere Berufsgruppe, die Lehrer und Sänger, erwähnt werden. Bei Menschen, die ihre Stimme sehr stark beanspruchen, kann das Sammel-Qi (*Zong Qi*) geschwächt werden. Diese Energie verleiht der Stimme ihre Kraft und erlaubt die flüssige Rede, denn sie unterstützt das Lungen/Herz-Qi. Ein beginnender Mangel des Sammel-Qi zeigt sich häufig als eine Delle im ersten Drittel der Zunge. Ist der Zungenkörper blaß, dann darf neben Problemen mit der Stimme auch auf eine Erkältungsanfälligkeit des Patienten geschlossen werden (siehe Abbildung 5.1.1). Oft gehen Symptome eines Lungen- oder Herz-Qi-Mangels mit dem Mangel des Sammel-Qi einher. Gelegentlich erscheint diese Delle auch im Zusammenhang mit tiefer und lange bestehender Trauer. Sie leert das Lungen-Qi und beeinträchtigt die Zirkulation des Herz-Qi. Bleibt dieses Gefühl über Jahre in der Person lebendig ohne aufgearbeitet zu werden, dann kann sich aus dem Lungen-Qi-Mangel ein Mangel des Lungen-Yin entwickeln (siehe Abbildung 5.1.9).

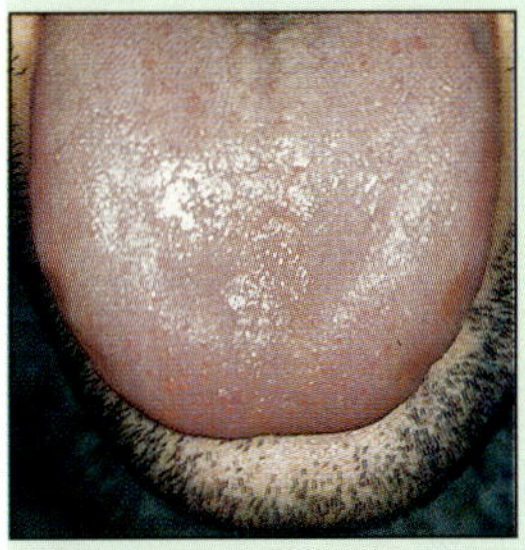

Abbildung 5.1.1

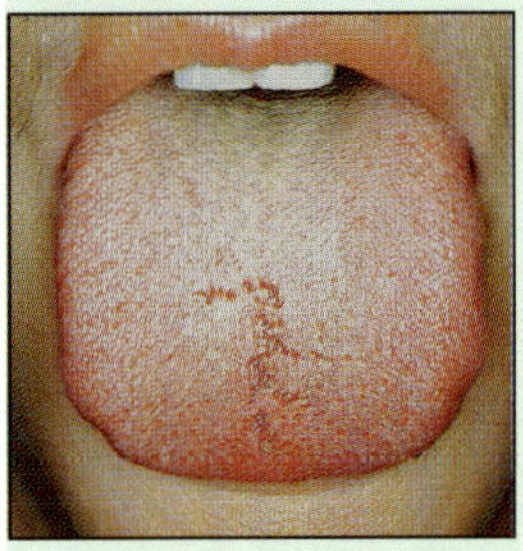

Abbildung 5.1.9

Färbt sich der Zungenkörper aber rot und weist viele kleine Risse auf, dann ist eine Dellenbildung als ein beginnender Lungen-Yin-Mangel zu bewerten. Zungenzeichen, die einen Lungen-Yin-Mangel anzeigen, treten häufig bei Patienten auf, die ebenfalls an einem Magen-Yin-Mangel leiden. Sind die Säfte des Magens geschwächt oder erschöpft, dann wird eine mangelnde Zufuhr auch für einen Lungen-Yin-Mangel mit verantwortlich sein, denn die Wandlungsphase Erde versorgt das Metall nicht angemessen. Ein Magen-Yin-Mangel mit Entwicklung hin zum Lungen-Yin-Mangel zeigt sich durch einen vertikalen Riß in der Mitte der Zunge bei gleichzeitigen Rissen im ersten Drittel der Zunge.

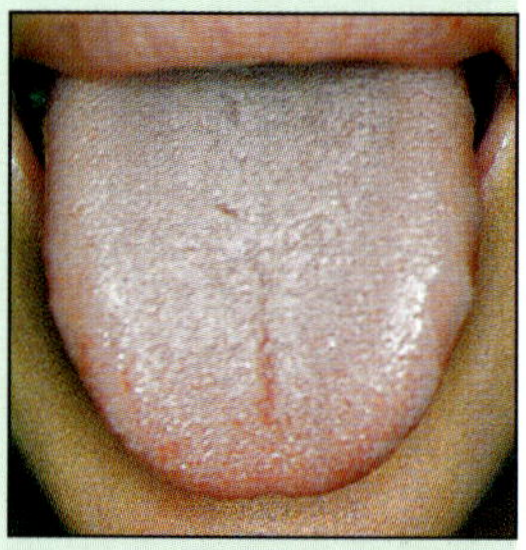

Abbildung 5.1.3

Häufige Erkrankungen durch Wind-Hitze, die sich neben Halsschmerzen auch durch einen kräftigen Husten zeigen, können ebenso zu einem Lungen-Yin-Mangel führen. Lange anhaltender Husten kann das Lungen-Qi zerstören, was langfristig auch das Lungen-Yin beeinträchtigen wird. Besonders bei fieberhaften Erkrankungen, wo Hitze in die Qi-Schicht (*Qi fen*) eingedrungen ist und in den Lungen und dem Magen verweilt, kann man häufig im ersten Drittel der Zunge rote Punkte sehen. Sie zeigen die Präsenz von toxischer Hitze und Hitze in den Lungen an. Eine derartig verursachte Erkrankung kann als Folge einen Lungen-Yin-Mangel nach sich ziehen, da die Hitze die Säfte in Lungen und Magen verletzt (siehe Abbildung 5.1.3).

Zungenbeschreibung
- blaßrot, geschwollen mit Zahneindrücken
- **Delle im ersten Drittel**
- **rote Punkte im ersten Drittel**

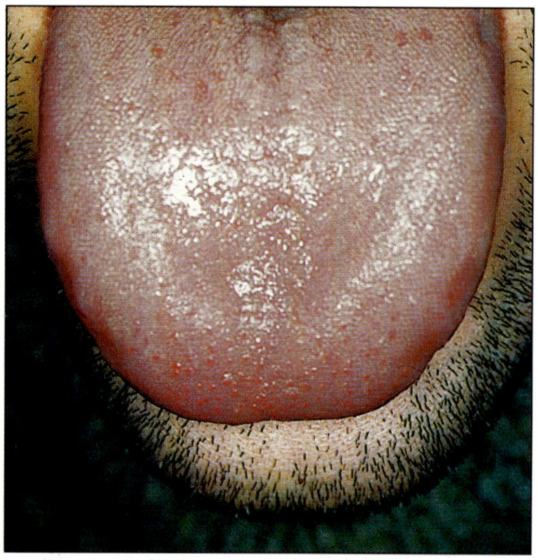

Abbildung 5.1.1: männlich, 32 Jahre

chinesische Diagnose
- Milz-Qi-Mangel mit Retention von Feuchtigkeit
- Sammel-Qi- und Lungen-Qi-Mangel
- Angriff von akuter Wind-Hitze

westliche Diagnose
- allergisches Asthma
- Rhinitis

Symptome
- Fließschnupfen, Niesanfälle
- Augenjucken
- Brustenge
- Husten
- gelegentliche Atemnot
- Erkältungsanfälligkeit

Krankheitsursachen
- familiäre Disposition
- Beruf als Opernsänger
- Überarbeitung
- unregelmäßige Ernährung

■ **Zungenbeschreibung**
- sehr blaß mit leichten Zahneindrücken
- **Delle im ersten Drittel**

- leichte Rötung der Spitze
- dünner, öliger, gelber Belag im unteren Drittel

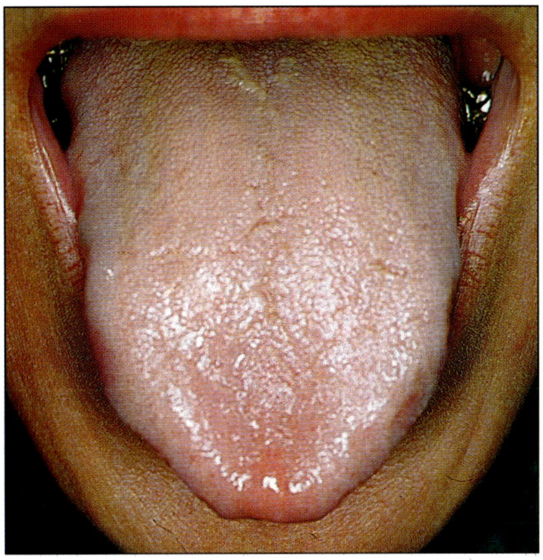

Abbildung 5.1.2: weiblich, 56 Jahre

■ **chinesische Diagnose**
- Milz-Qi-Mangel mit Blut-Mangel
- Sammel-Qi- und Lungen-Qi-Mangel
- leichte Hitze im Herzen
- leichte feuchte Hitze im Unteren Erwärmer

■ **westliche Diagnose**
- uteriner Prolaps

■ **Symptome**
- trockene Kehle und Rachen
- Hustenreiz, trockener Husten
- starke Erschöpfung
- Erkältungsanfälligkeit
- Verstopfung
- Schlaflosigkeit

■ **Krankheitsursache**
- Überarbeitung
- Schlafmangel

■ **Zungenbeschreibung**
- blaß, leichte Zahneindrücke

- **vertikaler Riß im ersten Drittel**

- rote Punkte an der Spitze
- weißer, öliger Belag

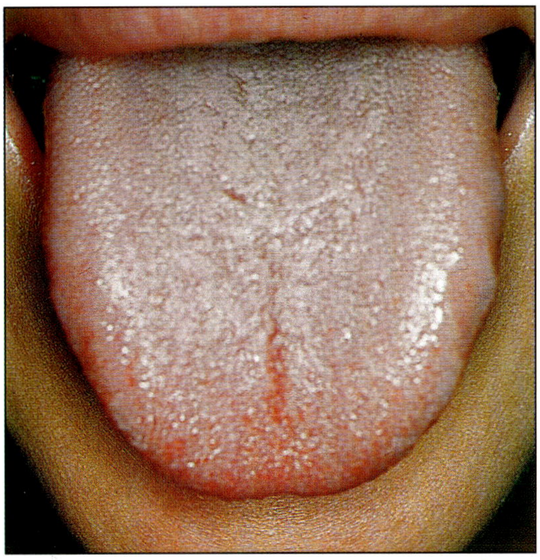

Abbildung 5.1.3: weiblich, 31 Jahre
(siehe Fallbesprechung A auf Seite 102)

■ **chinesische Diagnose**
- Milz-Qi-Mangel ⇒ Blut-Mangel
- beginnender Lungen-Yin-Mangel
- Hitze im Oberen Erwärmer
- Nahrungsmittel-Stagnation

■ **Symptome**
- trockene Haut
- nächtliche Mundtrockenheit
- Verstopfung
- Blähbauch

■ **Krankheitsursachen**
- langanhaltender Keuchhusten vor einem Jahr
- starkes Rauchen
- Überarbeitung

■ **Zungenbeschreibung**
- blaßrot, aufgerollte Ränder

- **tiefer, vertikaler Riß im ersten Drittel**
- dicker, gelber, trockener Belag an der Zungenwurzel

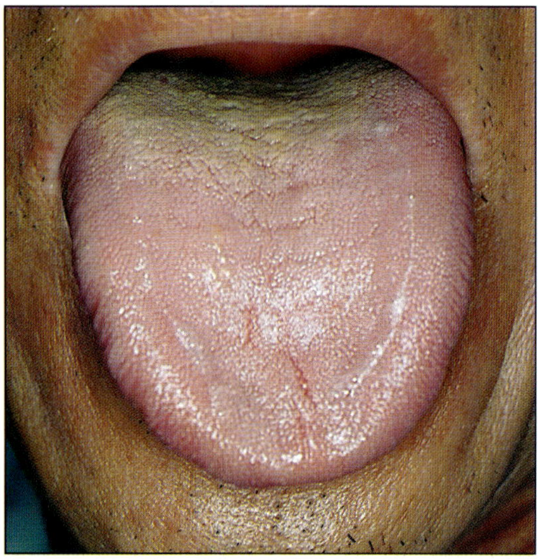

Abbildung 5.1.4: männlich, 65 Jahre

■ **chinesische Diagnose**
- Leber-Qi-Stagnation ⇒ leichter Milz-Qi-Mangel
- Lungen- und Herz-Yin-Mangel
- feuchte Hitze im Unteren Erwärmer

■ **westliche Diagnose**
- Erkrankung der Koronargefäße
- Nierensteine, Diabetis II

■ **Symptome**
- Rücken- und Bauchschmerzen
- Schmerzen beim Wasserlassen
- Kurzatmigkeit bei Belastung
- Druck- und Völlegefühl in der Brust
- starker Durst

■ **Krankheitsursachen**
- Rauchen seit 30 Jahren
- jahrelange körperliche Schwerstarbeit

■ **Zungenbeschreibung**
- rötlich, etwas dünn
- aufgerollte, leicht gerötete Ränder

- **Risse im ersten Drittel der Zunge**

- **Einkerbung der Zungenspitze**

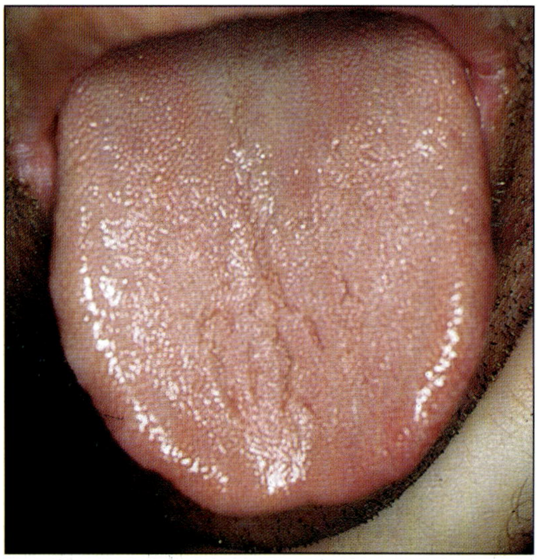

Abbildung 5.1.5: männlich, 41 Jahre

■ **chinesische Diagnose**
- leichter Blut- und Yin-Mangel
- Leber-Qi-Stagnation mit Hitze in der Leber
- Lungen-Yin- und Magen-Yin-Mangel mit beginnender Erschöpfung der Körpersäfte
- beginnender Herz-Blut-Mangel

■ **westliche Diagnose**
- Akne

■ **Symptome**
- trockener Reizhusten
- Schmerzen in der Brust
- Erkältungsanfälligkeit
- Durchschlafstörungen

■ **Krankheitsursache**
- Nikotin-, Cannabis- und Schwarzteeabusus
- unregelmäßiger Lebensstil

Zungenbeschreibung
- blaßrot, stark geschwollen
- geschwollen, trocken und rissig im ersten Drittel

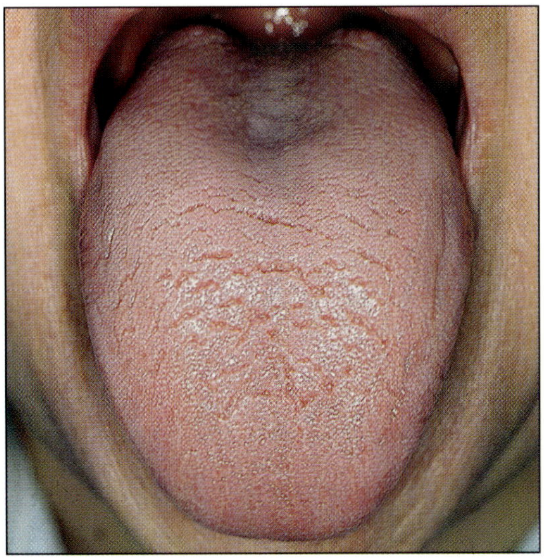

Abbildung 5.1.6: weiblich, 58 Jahre

chinesische Diagnose
- Retention von Feuchtigkeit im Mittleren und Oberen Erwärmer durch Nieren-Yang-Mangel
- Blockade des Lungen-Qi durch Retention von Feuchtigkeit, Blockade der Wasserwege ⇒ mit beginnendem Lungen-Yin-Mangel (*Zheng Shui*)

westliche Diagnose
- Beinödeme
- chronische Bronchitis

Symptome
- starkes inneres Frieren
- seit 12 Jahren starke Beinödeme
- häufige Erkältungen mit Bronchitis
- Kurzatmigkeit
- Schwindel

Krankheitsursachen
- Überarbeitung
- durch Beruf bedingtes jahrelanges Stehen

Zungenbeschreibung
- blaßrot, blasse Ränder
- tiefe, horizontale Risse im Zentrum und im ersten Drittel
- leichte Schwellung im ersten Drittel
- trocken

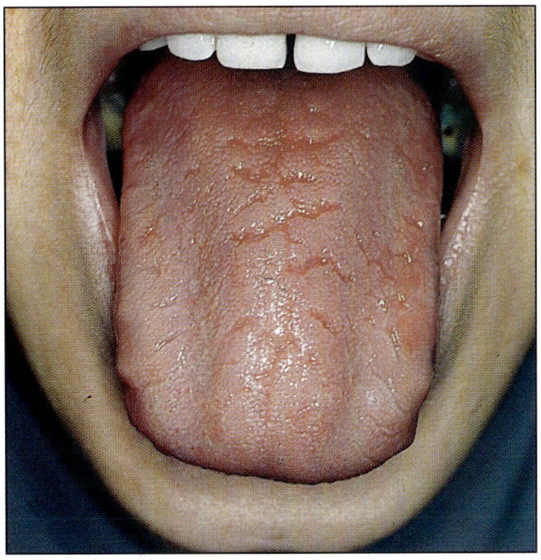

Abbildung 5.1.7: weiblich, 28 Jahre

chinesische Diagnose
- Milz-Qi-Mangel mit Blut-Mangel
- Magen-Yin- und Lungen-Yin-Mangel
- Retention von Schleim in der Lunge
- Magen-Yin-Mangel

westliche Diagnose
- chronische Nebenhöhlen-entzündung
- chronische Bronchitis

Symptome
- konstanter Husten mit viel weißem und blaßgelbem Schleim
- blockierte Nasenatmung
- trockener Rachen
- Erschöpfung
- Stimmungsschwankungen

Krankheitsursachen
- übermäßiger Verzehr von gewürzten Speisen
- unterdrückte Emotionen

Zungenbeschreibung
- blaßrot, dünn
- im ersten Drittel kleine schräge Risse
- trocken, wurzelloser gelber Belag im unteren Drittel

chinesische Diagnose
- Milz-Qi-Mangel ⇒ Blut-Mangel
- beginnender Lungen-Yin-Mangel
- beginnender Nieren-Yin-Mangel und Magen-Yin-Mangel mit feuchter Hitze

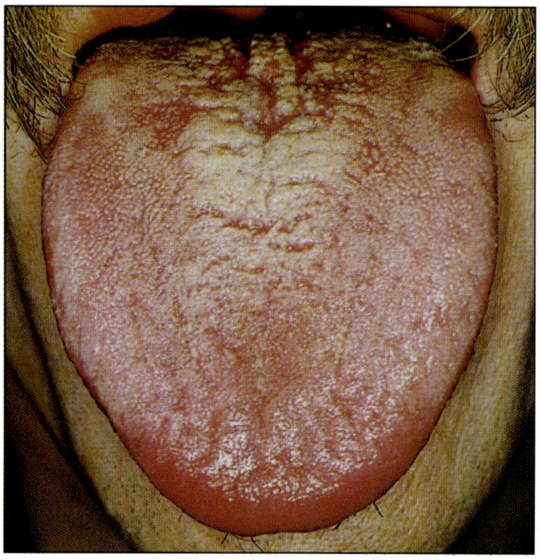

Abbildung 5.1.8: männlich, 35 Jahre

westliche Diagnose
- chronische Bronchitis

Symptome
- trockener Husten
- trockener Mund
- starker Durst
- Einschlafstörungen

Krankheitsursache
- starkes Rauchen
- unregelmäßiger Lebensstil

Zungenbeschreibung
- rötlich, rauhe Zungenoberfläche
- rötliche Ränder
- **tiefer, unregelmäßiger, vertikaler Riß im ersten Drittel**
- **dunkelrote Punkte an der Spitze**
- breit mit dickem, gelbem, öligem Belag

chinesische Diagnose
- beginnender Nieren-Yin-Mangel
- Hitze in der Leber
- Lungen-Yin-Mangel
- lange bestehende toxische Hitze
- feuchte Hitze im Unteren Erwärmer

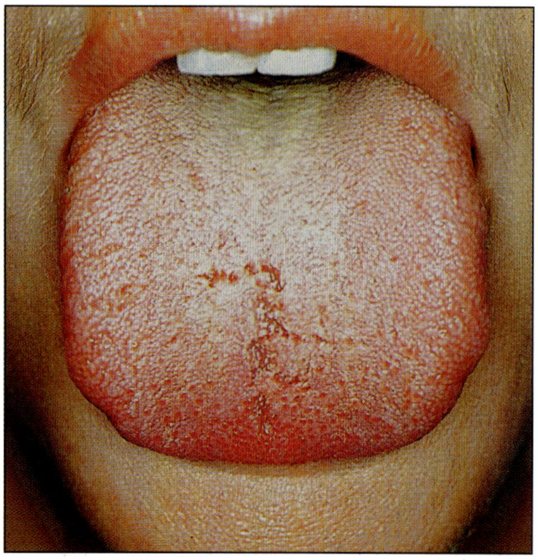

Abbildung 5.1.9: weiblich, 38 Jahre
(siehe Fallbesprechung B auf Seite 102)

westliche Diagnose
- chronische Tonsillitis mit Kryptenabszessen
- allergische Rhinitis
- Asthma bronchiale

Symptome
- Nachtschweiße
- innere Unruhe
- häufige Atemnot
- Mundtrockenheit
- starker Durst
- Erkältungsanfälligkeit

Krankheitsursache
- unverarbeitete Trauer und Schuldgefühle wegen der Geburt ihres behinderten Kindes
- familiäre Disposition zu Erkrankungen der Atemwege

Zungenbeschreibung
- rötlich, leicht geschwollen
- kleine horizontale Risse über die gesamte Zunge verteilt
- **tiefe unregelmäßige Risse im ersten Drittel**

chinesische Diagnose
- Retention von Feuchtigkeit
- Magen-Yin-Mangel
- Lungen-Yin-Mangel

westliche Diagnose
- chronische Bronchitis

Symptome
- Husten mit klebrigem, gelbem Schleim, ständiger Hustenreiz
- starker Durst
- Verstopfung

Krankheitsursachen
- staubige Arbeitsbedingungen
- übermäßiger Verzehr von Milchprodukten

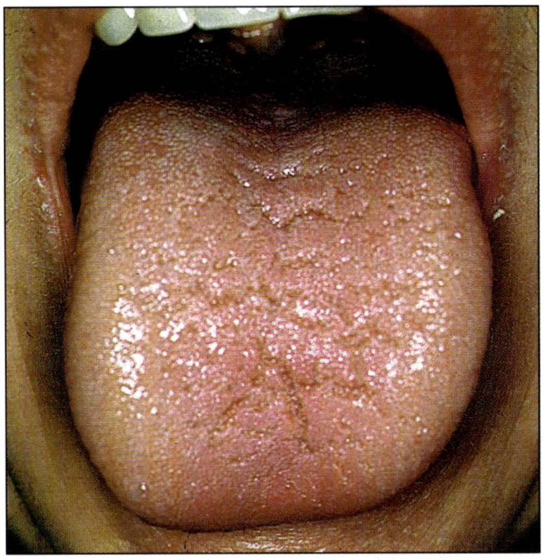

Abbildung 5.1.10: weiblich, 51 Jahre

Zungenbeschreibung
- rot
- zusammengezogenes, rotes, trockenes abgepelltes erstes Drittel

chinesische Diagnose
- Nieren-Yin-Mangel mit Mangel an Körpersäften
- Lungen-Yin-Mangel

westliche Diagnose
- Bronchialkarzinom

Symptome
- Husten mit blutigem Sputum
- Schmerzen in der Brust
- trockener Mund
- Nachtschweiße
- Schwäche

Krankheitsursache
- starkes Rauchen seit 50 Jahren

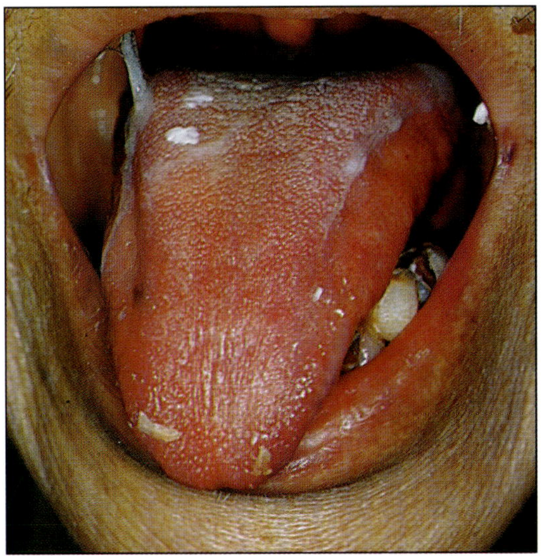

Abbildung 5.1.11: männlich, 71 Jahre

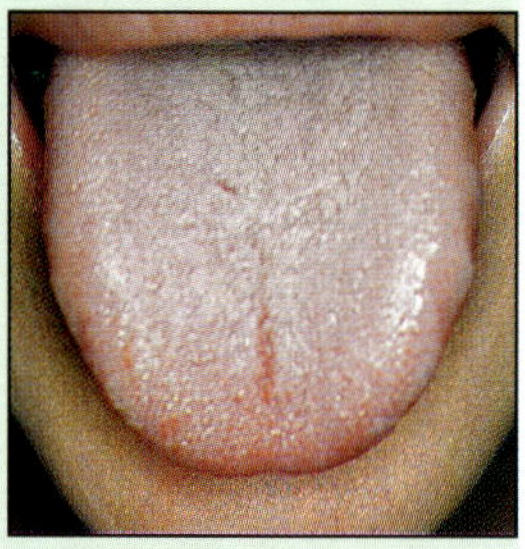

Abbildung 5.1.3

F Exemplarische Fallbesprechung A

Die 31jährige Frau Sch. arbeitete als Journalistin. Vor einem Jahr erkrankte sie an Keuchhusten. Sie reagierte kaum auf die schulmedizinische Behandlung und litt über Wochen unter starken Hustenanfällen, reduzierte ihren Zigarettenkonsum jedoch kaum.

Seit dieser Zeit war ihre Haut sehr viel trockener als vorher. Außerdem litt sie an trockenem Stuhl und hatte nur alle drei Tage Stuhlgang. Ihr Unterbauch war immer stark gebläht.

Die Zunge war blaß und wies einen Riß im vorderen Drittel der Zunge auf. Die Pulse waren auffällig rauh (*se*).

Analyse

Bis zu der Erkrankung an Keuchhusten war Frau Sch. immer gesund. Dies zeigt sich auch an der Zunge: Die Zungenform ist normal. Die blasse Zungenfarbe und der rauhe Puls deuten auf einen Blut-Mangel hin. Der weiße, ölige Belag ist ein Hinweis auf Nahrungsmittel-Stagnation im Magen, verursacht durch zu schnelles und hektisches Essen während der Arbeit. Dadurch wird das Magen-Qi am Absteigen gehindert und der Bauch bläht sich. Die Verstopfung ist ebenso auf diese Blockade sowie auf die mangelnde Befeuchtung durch das Blut zurückzuführen.

Der vertikale Riß im vorderen Drittel der Zunge ist durch den Keuchhusten und die darauf folgenden Hustenanfälle verursacht worden. Der akute Infekt sowie die lang anhaltenden Hustenanfälle verletzten das Yin der Lunge. Gleichzeitig hielt die Patientin ihre Rauchgewohnheiten aufrecht, was für eine zusätzliche Hitze-Entwicklung sorgte. Der Lungen-Yin-Mangel manifestierte sich bei Frau Sch. „nur“ als Trockenheit, nämlich als trockene Haut, trockener Mund und trockener Stuhl.

Frau Sch. hat inzwischen das Rauchen aufgegeben, ihre Eßgewohnheiten verbessert und sich einer Kräutertherapie unterzogen. Sie fühlt sich jetzt sehr wohl und hat keinerlei Beschwerden mehr.

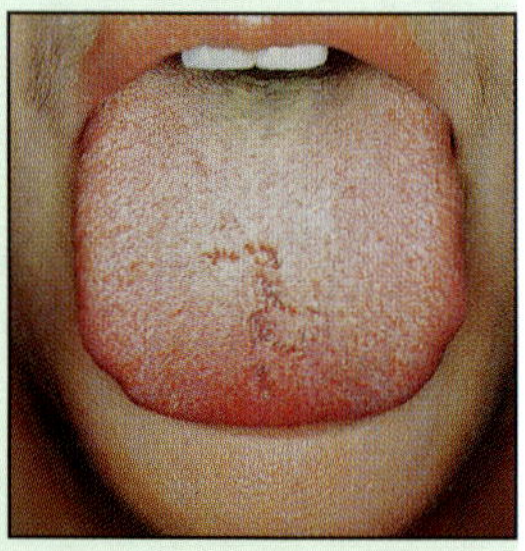

Abbildung 5.1.9

F Exemplarische Fallbesprechung B

Die 38 Jahre alte Frau L. machte einen sehr erschöpften Eindruck. Sie versorgte ihr körperlich und geistig behindertes Kind rund um die Uhr, worunter ihre Ehe sehr litt, da sie kaum noch Zeit hatte, auf ihren Ehemann einzugehen. Traurigkeit, Schuldgefühle und Wut über ihre Lebenssituation bestimmten ihr emotionales Leben. Seit Monaten litt sie unter innerer Unruhe und Nachtschweißen. Bei Aufregung oder starker körperlicher Belastung verspürte sie ein Gefühl der Brustenge und gelegentlich auch Atemnot. Besonders störten sie ihre häufigen Erkältungen und Mandelentzündungen, die ihre Leistungsfähigkeit stark einschränkten.

Die Zunge wies einen dicken, gelben Belag auf und zeigte einen tiefen, vertikalen, unregelmäßigen Riß im vorderen Drittel der Zunge. Die dunkelroten Punkte an der Spitze waren auffällig. Die Pulse waren schnell (*shuo*) und drahtig (*xian*).

Analyse

Das Gefühlsleben von Frau L. führte auf der einen Seite zu einer Leber-Qi-Stagnation, die Hitze in der Leber verursachte, was sich auch in dem drahtigen Puls manifestierte. Auf der anderen Seite hatte die Traurigkeit über die Jahre ihr Lungen-Qi und -Yin geschwächt, was zu den gelegentlich auftretenden Asthmaanfällen führte. Beide Mechanismen sind an der Zunge ablesbar. Die roten Ränder zeigen die Hitze in der Leber an, der tiefe vertikale Riß im vorderen Drittel der Zunge verweist auf den Lungen-Yin-Mangel. Der Lungen-Qi- und -Yin-Mangel trugen zu der Erkältungsanfälligkeit bei. Die Erkältungen waren gekennzeichnet durch Halsschmerzen, entzündete und geschwollene Mandeln. Die dunkelroten Punkte an der Zungenspitze weisen auf die toxische Hitze hin, die sich in den chronisch entzündeten Tonsillen abgelagert hatte. Die zugrundeliegende Nieren-Yin-Schwäche, die sich in Nachtschweißen manifestierte, und die Hitze in der Leber förderten die Akkumulation von Hitze im Inneren. Diese Hitze verletzte die Körpersäfte, trocknete den Mund aus und verursachte ein starkes Durstgefühl. Der ölige, gelbe Belag im unteren Drittel der Zunge zeigt die Präsenz von feuchter Hitze im Unteren Erwärmer an, die bei der Patientin jedoch noch keine Symptome hervorgerufen hat.

R
Resümee

Ein Lungen-Yin-Mangel zieht stets Trockenheit und/oder Hitze-Entwicklung nach sich. An der Zunge ist dies unschwer zu erkennen: Das vordere Drittel der Zunge weist in der Regel charakteristische Veränderungen auf. Hier sollte auf Rötung, Trockenheit und Bildung von Rissen geachtet werden. Bei Menschen mit diesen Zungenzeichen sollte vom Konsum scharfer Gewürze oder Kräuter und Zigarettenrauchen abgeraten werden, da beides sehr trocknend und erhitzend wirkt.

5.2 Zungenzeichen bei konstitutioneller Schwäche des Funktionskreises Lunge

Ein besonderes Zungenzeichen stellen zwei vertikale, parallele Risse im vorderen Drittel der Zunge dar. Sie sind ein Hinweis auf eine familiäre Schwäche des Funktionskreises Lunge. Wenn ein Eltern- oder Großelternteil in der Vergangenheit an Tuberkulose erkrankt oder verstorben war, kann dieses Zungenzeichen eine oder zwei Generationen später auftreten. Aller Erfahrung nach sind diese Risse auch ein Indiz für ein häufiges Vorkommen von chronischen Erkrankungen der Atemwege wie z. B. Asthma in der Familie. Diese Risse kündigen eine Tendenz zum Lungen-Qi- wie auch zum Lungen-Yin-Mangel an. Die Zungendiagnostik gibt hier wichtige Information zur Konstitution eines Patienten. Sieht man solche Risse, sollte in der Anamnese erfragt werden, ob derartige familiäre Belastungen vorliegen. Ist die Antwort darauf positiv, sollte die Schwäche des Funktionskreises Lunge bei einer konstitutionellen Behandlung des Patienten nicht übersehen werden.

■ **Zungenbeschreibung**
- blaß, feucht
- **zwei schräge Risse im ersten Drittel**
- leichte Einkerbung der Spitze

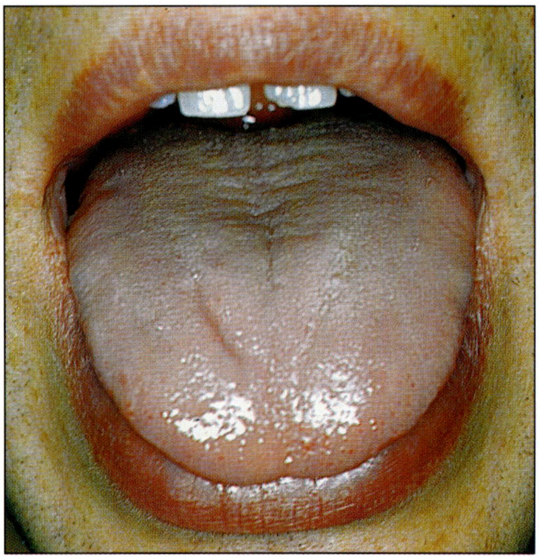

Abbildung 5.2.1: männlich, 37 Jahre

■ **chinesische Diagnose**
- Milz-Qi-Mangel
- konstitutioneller Lungen-Yin- und Lungen-Qi-Mangel
- Herz-Blut-Mangel

■ **westliche Diagnose**
- Herzrhythmusstörungen

■ **Symptome**
- Herzklopfen mit und ohne Belastung
- erhöhte Erkältungsanfälligkeit
- Müdigkeit

■ **Krankheitsursache**
- Überarbeitung
- emotionale Probleme (Großmutter starb an TBC)

■ **Zungenbeschreibung**
- blaßrot, geschwollen, leichte Zahneindrücke
- **schräger, vertikaler Riß im ersten Drittel**

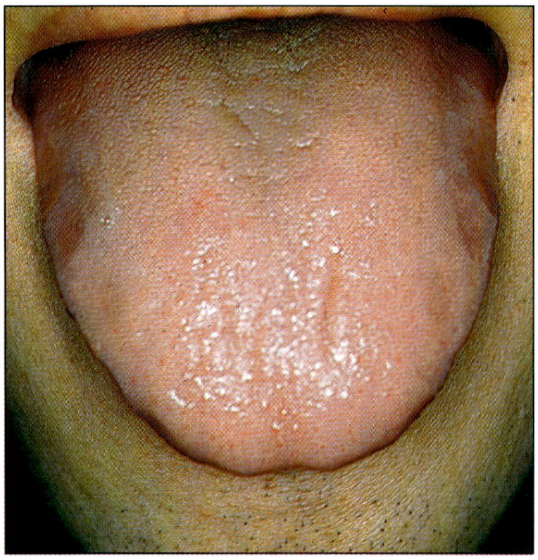

Abbildung 5.2.2: männlich, 36 Jahre

■ **chinesische Diagnose**
- Milz-Qi-Mangel => Retention von Feuchtigkeit
- konstitutioneller Lungen-Qi- und Lungen-Yin-Mangel

■ **westliche Diagnose**
- allergische Rhinitis

■ **Symptome**
- Müdigkeit
- breiige Stühle
- Fließschnupfen, häufiges Niesen
- Druck auf der Brust
- gelegentliche Atemnot

■ **Krankheitsursachen**
- familiäre Disposition zu Erkrankungen der Atemwege
- Überarbeitung

5.3 Besondere Zungenzeichen bei Störungen des Funktionskreises Lunge

Ein geschwollenes vorderes Drittel der Zunge zeigt eine Retention von Schleim in den Lungen an. Meist ist dieses Zungenzeichen in Verbindung mit einem blassen Zungenkörper zu sehen. Dieser feuchte Schleim entsteht aus einem zugrundeliegenden Milz-Qi-Mangel. Flüssigkeiten sammeln sich an, weil die Milz die eingenommenen Speisen nicht mehr angemessen transportiert und transformiert und nach einiger Zeit in Schleim umwandelt. Dieser wird von der Lunge gespeichert und verlegt sie. Das Lungen-Qi kann nun nicht mehr ungehindert zirkulieren und es kommt zu Husten mit viel weißem Sputum. Der Zungenbelag kann in diesem Fall weiß und schlüpfrig sein. Die Schwellung des vorderen Drittels der Zunge zeigt die Chronizität der Störung oder Erkrankung an.

Tritt diese Zungenform aber in Verbindung mit einem roten Zungenkörper auf, dann kommt zu dem gespeicherten Schleim Hitze hinzu. Dies äußert sich in einem lauten Husten mit dickem, gelbem Sputum. In diesem Fall zeigt die Zunge auch einen dicken, gelben Belag.

Zungenbeschreibung
- blaß, geschwollen
- erstes Drittel geschwollen
- dünner, rauher Belag

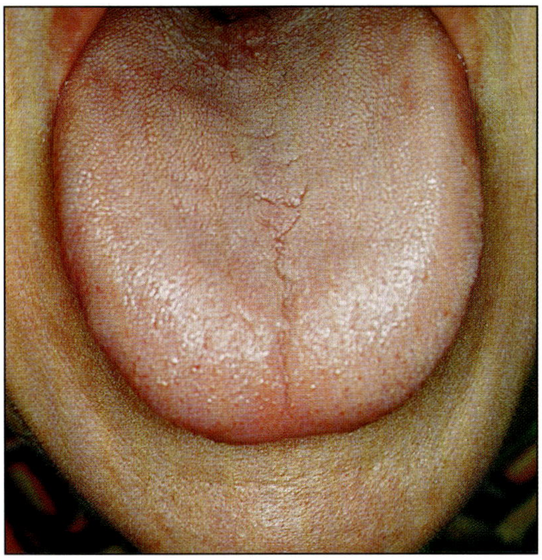

Abbildung 5.3.1: weiblich, 41 Jahre
(siehe Fallbesprechung auf Seite 108)

chinesische Diagnose
- Milz-Qi-Mangel mit Retention von Feuchtigkeit
- Retention von feuchtem Schleim in den Lungen
- Mangel des postnatalen Qi

westliche Diagnose
- chronische Bronchitis
- habituelle Fehlgeburten

Symptome
- Husten mit viel weißem Sputum
- Erschöpfung und Müdigkeit
- Erkältungsanfälligkeit

Krankheitsursachen
- Überarbeitung
- unregelmäßige Diät

■ **Zungenbeschreibung**
- blaß, leicht geschwollen
- **erstes Drittel geschwollen**
- **Delle im ersten Drittel**

■ **chinesische Diagnose**
- Milz-Qi-Mangel mit Retention von Feuchtigkeit
- Retention von feuchtem Schleim in den Lungen
- Sammel-Qi- und Lungen-Qi-Mangel

■ **Symptome**
- Engegefühl in der Brust
- Erkältungsanfälligkeit
- starke Erschöpfung
- kalte Hände
- breiige, geruchlose Stühle

■ **Krankheitsursache**
- Überarbeitung

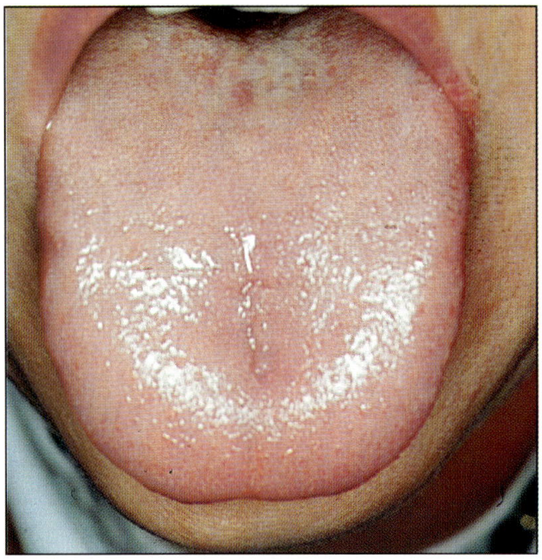

Abbildung 5.3.2: weiblich, 37 Jahre

■ **Zungenbeschreibung**
- blaß
- **erstes Drittel geschwollen**
- rote Punkte im ersten Drittel
- schlüpfriger, nasser, gelber Belag im unteren Drittel

■ **chinesische Diagnose**
- Milz-Qi-Mangel
- Retention von Schleim in den Lungen
- Angriff von akuter Wind-Hitze
- Retention von feuchter Hitze im Unteren Erwärmer

■ **westliche Diagnose**
- akute Erkältung
- beidseitiges Ovarialkarzinom
- Schilddrüsenunterfunktion

■ **Symptome**
- starke Gewichtszunahme
- Kratzen im Hals, trockener Husten
- Gelenkschmerzen
- Durchschlafstörungen

■ **Krankheitsursache**
- Zustand nach Chemotherapie

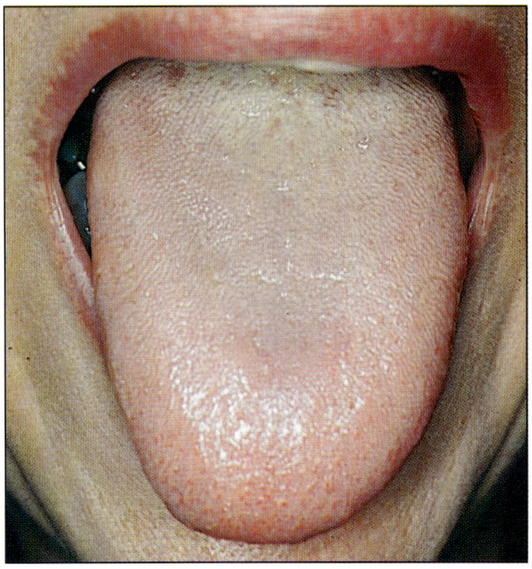

Abbildung 5.3.3: weiblich, 48 Jahre

■ **Zungenbeschreibung**
- blaß
- **erstes Drittel geschwollen**
- **weißer, nasser Belag**

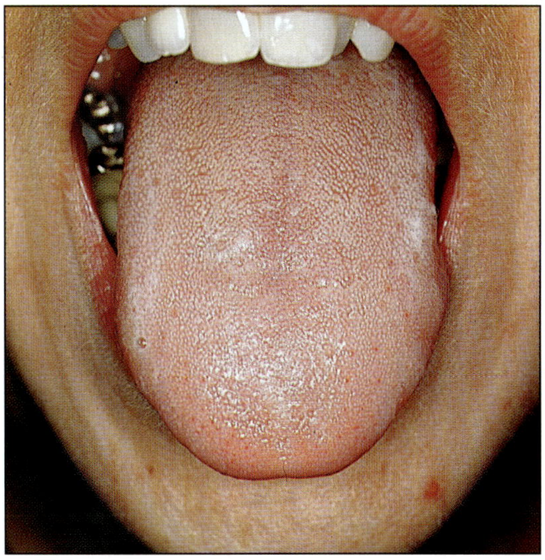

Abbildung 5.3.4: weiblich, 36 Jahre

■ **chinesische Diagnose**
- Milz- und Lungen-Qi-Mangel
- Retention von Schleim in den Lungen
- akuter Angriff von Wind-Kälte

■ **westliche Diagnose**
- Eisenmangelanämie
- chronische Bronchitis
- akute Erkältung

■ **Symptome**
- Husten mit viel weißem Schleim
- Müdigkeit, starke menstruelle Blutungen
- Erkältungsanfälligkeit

■ **Krankheitsursachen**
- Tod der Mutter
- häufige Einnahme von Antibiotika wegen der Bronchitis
- Überarbeitung

■ **Zungenbeschreibung**
- blaßrot, leichte Zahneindrücke
- **erstes Drittel geschwollen**
- rote Punkte im ersten Drittel
- öliger, gelber Belag im unteren Drittel

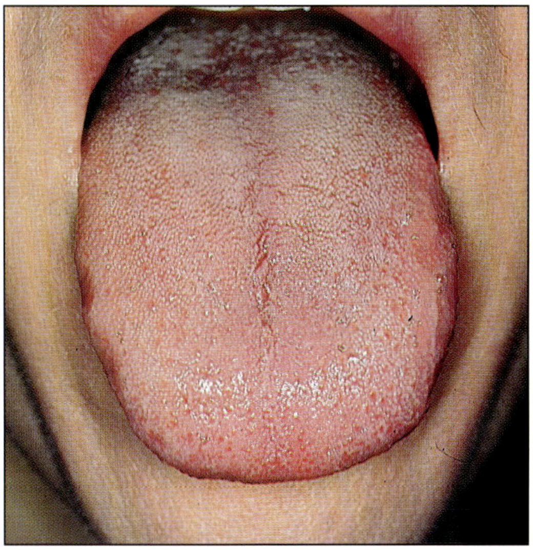

Abbildung 5.3.5: weiblich, 52 Jahre

■ **chinesische Diagnose**
- Milz-Qi-Mangel
- Retention von Schleim in den Lungen
- verbliebener pathogener Hitzefaktor in den Lungen
- Retention von feuchter Hitze in der Blase

■ **westliche Diagnose**
- akute Blasenentzündung
- Lungenemphysem
- Asthma bronchiale

■ **Symptome**
- Verlust des Geschmacks- und des Geruchssinns nach Erkältung
- Husten mit viel weißem, schaumigen Auswurf, Schleimpfropf in der Kehle
- Druckgefühl in den Nasennebenhöhlen
- häufig bluttingiertes, nasales Sekret

■ **Krankheitsursachen**
- Überarbeitung
- familiäre Disposition

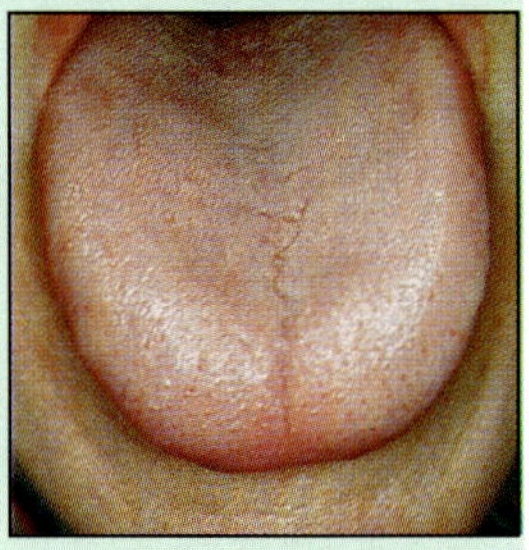

Abbildung 5.3.1

F Exemplarische Fallbesprechung

Frau H., eine 41jährige Apothekerin, klagte über ständige Müdigkeit. Sie war sehr beschäftigt und nahm sich nie Zeit zum Ausruhen. In ihrer Freizeit renovierten sie und ihr Mann ein altes Bauernhaus. Diese Arbeit war körperlich sehr anstrengend. Frau H. hatte den Eindruck, daß die staubige Umgebung mit zu ihrem Husten beigetragen hatte. Sie erkältete sich häufig, was den Husten immer wieder verschlimmerte. Sie produzierte viel weißen Auswurf. In dieser Zeit wurde die Patientin schwanger, hatte aber in der siebten Schwangerschaftswoche einen Abort. Die Ernährung der Patientin war sehr unregelmäßig, sie kochte kaum und aß sehr viele Kaltspeisen.

Die Zunge war blaß und besonders im vorderen Drittel geschwollen. Die Pulse waren tief (*chen*) und schwach (*ruo*).

Analyse

Die blasse, geschwollene Zunge und der tiefe, schwache Puls zeigen einen Mangel an Qi und Blut an. Der Milz-Qi-Mangel bei dieser Patientin ist das Resultat aus Übcrarbcitung, mangelnder Ruhe und der unangemessenen Ernährung. Qi und Blut waren in Frau H. so erschöpft, daß der Fetus nicht ernährt werden konnte, was zu der Fehlgeburt führte.

Die Retention von Schleim in den Lungen, sichtbar an dem vorderen, geschwollenen Drittel der Zunge, ist für den Auswurf verantwortlich. Die zugrundeliegende Pathologie ist aber der Milz-Qi-Mangel, der langfristig zu der Entstehung von Schleim geführt hat. Das Lungen-Qi wird durch die Retention von feuchtem Schleim blockiert, was sich in dem Husten äußert.

Milz-Qi- und Lungen-Qi-Mangel sind verantwortlich für die ständige Müdigkeit.

R Resümee

Das geschwollene vordere Drittel der Zunge weist auf eine Retention von Schleim in den Lungen hin. Patienten mit diesem Zungenzeichen leiden häufig an Erkrankungen der Atemwege. Husten mit Auswurf ist ein typisches Symptom dieses Musters „Schleim verlegt die Lunge". Die Ernährung muß in solch einem Fall unbedingt verändert werden. Schleimproduzierende Speisen sollten unbedingt vermieden werden.

6 Zungenzeichen bei Störungen des Funktionskreises Herz

Besonders bei alten Menschen tritt ein Herz-Yin-Mangel gehäuft auf. So sind die Schlafstörungen und ein trockener Mund, besonders nachts, oder auch vermehrte Ängstlichkeit auf diesen Mangel zurückzuführen. Im Alter ist es natürlich, daß die Kraft des Nieren-Yin abnimmt, was zu einer Mangelernährung des Herz-Yin beiträgt. Zum Element Feuer gehörend, hat das Herz eine enge Affinität zur Hitze, die natürlich um so schneller entsteht, wenn das Yin seine kühlende und beruhigende Funktion verliert. Aber auch bei jungen Menschen kommt es zu diesem Mangel. Neben lange bestehenden emotionalen Problemen, ständigen Aufregungen, Streß, einem hektischen Lebensstil und Drogenabusus kann auch eine konstitutionelle Schwäche des Herzens die Entstehung eines Herz-Yin-Mangels begünstigen. Da die Zungenspitze den Zustand des Funktionskreises Herz anzeigt, ist es wichtig, einen genauen Blick auf ihre Form und Farbe zu werfen. So zeigt eine rote, geschwollene Zungenspitze leere Hitze im Herzen an. Eine rissige, rote Zungenspitze deutet auf einen Herz-Yin-Mangel (siehe Abbildung 6.2.7).

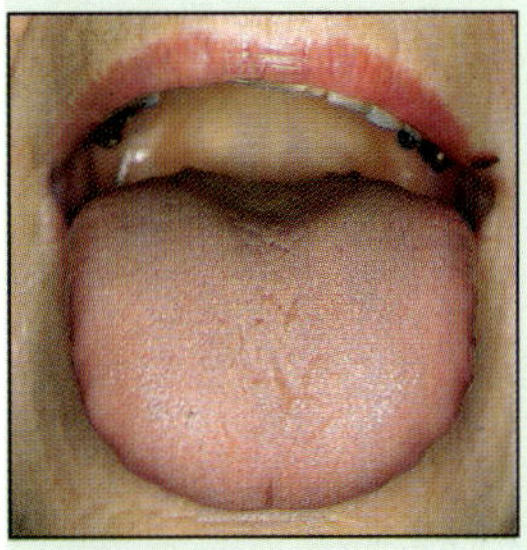

Abbildung 6.2.7

Bei jüngeren Menschen und besonders bei Frauen kann ein allgemeiner Mangel des Blutes auch einen Blut-Mangel des Herzens nach sich ziehen. Das Herz ist auf Blut angewiesen, um seiner Funktion, den *Shen* zu verankern, nachkommen zu können. Bei Blut-Mangel des Herzens treten daher, ähnlich wie bei Herz-Yin-Mangel, Schlafstörungen auf. Im ersten Fall kann der Patient nicht einschlafen, weil das Blut zu schwach ist, den Shen nach „innen" zu ziehen. Im zweiten Fall ist das Yin zu schwach, den *Shen* über die ganze Nacht im „Inneren" zu halten, was dann zu häufigem Aufwachen oder Durchschlafstörungen führt. Allgemein läßt sich feststellen, daß die Symptome eines Herz-Blut- und eines Herz-Yin-Mangels sehr ähnlich sind. Herzklopfen, Ängstlichkeit, schlechtes Konzentrationsvermögen oder ein schlechtes Gedächtnis können bei beiden Syndrom-Mustern auftreten. Blut als ein Bestandteil der Körpersäfte hat natürlich eine enge Beziehung zum Nieren-Yin. Es sind beides dichte, fluidische Energien, die die Substanz ernähren. Bei einem Herz-Blut-Mangel werden deshalb auch Symptome, wie trockene Haut, blasses Gesicht und blasse Lippen auftreten. Die Zunge wird eher blaß sein. Langfristig wird eine Herz-Blut-Leere überdies zu einer Herz-Yin-Leere führen. Dieser Prozeß ist sichtbar an einer blassen Zunge mit einer rot gefärbten oder in der Form veränderten Spitze (siehe Abbildung 6.3.6).

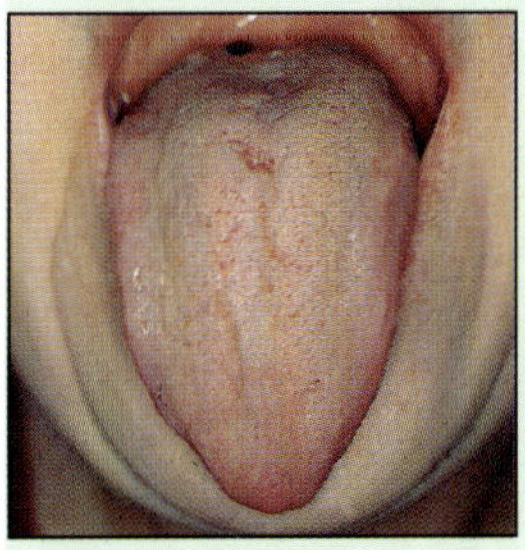

Abbildung 6.3.6

Bei einem Herz-Yin-Mangel werden aber stärkere Symptome der leeren Hitze auftreten, wie Nachtschweiße, innere Unruhe, trockener Mund und Rachen. Der rote Zungenkörper wird eine stark gerötete Spitze oder, neben einem abgepellten Belag, einen langen Mittelriß aufweisen. In diesem Kapitel werden die verschiedenen Stadien und Manifestionen eines Herz-Yin-Mangels vorgestellt. Ebenso werden Zungenbilder diskutiert, die eine konstitutionelle Schwäche des Funktionskreises Herz darstellen. Diese kann das Auftreten von Hitze im Herzen oder einen Herz-Yin-Mangel begünstigen.

Bei einem Herz-Yang-Mangel ist die Zunge blaß, geschwollen und naß. Neben Müdigkeit und Erschöpfung tritt häufig eine starke Kurzatmigkeit bei Belastung auf. In der Regel geht ein starkes Kältegefühl mit diesem Syndrom einher (siehe Abbildung 2.3.11).

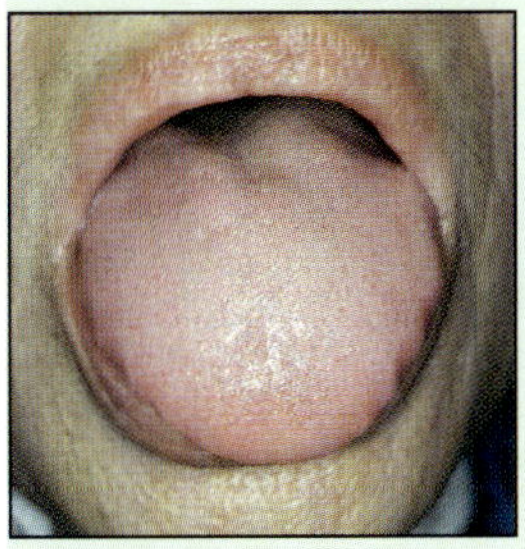

Abbildung 2.3.11

6.1 Zungen, die konstitutionelle Herz-Schwäche anzeigen

6.1.1 Lange Zungen

Eine lange, blaßrote oder blasse Zunge, die groß und normal im Volumen ist, kann auf eine kräftige Konstitution hinweisen. In der Regel sind lange Zungen eher schmal, spitz zulaufend und nehmen tendenziell eine rötliche Farbe an. Diese Zungenform kann bei einer konstitutionellen Schwäche des Funktionskreises Herz auftreten. Ist der Zungenkörper rötlich oder rot und zeigt rote Flecken, dann wird diese Zungenform mit der Präsenz von innerer Hitze in Verbindung gebracht. Die Hitze im Körper trocknet nicht nur die Körpersäfte, sondern bewegt auch Qi und Blut so kräftig, daß die Zunge dadurch lang wird. Das Gegenteil ist bei blassen kurzen Zungen der Fall. Die Kälte verlangsamt den Fluß von Qi, ihre kontraktierende Wirkung macht sich in der kurzen, oftmals zusammengezogenen Form bemerkbar.

Die lange, rötliche Zunge weist oft einen festen Zungenkörper auf. Die lang bestehende Hitze verursacht einen Mangel an Säften und Yin, was im Allgemeinen zu Härte, Festigkeit und Trockenheit des Zungenkörpers führt. Eine Retention von Yin (Feuchtigkeit) bei gleichzeitigem Milz-Qi-Mangel dagegen ist verantwortlich für einen geschwollenen und weichen Zungenkörper.

Häufig präsentiert sich die lange Zunge mit einer stark geröteten Zungenspitze oder roten Punkten, die die Diagnose von Hitze im Herzen noch einmal verstärken bzw. betonen.

Da die lange Zunge meistens mit Hitze in Verbindung gebracht wird, ist sie rötlich oder rot. Je schmaler die Zunge, desto stärker die Verletzung der Körpersäfte und des Yin. Personen mit einem langen Zungenkörper werden im Alter und durch schwere Krankheit eine Tendenz haben, einen Yin-Mangel zu entwickeln.

Zungenbeschreibung
- **sehr lang, rötlich**

- leicht gerötete Ränder
- gelber, öliger Belag

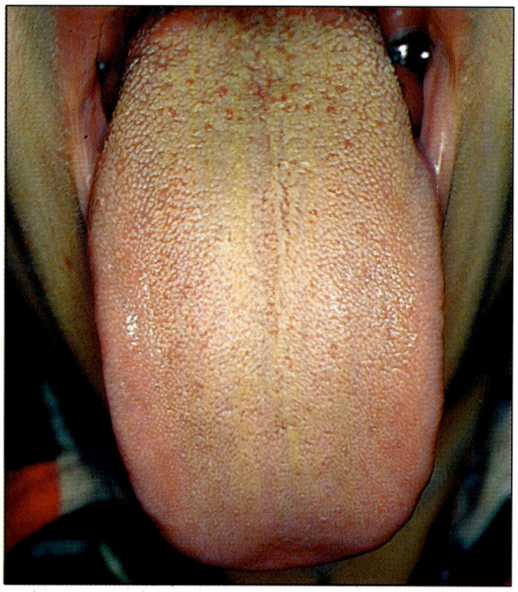

Abbildung 6.1.1.1: weiblich, 22 Jahre

chinesische Diagnose
- konstitutionelle Hitze im Herzen
- Hitze in der Leber
- Retention von feuchter Hitze im Mittleren und Unteren Erwärmer

westliche Diagnose
- Lichen simplex chronicus circumscriptus

Symptome
- erhabener, blutiger Hautausschlag
- starker Juckreiz
- breiige Stühle
- Einschlafstörungen

Krankheitsursachen
- starke Unzufriedenheit
- Kaffeeabusus

■ **Zungenbeschreibung**
- blaßrot, lang

- eingezogene Seiten im ersten Drittel
- leichte Rötung der Zungenspitze, **nach unten gerollt**

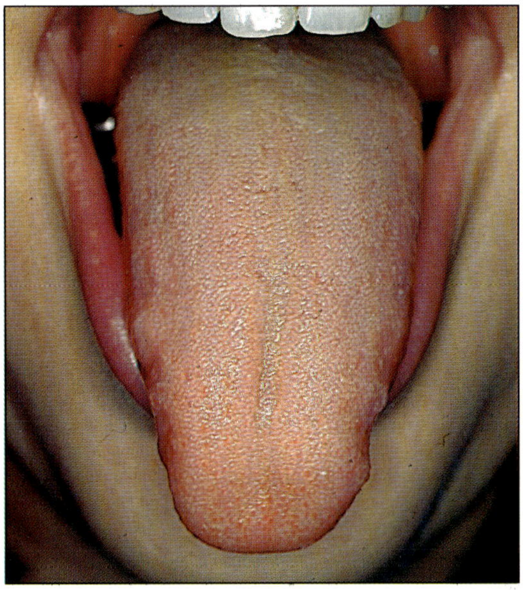

Abbildung 6.1.1.2: weiblich, 39 Jahre

■ **chinesische Diagnose**
- konstitutionelle Hitze im Herzen
- beginnender Herz-Yin-Mangel
- Herz-Blut-Mangel mit leerer Hitze im Herzen

■ **westliche Diagnose**
- uterines Myom

■ **Symptome**
- Kopfschmerzen
- Nackenverspannung
- Magenschmerzen bei Streß, Sodbrennen
- Einschlafschwierigkeiten
- innere Anspannung, Nervosität
- geringe Belastbarkeit

■ **Krankheitsursache**
- unterdrückte Emotionen

■ **Zungenbeschreibung**
- blaßrot
- **lang, spitz zulaufend**

- **gerötete Spitze**
- Mittelriß mit gelbem, öligem Belag

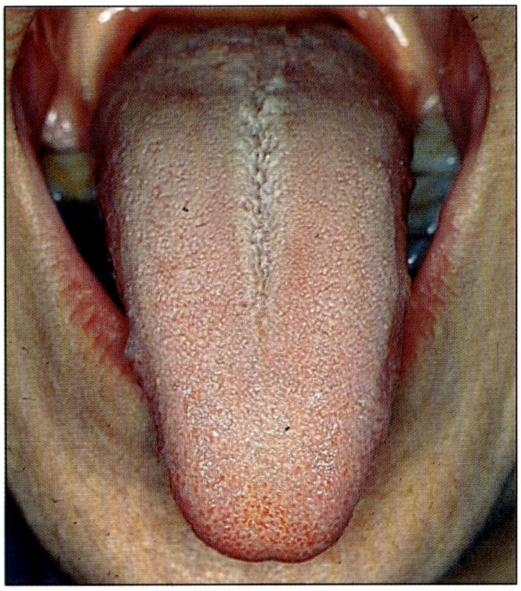

Abbildung 6.1.1.3: weiblich, 34 Jahre

■ **chinesische Diagnose**
- ohne pathologischen Befund
- konstitutionelle Schwäche des Funktionskreises Herz
- Hitze im Herzen
- Retention von Schleim-Feuer im Magen

■ **Symptome**
- akute Magenschmerzen
- Schmerzen unter dem rechten Rippenbogen
- Sodbrennen
- Schlaflosigkeit
- großer Appetit
- innere Unruhe

■ **Krankheitsursachen**
- unregelmäßiger Lebensrhythmus
- Kaffee- und Cannabisabusus

Zungenbeschreibung
- etwas blaß
- lang
- Mittelriß mit wurzellosem Belag
- rote Punkte an der Spitze

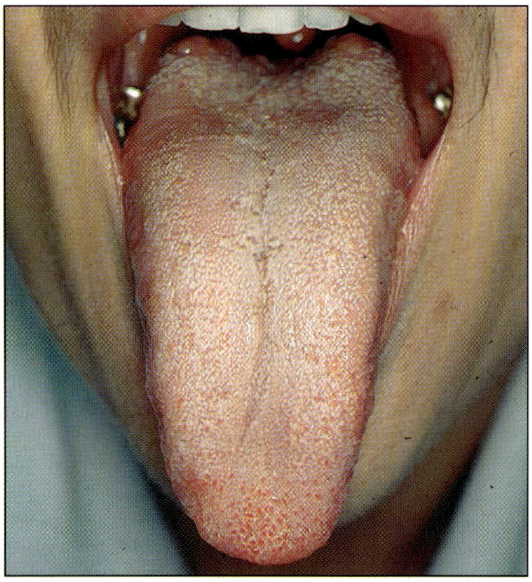

Abbildung 6.1.1.4: weiblich, 32 Jahre

chinesische Diagnose
- leichter Milz-Qi-Mangel ⇒ Blut-Mangel
- konstitutionelle Schwäche des Funktionskreises Herz
- Magen-Yin- und beginnender Nieren-Yin-Mangel
- Hitze im Herzen

westliche Diagnose
- HWS-Syndrom

Symptome
- Unfähigkeit zur Entspannung
- Schwäche und Schmerzen der LW-Region
- Kopfschmerzen mit Nackenverspannung
- gelegentliches Taubheitsgefühl und Kribbeln des rechten Armes
- Müdigkeit

Krankheitsursache
- Überarbeitung
- Drang nach Perfektion

Zungenbeschreibung
- **rötlich, lang, schmal**
- dicker, öliger, hellgelber Belag

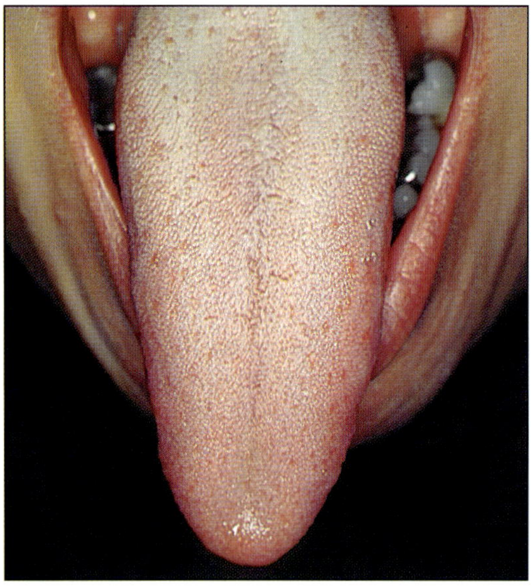

Abbildung 6.1.1.5: weiblich, 42 Jahre

chinesische Diagnose
- Hitze mit Schädigung der Körpersäfte, konstitutionelle Hitze im Herzen
- Retention von feuchtem Schleim im Magen

westliche Diagnose
- drei Magenpolypen

Symptome
- Magenschmerzen mit Streß, Völlegefühl im Magen
- Appetitlosigkeit
- Müdigkeit
- Depression

Krankheitsursache
- Überarbeitung
- nicht verarbeiteter Tod der Mutter und Scheidung im gleichen Jahr

■ **Zungenbeschreibung**
- **roter, sehr schmaler, geschrumpfter, langer, fester Zungenkörper**
- leicht abweichend
- rote Spitze
- durchgehender Mittelriß
- alter gelber Belag

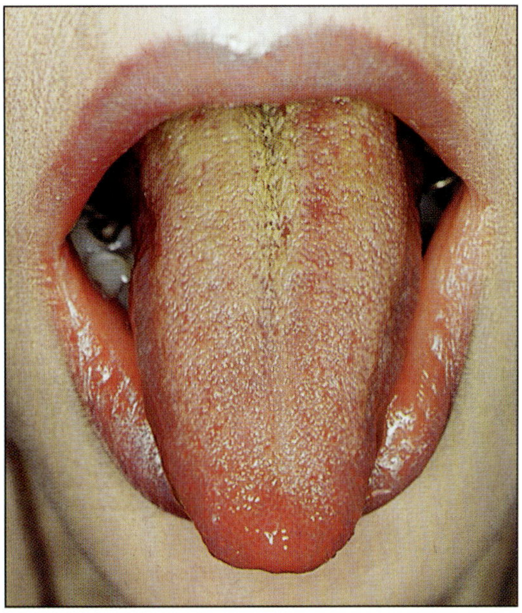

Abbildung 6.1.1.6: weiblich, 38 Jahre

■ **chinesische Diagnose**
- schwere Erschöpfung des Nieren-Yin und *Jing*, Mangel an Körpersäften
- Entstehung von innerem Wind
- Hitze im Herzen
- konstitutionelle Schwäche des Funktionskreises Herz
- starke Hitzeschädigung der Körperflüssigkeiten

■ **westliche Diagnose**
- atypische, progressive Kollagenose

■ **Symptome**
- Atrophie und Schmerzen der Gesichtsmuskulatur
- kompletter Verlust der Kopf- und Körperbehaarung
- Gesichtsekzem
- Erschöpfung
- Schlaflosigkeit
- unfreiwilliger Gewichtsverlust

■ **Krankheitsursachen**
- schwache Konstitution
- jahrelanger Nachtdienst, chronischer Schlafmangel
- unregelmäßige Ernährung
- Tee- und Kaffeeabusus
- Überarbeitung
- übermäßiger Einsatz von Willenskraft

F *Exemplarische Fallbesprechung*

Frau H. ist 32 Jahre alt und hat sich vor einem Jahr als Innenarchitektin selbständig gemacht. Sie beschreibt sich selbst als Perfektionistin. Sie ist daher sehr kritisch mit sich und ihrer Umwelt, was zu einer ständigen inneren Anspannung führt. Außerdem sitzt ihr die Angst zu versagen „im Nacken". Sie arbeitet mehr als 60 Stunden in der Woche. Wegen Zeitmangel ißt sie unregelmäßig, trinkt viel Kaffee und schläft wenig. An körperlichen Symptomen machen ihr die Kopfschmerzen und die Nackenverspannung am meisten zu schaffen. Ihre Zunge ist auffällig lang und zeigt einen wurzellosen Belag. Die Pulsen waren leicht beschleunigt *(shuo)* und rauh *(se)*.

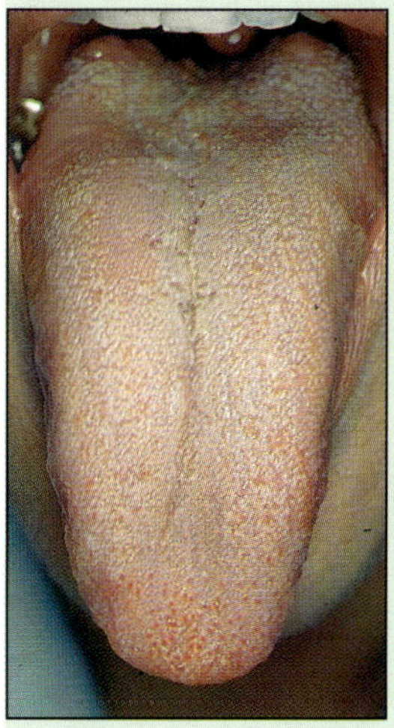

Abbildung 6.1.1.4

Analyse:

Ihrer Konstitution getreu verursacht die emotionale Lage der Patientin Hitze im Herzen, sichtbar an den roten Punkten an der Zungenspitze und fühlbar am beschleunigten Puls. Die roten Punkte lassen bei dieser Patientin eher auf eine kurzfristige Entstehung (innerhalb der letzten zwei Jahre) dieses energetischen Ungleichgewichts schließen. Der lange Zungenkörper zeigt die konstitutionelle

Hitze im Herzen an. Bei Menschen mit dieser Disposition werden Streß, Hektik und innere Anspannung viel leichter zur Hitze-Bildung führen als bei Personen mit einer anderen Konstitution.

Durch die unregelmäßige Ernährung und den übermäßigen Kaffeegenuß wird das postnatale Qi verletzt, was zu einer Unterversorgung des Nieren-Yin führt. Dies ist deutlich sichtbar an dem wurzellosen Belag im unteren Drittel der Zunge und an dem vertikalen Mittelriß, der ein Indiz für einen Magen-Yin-Mangel ist. Obwohl die Zunge tendenziell eher blaß und der Puls rauh ist, was auf einen Blut-Mangel schließen läßt, geht die Pathologie der Patientin jedoch in Richtung Nieren-Yin- und Herz-Yin-Mangel. Da ein Yin-Mangel immer das Stärkerwerden der Yang-Energien im Körper begünstigt, kann wegen dieser Pathologie sehr schwer eine Entspannung erreicht werden. Hier sind bewußt angewendete Techniken zur Entspannung und einer Wiederherstellung des Gleichgewichts zwischen Herz und Niere wie *Tai Ji Chuan* und Meditation sehr wichtige Behandlungsformen. Über eine Kräftigung der Nieren-Energie und einer Besänftigung des Geistes durch eine gezielte Akupunktur und chinesische Kräutertherapie konnten alle Symptome mit Erfolg behandelt werden. Die Patientin arbeitet jetzt weniger und macht regelmäßig Urlaub.

R *Resümee*

Dieser Zungentypus beschreibt im wesentlichen eine Störung zwischen Feuer und Wasser, Herz und Nieren. Neben Überaktivität, innerer Unruhe und Schlafstörungen werden häufig tiefe Ängste und lang anhaltende Erschöpfung mit diesem Ungleichgewicht einhergehen.

6.1.2 Zungen mit langem, durchgehendem Mittelriß

Der Mittelriß ist bekannt als Zeichen eines Magen-Yin-Mangels. Er liegt im mittleren Bereich der Zunge und ist oft breit und tief. Eine konstitutionelle Schwäche des Herzens wird auch durch einen langen, tiefen Riß durch die Mitte der Zunge repräsentiert. Dieser Riß ist wesentlich länger als der zuerst beschriebene, denn er zieht schon im unteren Drittel der Zunge beginnend fast bis zur Zungenspitze hoch. Ist die Zunge von blaßroter Farbe und der Riß nur dünn, braucht noch keine Pathologie aufzutreten. Es handelt sich wirklich „nur" um eine konstitutionelle Schwäche. Ist die Zunge aber stark gerötet und der Riß sehr tief, dann handelt es sich um eine Herz-Feuer-Pathologie. In diesem Fall können sich neben starker innerer Unruhe, Gereiztheit auch Mundgeschwüre entwickeln. Ist der Riß von einem gelben, öligen Belag bedeckt, dann quält Schleim-Feuer das Herz. Schlaflosigkeit, Panikanfälle, Verwirrtheit und Depressionen können dann auftreten.

Eine rote Zunge mit abgepelltem Belag und einem langen Mittelriß zeigt einen Herz-Yin- und Nieren-Yin-Mangel an.

Eine konstitutionelle Schwäche des Funktionskreises Herz ist nicht gleichzusetzen mit einer organischen Schwäche. Bei entsprechender Lebensweise, müssen entsprechende Symptome überhaupt nicht auftreten. Vielmehr zeigt sich bei Menschen mit diesem Zungentypus eine mentale Schwäche. Ängstlichkeit, seit der Kindheit, eine Neigung zu depressiven Verstimmungen oder Schreckhaftigkeit sind ein Ausdruck dieser „Herz-Konstitution".

Zungenbeschreibung
- blaßrot, leicht geschwollen
- langer, vertikaler Mittelriß mit dünnem, gelbem, öligem Belag
- gerötete Spitze
- weißer, öliger Belag

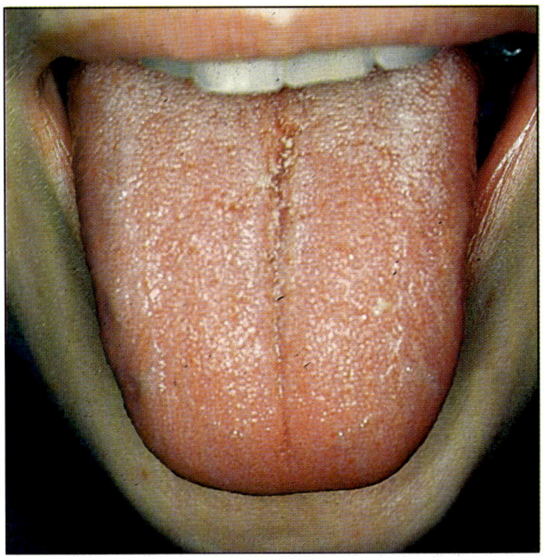

Abbildung 6.1.2.1: weiblich, 35 Jahre

chinesische Diagnose
- leichter Milz-Qi-Mangel
- konstitutionelle Hitze im Herzen mit Retention von Schleim-Feuer im Magen
- Hitze im Herzen
- Retention von innerer Feuchtigkeit

Symptome
- Panikattacken bis hin zur Ohnmacht
- Palpitationen
- starke Angstgefühle
- Durchfälle bei Streß

Krankheitsursachen
- langjährige unglückliche Ehe
- berufliche Überarbeitung
- übermäßiger Verzehr von Schokolade

Zungenbeschreibung
- rötlich, geschwollen
- langer, vertikaler Mittelriß mit dünnem, hellgelbem, öligem Belag

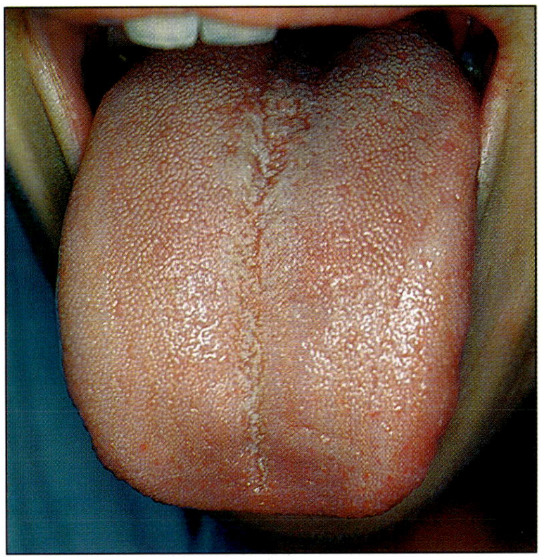

Abbildung 6.1.2.2: weiblich, 35 Jahre

chinesische Diagnose
- Milz-Qi-Mangel mit Retention von innerer Feuchtigkeit
- konstitutionelle Hitze im Herzen mit leichtem Schleim-Feuer im Herzen

westliche Diagnose
- chronisches Erschöpfungssyndrom

Symptome
- plötzlicher Drehschwindel
- Zittern am ganzen Körper
- taube Stellen am linken Arm
- Angstzustände
- Erkältungsanfälligkeit

Krankheitsursachen
- physische und psychische Überlastung durch Leistungssport
- unregelmäßige Ernährung

■ **Zungenbeschreibung**
- blaßrot
- leicht gerötete, aufgerollte Ränder
- langer Mittelriß
- Einkerbung der Spitze
- Delle am Zungengrund
- öliger, gelber Belag entlang des Mittelrisses

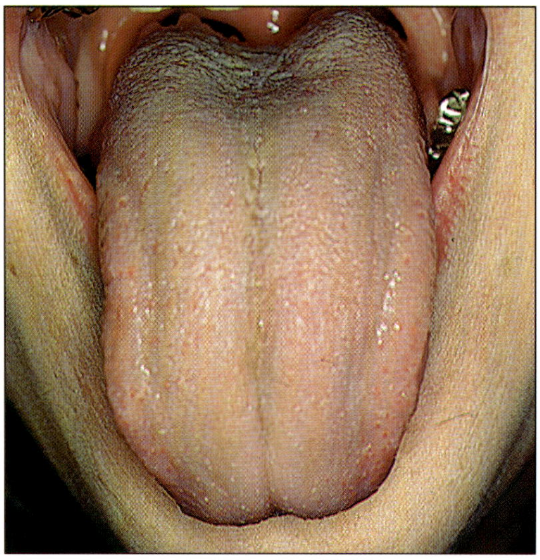

Abbildung 6.1.2.3: weiblich, 38 Jahre

■ **chinesische Diagnose**
- ohne pathologischen Befund
- Leber-Qi-Stagnation und Hitze in der Leber
- konstitutionelle Herz-Schwäche
- Herz-Blut-Mangel
- Nieren-Essenz-Mangel
- Magen-Schleim wandelt sich zu Feuer

■ **westliche Diagnose**
- osteoporotische Veränderungen des Kieferknochens

■ **Symptome**
- Schmerzen im Bereich des Kiefers, lockere Zähne
- starke Gereiztheit
- starke Erschöpfung
- Verstopfung
- Durst

■ **Krankheitsursachen**
- langjährige Magersucht als Teenager
- Überforderung im Beruf

■ **Zungenbeschreibung**
- rötlich
- gerötete Zungenränder
- **Mittelriß mit roter Spitze**
- öliger, dünner, gelber Belag

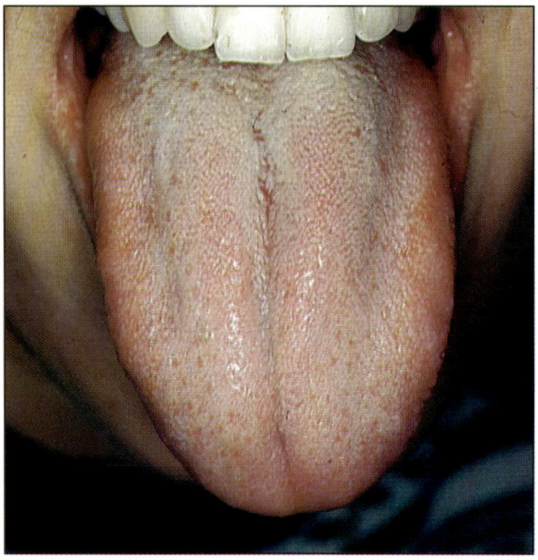

Abbildung 6.1.2.4: weiblich, 38 Jahre

■ **chinesische Diagnose**
- ohne pathologischen Befund
- Hitze in der Leber
- Hitze im Herzen
- Retention von feuchter Hitze

■ **westliche Diagnose**
- uterines Myom

■ **Symptome**
- Heuschnupfen
- Nebenhöhlen ständig blockiert
- gelegentliche Nachtschweiße
- Durchschlafstörungen
- Verspannung des Nackens
- Kopfschmerzen
- Blähungen
- nachts sehr heiße Füße

■ **Krankheitsursache**
- lange bestehende emotionale Probleme

■ **Zungenbeschreibung**
- rötlich, lang
- **dünner, langer Mittelriß**
- gerötete, abgeflachte Spitze

■ **chinesische Diagnose**
- Nieren-Yin-Mangel mit leerer Hitze im Herzen
- konstitutionelle Hitze im Herzen
- Hitze im Herzen mit beginnender Herz-Yin-Leere

■ **Symptome**
- Herzklopfen
- heißer Kopf und schnelles Schwitzen besonders bei Aufregung
- Ohrensausen
- Rückenschmerzen bei Streß

■ **Krankheitsursachen**
- hektischer Lebensstil
- Überarbeitung

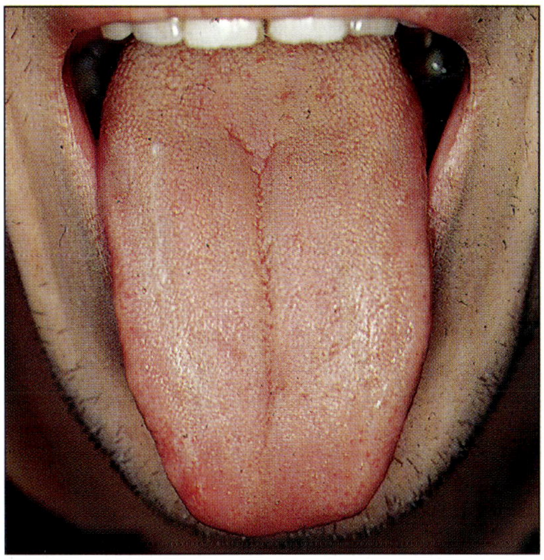

Abbildung 6.1.2.5: männlich, 32 Jahre

F *Exemplarische Fallbesprechung*

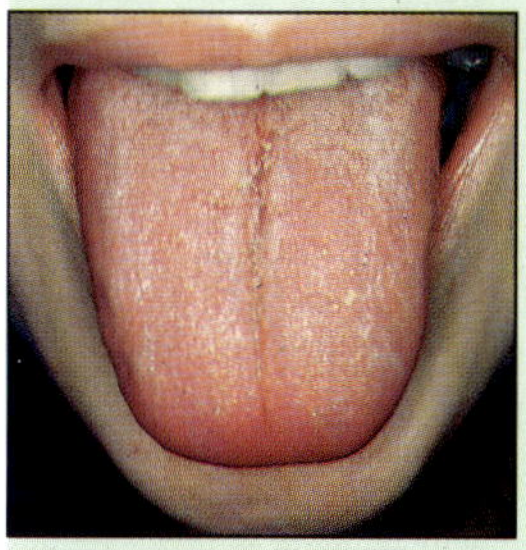

Abbildung 6.1.2.1

Die 35 Jahre alte Frau C. ist als Chefsekretärin in einem mittelständischen Betrieb tätig. Sie ist seit über zehn Jahren unglücklich verheiratet, kann und möchte die Ehe aber nicht auflösen. Über diesen Zeitraum wurden die Panikanfälle immer intensiver und häufiger. Sie beginnen meist mit Herzklopfen, Druck auf der Brust und plötzlichem Durchfall. Sie hat schon häufiger den Notarzt kommen lassen, weil sie befürchtete, einen Herzinfarkt erlitten zu haben. Die auftretenden Angstgefühle können sich soweit steigern, daß die Patientin ohnmächtig wird.

Die Patientin wirkt sehr hektisch, nervös, aber gleichzeitig auch sehr vital. Die Zunge zeigt einen langen, durchgehenden Mittelriß, der Belag ist dünn, gelb und ölig. Die Pulse waren schnell (*shuo*) und etwas schlüpfrig (*hua*).

Analyse

Der tiefe Mittelriß, der sich bis zur Zungenspitze erstreckt, ist nicht nur ein Hinweis auf die konstitutionelle Schwäche des Herzens, sondern zeigt hier auch Hitze im Herzen an. Die Spitze ist gerötet und der Mittelriß ist mit einem gelbem, körnigem Belag bedeckt. Dies ist hier ein Zeichen für Schleim-Feuer im Magen, das den Geist agitiert. Schleim-Feuer blockiert die Brust, was sich bei der Patientin als Druck auf der Brust äußert. Das klare Yang kann dadurch – blockiert durch den Schleim – nicht nach oben steigen, was sich in den Ohnmachtsanfällen manifestiert. Bei dieser Patientin stehen zwei Mechanismen im Vordergrund:

1. Entwickelt sich die Hitze im Herzen zu Herz-Feuer, dann überwiegen die Panikattacken und Durchfälle.
2. Steht die Bewegung des Schleim-Feuers im Vordergrund, dann kommt es zu Brustschmerzen, Palpitationen und Ohnmacht.

R *Resümee*

Der sich bis zur Spitze erstreckende Mittelriß weist immer auf eine konstitutionelle Schwäche des Herzens hin, mit der Tendenz zur Hitzeentwicklung im Herzen. Eine gewisse Überaktivität in der Lebensführung oder innere Unruhe bei diesen Menschen wird sich fast immer nachweisen lassen können. Wenn diese Disposition noch durch eine Retention von Schleim-Feuer verschlimmert wird, können bei den Patienten plötzliche, unangemessene emotionale Reaktionen auftreten, die im schlimmsten Falle bis zum Bewußtseinsverlust führen können.

6.2 Zungenzeichen bei Herz-Blut-Mangel

Ein Blut-Mangel im Körper wird immer dazu führen, daß die Zunge nicht angemessen mit Blut versorgt wird. Dadurch kann eine trockene, blasse Zunge entstehen. Auf das Herz bezogen kommt es häufig zu drei Manifestationen:

1. Die Zungenspitze ist häufig gerötet und zeigt mehr oder minder rote, feinkörnige Pünktchen. Eine leichte Rötung der Zungenspitze ist normal und wichtig, denn dies zeigt die Kommunikation des *Mingmen* mit dem Herzen an. Das physiologische Feuer des *Mingmen* führt zu einer leichten Rötung der Spitze. Ein starke Rötung jedoch deutet auf die Präsenz von Hitze im Herzen oder Herz-Feuer hin.
2. Leere Hitze im Herzen und eine Tendenz zu depressiven Stimmungen zeigt sich häufig bei blassen Zungen durch eine leicht nach unten gerollte Zungenspitze.
3. Meiner Meinung nach stellen eingekerbte bzw. eingezogene Zungenspitzen, die meist bei blassen Zungen zu finden sind, ebenfalls einen Herz-Blut-Mangel mit einer Tendenz zur Herz-Yin-Mangel dar. Es fehlt an Substrat, um die Zungenspitze auszufüllen und ihr die normale Form zu geben. Man denke an den gegenteiligen Fall einer sehr spitzen Zunge. Hier wurden die Säfte durch die bestehende Hitze stark geschädigt und auch deshalb ist nicht genug Substrat vorhanden, um die Spitze auszufüllen. In diesem Fall jedoch ist wesentlich mehr Hitze (oder Herz-Feuer) vorhanden, die die Zunge nach außen treibt.

Die eingekerbte Zunge ist immer ein Hinweis auf eine labile Gemütslage und einen schwachen *Shen*.

Obwohl ich für diese Zungenform keine Literaturhinweise gefunden habe, glaube ich, daß die folgende Interpretation ebenfalls möglich ist. Sie hat sich in meiner Praxis häufig bestätigt. Diese Einkerbung kann eine Dysfunktion des Uterus indizieren. Hierbei möchte ich an den *Bao Mai* erinnern[1]. Seine Funktion ist es, Herz-Qi und Blut zum Uterus zu senden. Das menstruelle Blut kann ohne Blockaden fließen, wenn dieses innere Gefäß frei ist, und so kann das Herz mit dem Uterus ohne Störungen kommunizieren. Durch diese Verbindung von Herz und Uterus ist es möglich, an der Zungenspitze die fehlende Ernährung des Uterus durch den *Bao Mai* zu erkennen. Die Einkerbung der Zungenspitze kann daher auch bedeuten, daß das Herz-Blut nicht ungestört zum Uterus fließt, daß eine Blockade des

---

1 Vgl. Flaws, B., Schwester Mond, Kötzting, 1995.

Chong Mai oder des *Bao Mai* vorhanden ist. Ich deute dies häufig als Blut-Stagnation im Uterus. Wenn dazu noch die Unterzungenvenen (siehe Kapitel 8) gestaut sind, bin ich mir meiner Diagnose sicher. Bei vielen Patientinnen mit diesem Zungentyp treten menstruelle Schmerzen auf. Durch diese Art der Diagnose konnte schon einige Male ein Myom diagnostiziert werden, bevor dies durch eine Ultraschalluntersuchung verifiziert wurde.

Blockade des Chong Mai

Zungenbeschreibung

- blaß, geschwollen, leichte Zahneindrücke
- **Einkerbung der Spitze**
- dünner, weißer Belag

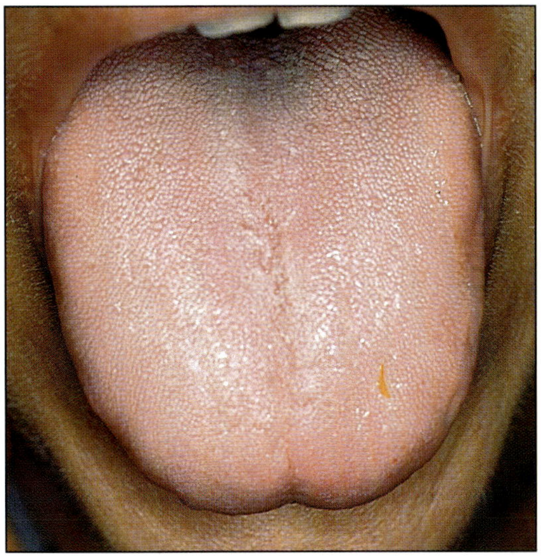

Abbildung 6.2.1: weiblich, 38 Jahre

chinesische Diagnose

- Milz-Qi-Mangel mit Retention von Feuchtigkeit und Blut-Mangel
- Herz-Blut-Mangel
- ohne pathologischen Befund

westliche Diagnose

- Unterfunktion der Schilddrüse

Symptome

- Kopfschmerzen seit 20 Jahren besonders bei der Menstruation
- morgendliche Übelkeit
- starke Müdigkeit
- Konzentrationsmangel

Krankheitsursachen

- familiäre Disposition
- lang anhaltende emotionale Probleme
- viel Grübeln

Zungenbeschreibung
- blaßrot, geschwollen

- leichte Rötung der Spitze
- **Einkerbung der Zungenspitze**

chinesische Diagnose
- Milz-Qi-Mangel mit Retention von Feuchtigkeit
- leere Hitze im Herzen
- Herz-Blut-Mangel, Blockade des *Bao Mai*

westliche Diagnose
- uterines Myom (4 x 6 cm)

Symptome
- Einschlafstörungen, Müdigkeit
- schmerzhafte Menstruation, lang anhaltende Tröpfelblutungen
- depressive Verstimmungen

Krankheitsursachen
- Sorgen
- Beziehungsprobleme
- zwei Abtreibungen

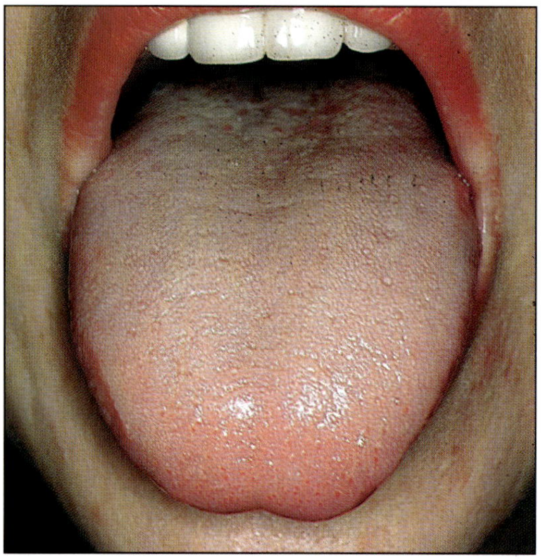

Abbildung 6.2.2: weiblich, 46 Jahre
(siehe Fallbesprechung A auf Seite 125)

Zungenbeschreibung
- blaßrot, weich
- Einkerbung der Spitze
- geschwollenes erstes Drittel
- tiefe Delle an der Zungenwurzel
- dünner, gelber Belag mit roten Punkten an der Zungenwurzel

chinesische Diagnose
- Milz-Qi-Mangel
- Herz-Blut-Mangel
- Herz-Qi-Mangel
- Nieren-Essenz-Mangel
- Hitze im Unteren Erwärmer

westliche Diagnose
- Menorrhagia

Symptome
- langanhaltende starke menstruelle Blutungen, Unterbauchschmerzen mit der Regel
- Unfruchtbarkeit

Krankheitsursachen
- lange bestehende emotionale Probleme

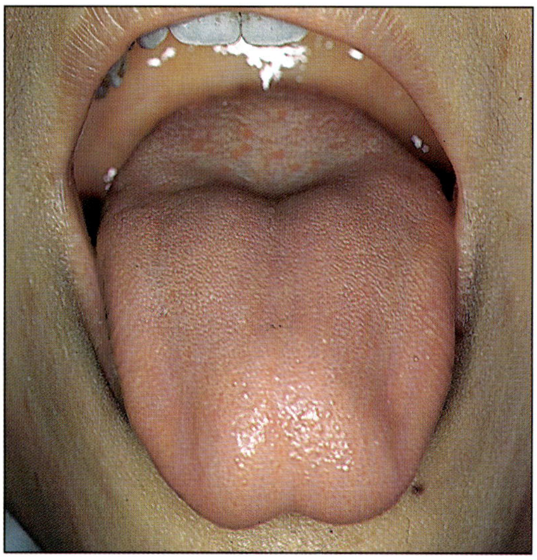

Abbildung 6.2.3: weiblich, 28 Jahre

Zungenbeschreibung

- blaß, etwas geschwollen
- nach unten gerollte Spitze, rote Punkte an der Spitze
- leichte Einkerbung der Spitze

chinesische Diagnose

- Milz-Qi-Mangel mit Retention von Feuchtigkeit
- leere Hitze im Herzen
- Herz-Blut Mangel

Symptome

- Schlafstörungen
- nächtliches Hitzegefühl
- Ärger, Wut und depressive Verstimmungen
- Husten
- Kurzatmigkeit, Erschöpfung

Krankheitsursachen

- ungewollte Ehescheidung
- Überarbeitung
- mangelnde Erholung nach der Geburt des ersten Kindes

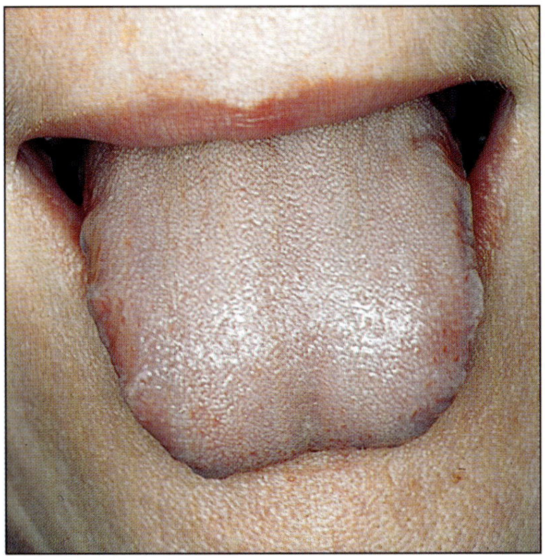

Abbildung 6.2.4: weiblich, 40 Jahre

Zungenbeschreibung

- blaß, leicht geschwollen
- leichte Einkerbung der Spitze
- dicker, gelber Belag an der Wurzel
- Delle am Zungengrund

chinesische Diagnose

- Milz- und Lungen-Qi-Mangel ⇒ Retention von Feuchtigkeit
- Herz-Blut-Mangel
- feuchte Hitze im Unteren Erwärmer
- Nieren-Essenz-Mangel

Symptome

- Depression, Niedergeschlagenheit, Weinanfälle
- Müdigkeit
- Appetitlosigkeit, Gewichtsabnahme

Krankheitsursachen

- Scheidung
- Mangel an Lebensfreude

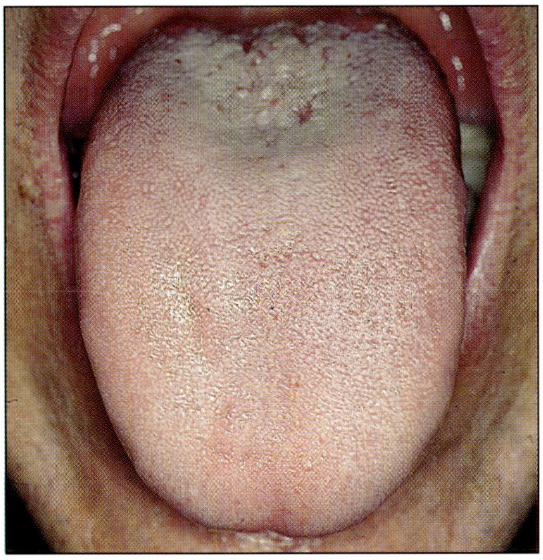

Abbildung 6.2.5: männlich, 57 Jahre (siehe Fallbesprechung B auf Seite 125)

■ **Zungenbeschreibung**
- blaß, geschwollen
- Schwellung im Zentrum
- Einkerbung der Spitze
- leicht erhabene rote Punkte an der Spitze

■ **chinesische Diagnose**
- Milz-Qi-Mangel mit Retention von Feuchtigkeit
- Retention von trübem Schleim im Magen
- Herz-Blut-Mangel
- Angriff durch akute Wind-Hitze

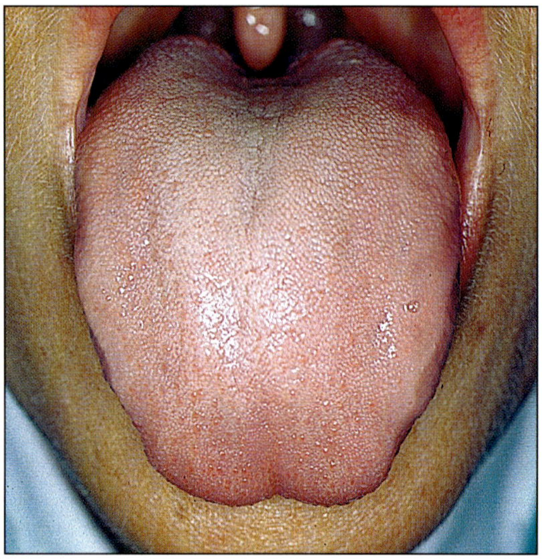

Abbildung 6.2.6: weiblich, 28 Jahre

■ **westliche Diagnose**
- allergische Rhinitis

■ **Symptome**
- Augenjucken
- Fließschnupfen
- Kopfschmerzen bei Wetterumschwung
- Müdigkeit
- gelegentlich depressive Verstimmungen

■ **Krankheitsursachen**
- beruflicher Streß
- unregelmäßige Ernährung

■ **Zungenbeschreibung**
- blaß, geschwollen
- trocken
- kleine, tiefe Risse im Zentrum und im ersten Drittel
- **tiefer Riß in der Spitze**

■ **chinesische Diagnose**
- Milz-Qi-Mangel mit Retention von Feuchtigkeit
- Säfte-Mangel im Magen
- beginnender Magen-Yin- und Lungen-Yin-Mangel
- Herz-Qi- und Herz-Yin-Mangel

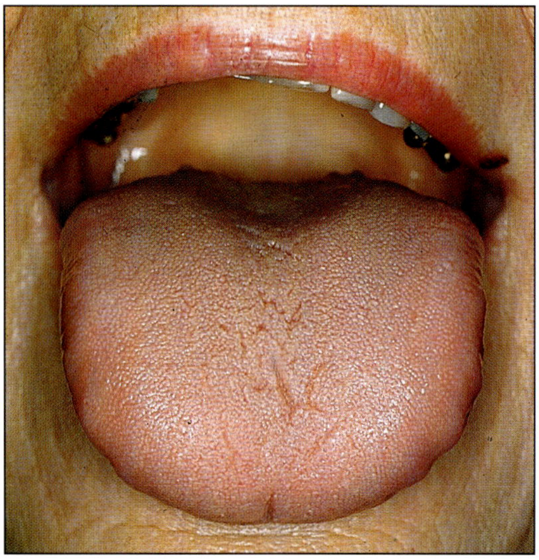

Abbildung 6.2.7: weiblich, 63 Jahre

■ **westliche Diagnose**
- Non-Hodgkin-Lymphome
- Rechtsherzinsuffizienz

■ **Symptome**
- starke Erschöpfung, Kurzatmigkeit
- innere Anspannung

■ **Krankheitsursachen**
- Zustand nach Chemotherapie, Bestrahlung und Milzexstirpation

F Exemplarische Fallbesprechung A

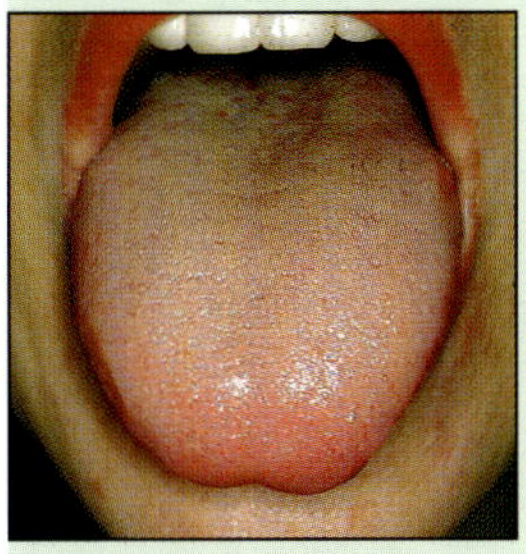

Abbildung 6.2.2

Bei einer Routineuntersuchung wurde bei der 46 Jahre alten Journalistin ein uterines Myom festgestellt. Ihre Menstruation hatte sich in den letzten sechs Monaten verändert. Die verstärkte Blutung und die lang anhaltenden Tröpfelblutungen waren der Patientin aufgefallen. Gelegentlich empfand sie Druckschmerzen im Unterbauch. Die Patientin hatte einige schwierige emotionale Beziehungen hinter sich und war sehr verunsichert, was ihre sexuellen Bedürfnisse anging. Sie war unruhig, unzufrieden und litt an depressiven Verstimmungen. Die Zunge war von normaler Farbe, leicht geschwollen und zeigte eine Einkerbung der Spitze. Die Unterzungenvenen waren leicht gestaut. Die Pulse waren leer (*xu*) und leicht schlüpfrig *(hua)*.

Analyse

Die ständigen Sorgen, Gedanken und Selbstanalysen aufgrund schmerzhafter Liebesbeziehungen schwächten das Milz-Qi und das Herz-Blut der Patientin. Die Einschlafprobleme und die depressiven Verstimmungen sind auf diese Mangel-Zustände zurückzuführen. Das Myom ist das Resultat einer Blut-Stagnation im Uterus. Die beiden Abtreibungen, die die Patientin im 30. und 35. Lebensjahr hatte vornehmen lassen, haben wahrscheinlich zu einer Verletzung des *Chong Mai* geführt. Dieses außerordentliche Gefäß kontrolliert u.a. den Blutfluß im Uterus, reguliert den menstruellen Zyklus und verhindert Blutstagnation im Uterus. Außerdem begünstigen ein Qi- als auch ein Blut-Mangel die Entstehung von Blut-Stagnation. Denn schwaches Qi bewegt das Blut nicht ausreichend. „Blut ist die Mutter des Qi“. Deshalb wird bei lange bestehendem Blut-Mangel das Qi nicht ausreichend vom Blut ernährt, was sich zu einer Blut-Stagnation weiterentwickeln kann. Die leeren, etwas schlüpfrigen Pulse unterstützen diesen Befund.

F Exemplarische Fallbesprechung B

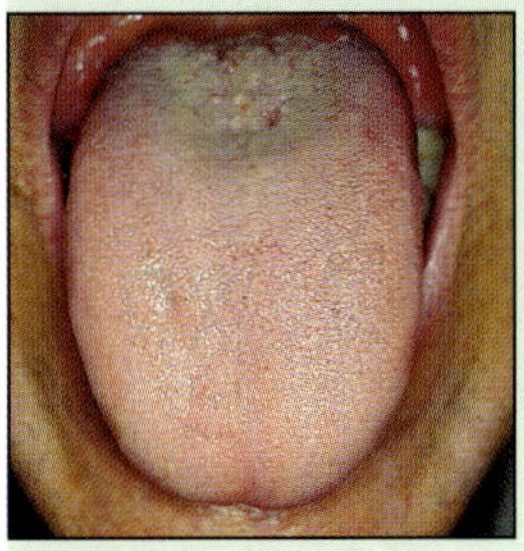

Abbildung 6.2.5

Herr G., 57 Jahre alt, begann nach seiner Scheidung ein völlig neues Leben. Er begann eine neue Ausbildung, kaufte sich ein Haus und renovierte es eigenhändig. Dann begannen Phasen von starken Depressionen. Sie waren gekennzeichnet durch Weinanfälle, Hoffnungslosigkeit und Antriebslosigkeit. Suizid-Gedanken traten auf. Er war sehr müde, litt an Appetitlosigkeit und verlor an Gewicht. Die Zunge war blaß und zeigte eine Einkerbung der Spitze. Die Pulse waren sehr schwach (*ruo*) und tief (*chen*).

Analyse

Die Kombination aus einem Mangel an Nieren-Essenz, an Milz-Qi und der daraus resultierende Herz-Blut-Mangel führen in diesem Fall zu einer Schwäche des *Jing-Shen*. Nach den vollzogenen Veränderungen in seinem Leben stürzte sich Herr G. sofort in große Aktivitäten, um die Leere in seinem Leben zu überbrücken. Er beanspruchte seine energetischen Ressourcen im Übermaß. Dadurch wurde die Nieren-Essenz, die in diesem Alter durch Kontemplation und einen ruhigen Lebensrhythmus konserviert werden sollte, stark geschwächt und das manifestierte sich in reduzierter Vitalität. Die schwachen Pulse und die Delle am Zungengrund zeigten dies sehr deutlich an. Die gleichzeitige körperliche Belastung durch die Hausrenovierung schwächte Lungen- und Milz-Qi. Blut wird im Herzen produziert und es bedarf dazu der Essenzen aus der Nahrung, die durch die Aktivität des Milz-Qi gewonnen werden. Diese werden durch die Mithilfe des Ursprungs-Qi im Herzen zu Blut umgewandelt. Ein Milz-Qi-Mangel kann deshalb sehr leicht zu einem Herz-Blut-Mangel führen, was diagnostisch an der Einkerbung der Zungenspitze sichtbar wird.

Die Einkerbung an der Zungenspitze zeigt in diesem Fall an, daß das Herz-Blut nicht ungestört zum Uterus fließt und daß eine Blockade des *Chong Mai* oder des *Bao Mai* vorhanden ist. Die schmerzhafte Menstruation als auch die langanhaltenden Tröpfelblutungen sind ein Hinweis auf diese Blockade.

R *Resümee*

Es kann allgemein festgestellt werden, daß Patienten mit einem Milz-Qi-Mangel – neben einer Entwicklung von Feuchtigkeit – eine Tendenz zum Herz-Blut-Mangel entwickeln können. Dies entsteht besonders in der Kombination von emotionaler Überforderung und körperlicher Überanstrengung. Die Einkerbung der Zungenspitze stellt ein wichtiges Indiz für dieses Mangel-Syndrom dar.

6.3 Zungenzeichen bei Hitze im Herzen

Kommunikation zwischen Mingmen und dem Herzen

Eine leichte Rötung der Zungenspitze entsteht durch eine Rötung der feinkörnigen Papillen an der Spitze. Dies ist normal, wenn sie bei einer blaßroten oder blassen Zunge auftritt. Sie zeigt, daß die Kommunikation zwischen dem *Mingmen* und dem Herzen nicht gestört ist. Das *Mingmen* wärmt das Herz und unterstützt es in seiner Funktion den *Shen* (Geist) zu verankern. Eine blasse Zunge ohne diese leichte Rötung deutet oft auf einen schwachen *Shen* oder auch einen Herz-Qi/Yang-Mangel hin.

Bei inneren Erkrankungen verbindet man das Erscheinen einer stark geröteten Spitze mit Herz-Feuer oder Hitze im Herzen. Je intensiver rot der Zungenkörper, desto schwerwiegender wird die gerötete Spitze zu bewerten sein und sich ohne Zweifel in einer starken Symptomatik bemerkbar machen. Neben starken Palpitationen, Mundgeschwüren und Hitzegefühlen werden innere Unruhe und extreme Schlafstörungen eintreten. Der Patient wird agitiert und seine mentale Klarheit durch das Herz-Feuer eingeschränkt sein. Bei extremer Hitze kann es neben der Rötung auch zu einer leichten Schwellung der Zungenspitze kommen. In diesem Fall verklumpt die Hitze die Flüssigkeiten, die sich dann zu Schleim-Feuer im Herzen entwickeln, was schlimmste mentale Erkrankungen nach sich ziehen kann.

Hitze im Herzen entsteht durch zu viel Streß, einen hektischen Lebensrhythmus in Kombination mit einem unausgefüllten emotionalen Leben. Ständiger Kummer und Sorgen über Jahre treiben langsam die Entstehung dieser Hitze voran. Deshalb treten bei Patienten mit dieser Zungenpräsentation fast immer Schlafstörungen auf. Jeder Mensch leidet einmal darunter, daß er vor Sorgen oder vielen Gedanken einfach nicht einschlafen kann. Die ständigen Gedanken können für eine kurze Zeit zu Hitze im Herzen führen, die eine Verankerung des *Shen* unmöglich macht. Schon nach wenigen Wochen kann dies aber eine Rötung der Zungenspitze nach sich ziehen.

Durch extreme Lebenssituationen oder Erlebnisse kann sich das Herz-Feuer sehr schnell entzünden. Drogenkonsum von Ecstasy oder Kokain, aber auch schwerer Schock sind Beispiele dafür.

Allgemein kann gesagt werden, daß die Intensität der Zungenrötung des ganzen Zungenkörpers in Beziehung zu der Rötung der Spitze gesehen werden muß. Bei einer blassen Zunge wird das Herz-Feuer nicht solche starken Ausmaße wie bei einem roten Zungenkörper annehmen.

An dieser Stelle muß darauf hingewiesen werden, diese Rötung nicht mit den roten Punkten an der Zungenspitze zu verwechseln, die bei einem Angriff von äußerer Wind-Hitze entstehen. Nicht immer, aber doch häufig, sind diese roten Punkte sehr viel grobkörniger, größer und deutlich intensiver rot als bei Hitze im Herzen.

Sie sind nicht nur an der Zungenspitze, sondern auch im Lungenareal zu sehen. Hier ist die Hitze noch an der Oberfläche und zeigt sich durch einen akuten Infekt wie Tonsillitis, Bronchitis usw.

Eine tiefrote Zunge mit stark geröteter Spitze kann ebenso eintreten, wenn toxische Hitze in die *Ying* (Nähr)- und/oder Blut-Schicht eingedrungen ist. Eine Unterscheidung fällt hier leicht wegen der eindeutigen akuten Symptomatik, die eintreten wird: hohes Fieber, Hautausschläge, plötzliche Blutungen aus der Nase, Blut im Urin usw., neben innerer Unruhe, Bewußtseinsverlust bis hin zum Koma. In Kapitel 9 werden zum Vergleich Zungen vorgestellt, bei denen rote Punkte an der Zungenspitze durch Wind-Hitze und/oder toxische Hitze entstanden sind.

Bei lange bestehender Hitze im Herzen kann es neben der Rötung der Zungenspitze auch zu Veränderung ihrer Form kommen. Dabei scheinen zwei Mechanismen aktiv zu werden:

a) die vor sich hinköchelnde Hitze verdunstet einen Teil der Säfte. Das Blut, das im Herzen gebildet wird, wird ja durch die Körperflüssigkeiten (*Jin Ye*) verdünnt. Dadurch bleibt das Blut flüssig und gibt der Zunge und besonders der Spitze ihre weiche, elastische und runde Form. Bei konstanter Hitze wird die Zungenspitze nicht mehr von Blut und Säften ernährt. Die Rundung der Zunge verschwindet und eine zugespitzte Form entsteht.

b) Zu dieser Zungenformation könnte auch die Tatsache beitragen, daß die Hitze, die noch intakten Säfte stark bewegt und nach „außen" treibt. Dies wurde schon einmal an dem Beispiel der langen Zungen gezeigt. Die Hitze bewegt das Blut so stark, daß neben der Rötung der Spitze diverse Ausstülpungen oder zipfelartige Formen entstehen. Dies wird an den folgenden Bildern gezeigt.

Bei Patienten mit diesen Zungenzeichen liegen fast immer psychische Störungen oder Erkrankungen vor. Falls noch keine sichtbaren Zeichen einer *Shen*-Störung wahrzunehmen sind, kann ein Patient mit dieser Zungenform aber eine Tendenz aufweisen, psychisch aus dem Gleichgewicht zu geraten.

■ **Zungenbeschreibung**
- blaß, etwas dünn zur Spitze hin
- lang
- **eingezogene, abgeflachte, gerötete Spitze** mit Einkerbung und dünnem Riß an der Spitze

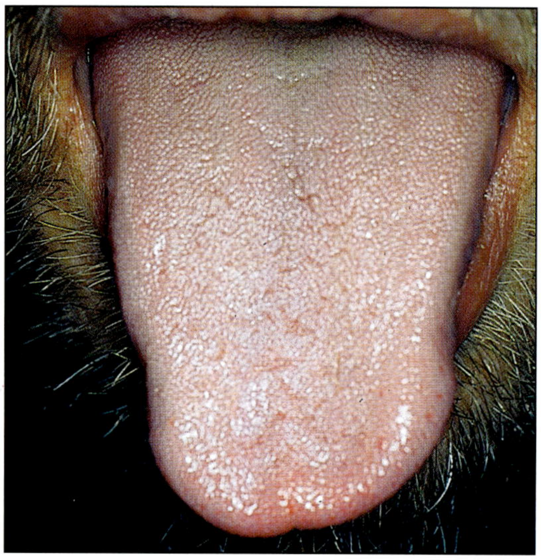

Abbildung 6.3.1: männlich, 47 Jahre

■ **chinesische Diagnose**
- Herz-Blut-Mangel mit leerer Hitze im Herzen
- konstitutionelle Schwäche des Funktionskreises Herz
- beginnender Herz-Yin-Mangel

■ **Symptome**
- Einschlaf- und Durchschlafstörungen
- sexuelle Träume
- Beziehungsunfähigkeit
- gelegentliche Nachtschweiße

■ **Krankheitsursache**
- übermäßige Masturbation

■ **Zungenbeschreibung**
- blaßrot
- lang, schmal
- **rote, abgeflachte Spitze mit roten Punkten**

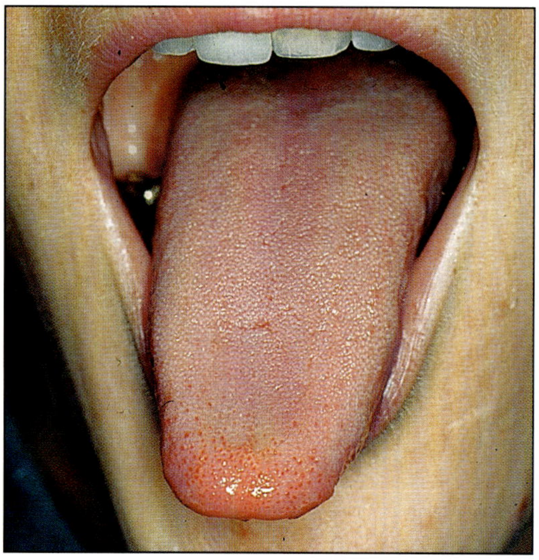

Abbildung 6.3.2: weiblich, 34 Jahre

■ **chinesische Diagnose**
- ohne pathologischen Befund
- konstitutionelle Schwäche des Funktionskreises Herz, beginnender Mangel an Körpersäften
- Herz-Blut-Mangel mit Hitze im Herzen

■ **westliche Diagnose**
- Lichen sclerosus et atrophicus seit dem 16. Lebensjahr

■ **Symptome**
- Nachtschweiße, starkes Schwitzen auf der Brust
- starkes Hautjucken
- Bläschenbildung auf der Haut
- starke Unterbauchschmerzen während der Menses

■ **Krankheitsursache**
- nicht klar

■ **Zungenbeschreibung**
- blaßrot
- **nach oben gerollte, rote Spitze**
- leichter Mittelriß
- öliger, hellgelber Belag

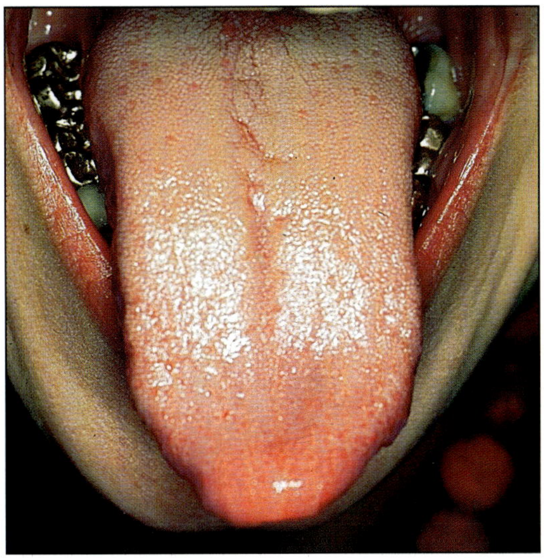

Abbildung 6.3.3: weiblich, 36 Jahre

■ **chinesische Diagnose**
- ohne pathologischen Befund
- Hitze im Herzen
- Magen-Yin-Mangel
- Retention von trüber Feuchtigkeit

■ **Symptome**
- starke Magenschmerzen durch Streß, Druck im Magen
- Einschlafstörungen und frühes Aufwachen
- Müdigkeit
- Knieschmerzen durch Belastung

■ **Krankheitsursachen**
- Kaffeeabusus
- unregelmäßige Ernährung
- Beziehungsprobleme

■ **Zungenbeschreibung**
- blaßrot, normal
- leicht bläulich
- **abgeflachte, nach oben gerollte rote Spitze mit roten Punkten**
- trockener, weißer, dünner Belag

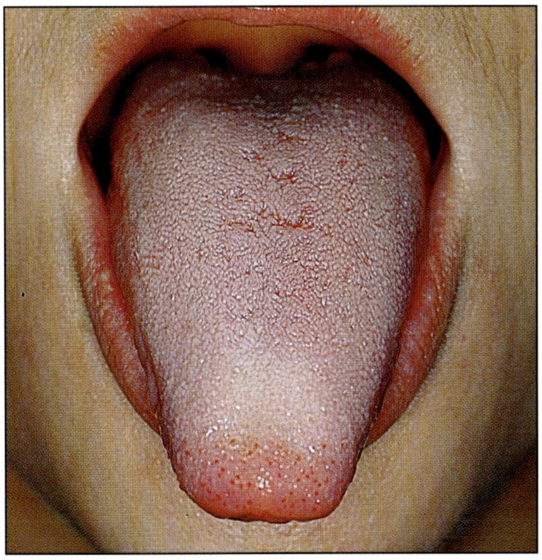

Abbildung 6.3.4: weiblich, 44 Jahre

■ **chinesische Diagnose**
- ohne pathologischen Befund
- leichte Blut-Stagnation
- Herz-Blut-Mangel mit Hitze im Herzen
- leichter Mangel an Körpersäften

■ **westliche Diagnose**
- Schuppenflechte

■ **Symptome**
- innere Anspannung und starkes Lampenfieber, Nervosität
- Rückenschmerzen

■ **Krankheitsursache**
- Ehescheidung
- Überarbeitung

■ **Zungenbeschreibung**
- rötlich
- lang
- zugespitze Zungenspitze, leicht gerötet mit roten Punkten

■ **chinesische Diagnose**
- leichter Nieren-Yin-Mangel
- konstitutionelle Schwäche des Funktionskreises Herz
- leere Hitze im Herzen

■ **Symptome**
- Haarausfall
- Mundtrockenheit
- reduzierte menstruelle Blutung
- Zittern der Hände
- Müdigkeit
- Rückenschmerzen

■ **Krankheitsursache**
- Überarbeitung
- zwei Abtreibungen

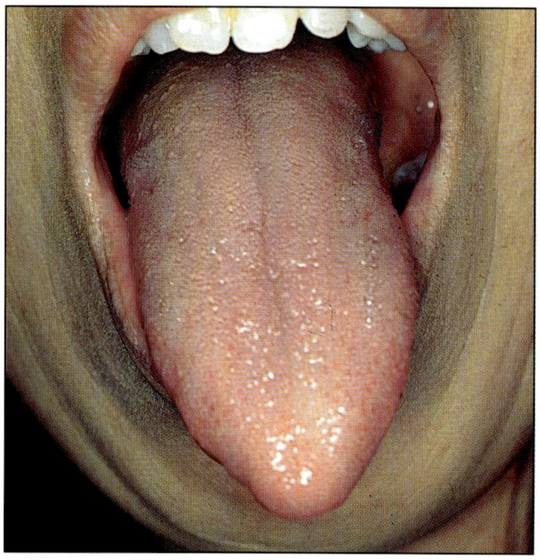

Abbildung 6.3.5: weiblich, 38 Jahre

■ **Zungenbeschreibung**
- blasser Zungenkörper und blasse Ränder
- **leicht zugespitzte rote Spitze**
- alter, gelber, trockener Belag

■ **chinesische Diagnose**
- Milz-Qi- und Leber-Blut-Mangel
- leere Hitze im Herzen
- Hitze im Magen und beginnender Magen-Yin-Mangel

■ **Symptome**
- Müdigkeit
- Depression, starke Angst vor dem Sterben
- Schlaflosigkeit
- Schwäche und Schwere des linken Beines

■ **Krankheitsursache**
- Zustand nach Schlaganfall

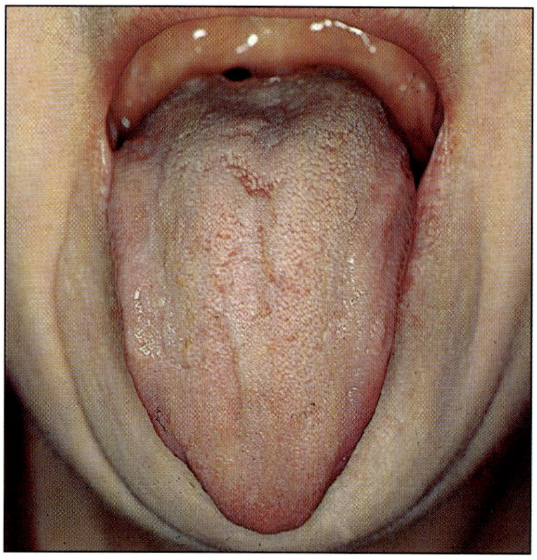

Abbildung 6.3.6: weiblich, 75 Jahre

Zungenbeschreibung
- blaßrot
- blasse Ränder
- **gerötete, zugespitzte Spitze**
- trockener, heller Belag

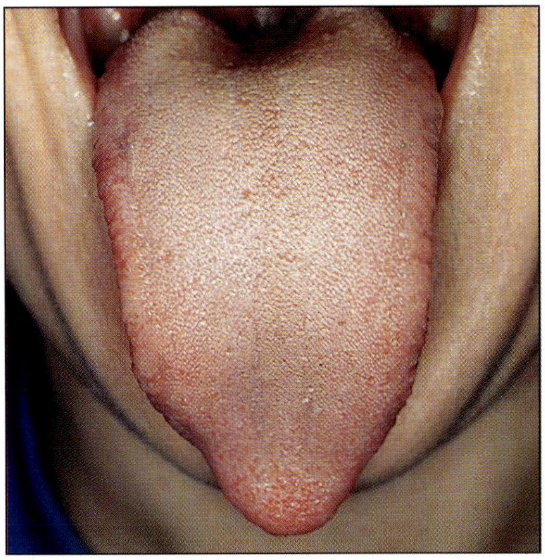

Abbildung 6.3.7: weiblich, 46 Jahre

chinesische Diagnose
- ohne pathologischen Befund
- Leber-Blut-Leere
- Herz-Blut- und Yin-Mangel mit Hitze im Herzen
- leichte Trockenheit der Säfte im Magen

westliche Diagnose
- chronische Polyarthritis

Symptome
- Palpitationen
- Schlafstörungen seit zehn Jahren, wacht innerlich überdreht auf
- Schmerzen und Schwellungen der Hand- und Fußgelenke
- Rückenschmerzen

Krankheitsursache
- langjährige Beziehungsprobleme
- berufliche Überforderung

Zungenbeschreibung
- rötlicher, langer Zungenkörper
- **rote, zugespitzte Spitze mit tiefroten Punkten**
- dünner, trockener, weißer Belag mit wurzellosem Belag am Zungengrund

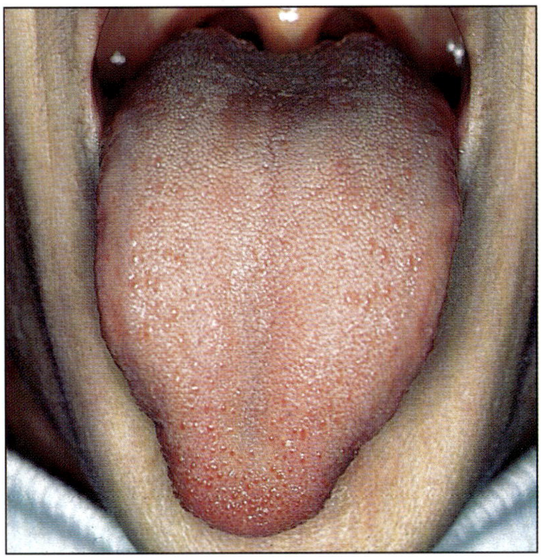

Abbildung 6.3.8: weiblich, 35 Jahre

chinesische Diagnose
- konstitutionelle Hitze im Herzen
- Herz-Feuer
- beginnender Mangel an Körpersäften und Magen-Yin-Mangel

westliche Diagnose
- manische Depression

Symptome
- kein Schlafbedürfnis
- innere Unruhe
- Antriebssteigerung
- Appetitlosigkeit
- starker Durst

Krankheitsursache
- familiäre Disposition

- **Zungenbeschreibung**
  - blaßrot
  - blasse Ränder
  - viele kleine Risse
  - **rote Spitze mit Zipfelbildung**
  - Delle am Zungengrund

- **chinesische Diagnose**
  - ohne pathologischen Befund
  - Leber-Blut-Mangel
  - Magen-Yin-Mangel
  - Hitze im Herzen
  - Nieren-Essenz-Mangel

- **westliche Diagnose**
  - Zwangsneurose

- **Symptome**
  - Zuckungen der Gesichtsmuskulatur
  - plötzliche Angstzustände
  - Schlafstörungen

- **Krankheitsursache**
  - Zustand nach Hysterektomie

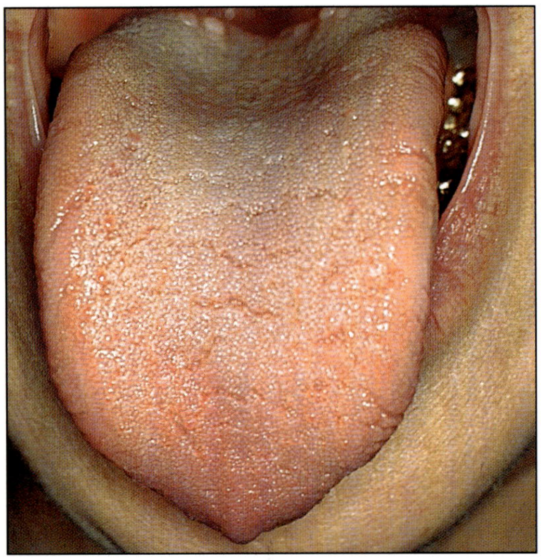

Abbildung 6.3.9: weiblich, 52 Jahre

- **Zungenbeschreibung**
  - rot, mit roten Rändern
  - **lang**
  - **rote, zugespitzte Spitze**
  - trockener, weißer Belag

- **chinesische Diagnose**
  - Nieren-Yin-Leere mit aufsteigendem Leber-Yang
  - konstitutionelle Hitze im Herzen
  - Herz-Feuer
  - Mangel an Körpersäften

- **westliche Diagnose**
  - Zwangsneurose

- **Symptome**
  - kann die Augen nicht öffnen
  - starke Stirnkopfschmerzen
  - Gereiztheit
  - Depression
  - Durchschlafstörungen

- **Krankheitsursache**
  - Schock im Krieg

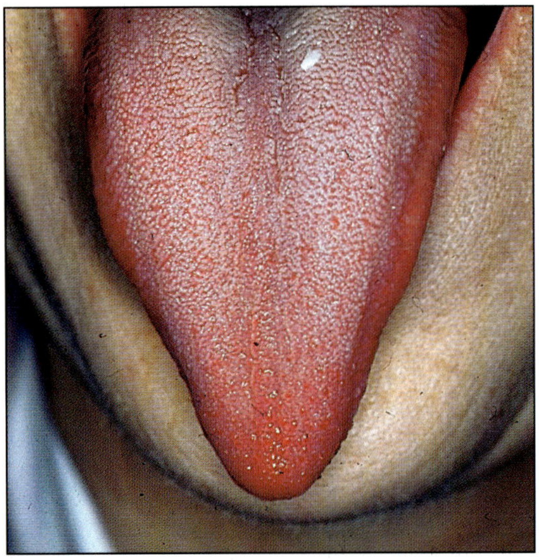

Abbildung 6.3.10: weiblich, 70 Jahre
(siehe Fallbesprechung auf Seite 133)

F Exemplarische Fallbesprechung

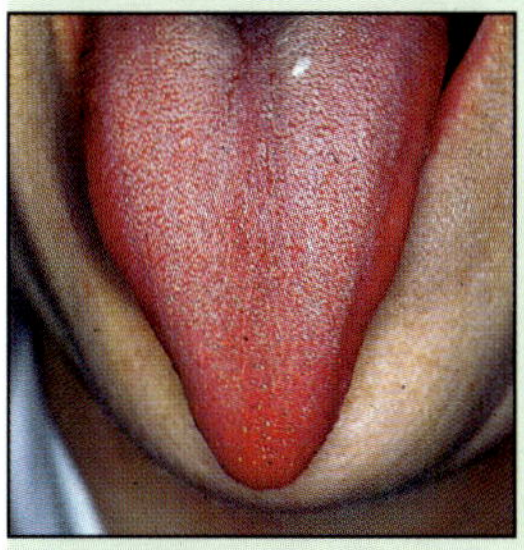

Abbildung 6.3.10

Frau R., 70 Jahre alt, leidet seit über zehn Jahren an einer Zwangsneurose. Sie hält den ganzen Tag die Augen krampfhaft geschlossen, was ihr Stirnkopfschmerzen verursacht. Sie hat keinerlei Probleme mit der Sehkraft und kann die Augen öffnen, um ihrem Mann das Essen zuzubereiten, Näharbeiten zu verrichten oder ein Buch zu lesen. Sonst ist sie aber von ihrem Mann abhängig, der sie überall hin begleiten muß. Sie ist ärgerlich, sehr gereizt und dann wieder depressiv, weil ihr niemand helfen kann. Sie beklagt sich ständig über ihr Schicksal. Sie schläft schlecht. Körperlich geht es ihr aber sehr gut. Sie ist sonst noch nie krank gewesen. Die Patientin gab an, daß sie ihr ganzes Leben hindurch immer mit einem labilen Gemütszustand zu kämpfen hatte. Die rote, zugespitze Zungenform ist sehr auffällig. Die Pulse waren voll (*shi*), drahtig (*xian*) und schnell *(shuo)*.

Analyse

Die labile Gemütslage, unter der sie schon als Kind und junge Frau litt, ist eine typische Indikation für eine konstitutionelle Schwäche des Funktionskreises Herz. Als junge Frau wurde sie Zeugin der Bombardierung Hamburgs, was für sie ein schwerer Schock war, von dem sie sich nie richtig erholen konnte. Mentaler Schock zerstreut das Herz-Qi. In einem solchen Moment wird Nieren-Essenz freigesetzt, um den momentanen Verlust und eine mögliche Blockade des Herz-Qi aufzufangen. Deshalb kann jeder Schock zu einer Schwächung der Nieren-Essenz führen. Bei dieser Patientin verursachte dieses Erlebnis eine Hitze-Bildung im Herzen und einen Herz-Yin-Mangel, den ihre schon vorhandene Disposition begünstigte. Die Patientin versuchte, sich über die Jahre zu beherrschen und ihre Gefühle immer mehr zu unterdrücken. Dies war ihr sehr wichtig, da sie durch die Strenge des Ehemanns stark eingeschüchtert war. So entwickelte sich die Hitze im Herzen zu Herz-Feuer. Die ebenso bestehende Leber-Qi-Stagnation, die sich langfristig zu einer Leber-Hitze umwandelte, war deutlich fühlbar an dem drahtigen Puls. Über lange Zeit kann eine derartige Pathologie auch das Leber-Yin und Nieren-Yin schädigen, was aufsteigendes Leber-Yang erzeugt. Es ist interessant, daß die Region der Störung die Augen betrifft. Der *Hun*, der spirituelle Aspekt der Leber, wird durch Leber-Blut und Leber-Yin verankert. Während des Tages „wandert" der *Hun* zu den Augen, so daß der Mensch sehen kann. Gleichzeitig ist dieser Aspekt auch verantwortlich für die innere Einsicht als auch für ein harmonisches emotionales Leben. *Shen* und *Hun*, die beide durch Blut und Yin genährt und verankert werden, sind bei dieser Patientin nicht mehr im Gleichgewicht. Der Nieren-Yin- und Nieren-Essenz-Mangel führen zu einer weiteren Disharmonie des *Shen*. Daher ist die Prognose für eine Verbesserung oder gar Heilung der Neurose aus chinesischer Sicht recht ungünstig.

R Resümee

Stark gerötete als auch extrem zugespitzte Zungenspitzen deuten immer auf Hitze oder Feuer im Herzen hin. Aufregung und Sorgen können bei Menschen mit diesen Zungenzeichen akute innere Unruhe, Angstzustände oder Depressionen auslösen. In diesem Fall ist es wichtig, Maßnahmen zu ergreifen, die den Geist besänftigen.

KAPITEL 7

Zungenzeichen bei Stö
Funktionskreises Leber

7.1 Zungenzeichen bei L
Exemplarische Fallbe
7.2 Zungenzeichen bei L
Exemplarische Fallbe
7.3 Zungenzeichen bei i
Exemplarische Fallbe
7.4 Zungenzeichen bei L
Exemplarische Fallbe

Siebtes Kapitel

KAPITEL 8

KAPITEL 9

KAPITEL 10

7 Zungenzeichen bei Störungen des Funktionskreises Leber

7.1 Zungenzeichen bei Leber-Yang/-Feuer

Bislang wurde einzeln auf die Yin-Mangel-Zeichen der *Zang* und des Magens eingegangen. Der Funktionskreis Leber fällt ein wenig aus dieser Struktur heraus, weil es kein eigenständiges Syndrom des Leber-Yin-Mangels gibt. Dieser tritt entweder in Kombination mit einem Leber-Blut-Mangel oder einem Nieren-Yin-Mangel auf. Das Leber- und das Nieren-Yin haben eine gemeinsame Wurzel: die Nieren-Essenz. Beide *Zang* werden von dieser ernährt. Ein Nieren-Yin-Mangel wird deshalb immer einen Mangel des Leber-Yin nach sich ziehen. Aber auch ein lange bestehender Leber-Blut-Mangel kann zu einem Leber-Yin-Mangel führen.

Wird das Leber-Yang nicht genügend durch das Nieren-Yin- und Leber-Yin kontrolliert, dann steigt es nach oben zum Kopf auf. Aus dem Yin-Mangel entwickelt sich also eine Fülle des Yang. Kopfschmerzen, Schwindel und Tinnitus sind einige Symptome des aufsteigenden Leber-Yang. Gleichzeitig können ein trockener Mund und Rachen sowie trockene Augen einen Mangel an Nieren- und Leber-Yin anzeigen.

Bei aufsteigendem Leber-Yang oder Leber-Feuer sind die Zungenränder stärker gerötet als der übrige Zungenkörper und gelegentlich auch geschwollen. Diese Schwellung und Rötung erstreckt sich über die gesamte Länge des Zungenkörpers (siehe Abbildung 7.1.2).

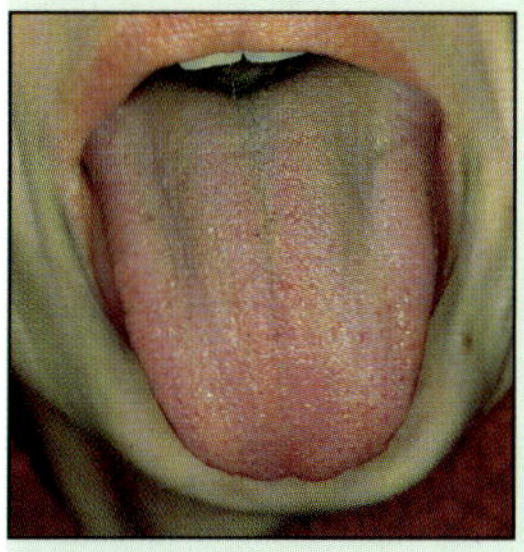

Abbildung 7.1.2

Durch die Dynamik des Yang bzw. des Feuers werden Qi und Blut so kräftig im Körper bewegt, daß plötzliche Wutausbrüche, Nasenbluten, ein rotes Gesicht oder plötzlicher Schwindel entstehen können. Diese Bewegung manifestiert sich auch in der Zungenfarbe und -form. Der Zungenkörper ist rot – besonders bei Leber-Feuer – und zeigt damit die große Hitze an, die das Blut stark bewegt. Die Bewegung durch das Leber-Yang manifestiert sich an den Rändern, dem Zungenareal der Leber, als Rötung (Yang) und Schwellung (starke Bewegung des Blutes und der Säfte).

Es ist schwierig, aufsteigendes Leber-Yang und Leber-Feuer allein aufgrund der Zungendiagnose voneinander zu unterscheiden. Wenn es sich um Leber-Feuer handelt, sind der Zungenkörper und vor allem die Zungenränder in der Regel tiefrot und trockener als bei aufsteigendem Leber-Yang. Dieses Syndrom ist charakterisiert durch Fülle-Hitze in der Leber. Die trockene Zunge entsteht durch die starke Hitze-Entwicklung, die die Säfte schädigt.

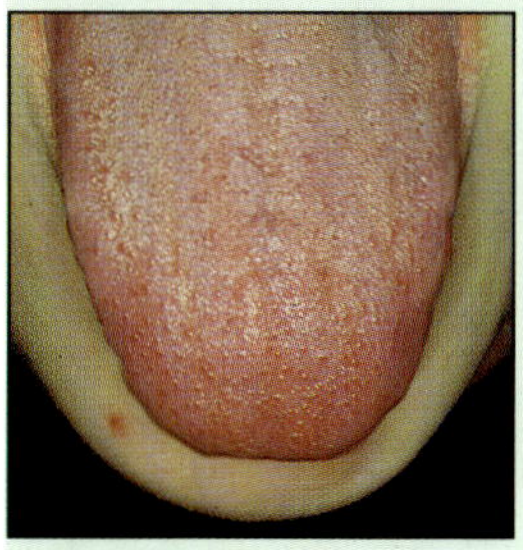

Abbildung 7.1.1

Eine exakte Differenzierung zwischen Leber-Feuer und aufsteigendem Leber-Yang kann aber nur aufgrund der bestehenden Symptomatik in Verbindung mit dem Befund der Zunge vorgenommen werden. Aufsteigendes Leber-Yang entwickelt sich hauptsächlich aus einem Mangel des Nieren-Yin, durch den es in Fülle gerät. Die Zunge ist ebenfalls rot, weist aber gleichzeitig Risse im Zungenkörper oder einen abgepellten Belag auf.

Gelegentlich finden sich auch rote Punkte an den Zungenrändern, die seitlich in einer schmalen Linie verlaufen (siehe Abbildung 7.1.1). Diese können ein Hinweis sowohl auf bestehendes Leber-Feuer als auch auf aufsteigendes Leber-Yang sein und deuten auf eine Hitze-Entwicklung der Leber hin. Diese Punkte müssen aber von denen unterschieden werden, die nur medial an den Zungenrändern gelegen sind. Sie zeigen Hitze im Magen an. Sie treten aber nur sehr selten auf (siehe Abbildung 10.2.1.10).

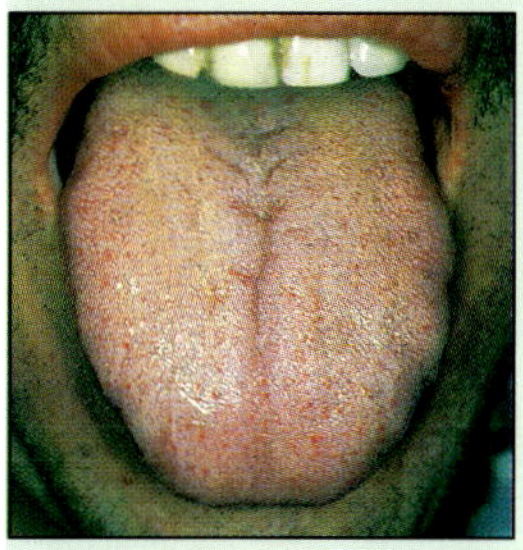

Abbildung 10.2.1.10

Wird das Yin bzw. das Leber-Yin nicht ausreichend durch das Leber-Blut ernährt, resultieren daraus ebenfalls eine Hitze-Entwicklung der Leber sowie aufsteigendes Leber-Yang. Obwohl sich so eine Fülle der Leber entwickelt, bleibt der Zungenkörper oftmals blaß und gelegentlich dünn. Die Ränder sind jedoch rötlich, rot oder weisen rote Punkte an den Seiten auf. Besonders Frauen, die während ihrer Menstruation oder durch einen verkürzten Zyklus sehr viel Blut verlieren, geraten schnell in die Situation eines Leber-Blut- bzw. Yin-Mangels. Häufige Kopfschmerzen an der Schläfe und Migräne, die in Beziehung zur Menstruation stehen, zeigen in diesem Fall die aufsteigende Bewegung des Leber-Yang an.

Analyse

Hierzu muß angemerkt werden, daß diese typischen Zeichen für ein aufsteigendes Leber-Yang nicht immer an der Zunge sichtbar sind. Der Pulsbefund und die Symptomatik muß dann zu einer Verifizierung der Diagnose herangezogen werden.

Zungenbeschreibung
- blaß
- **rote Punkte entlang den Seiten und an der Spitze**

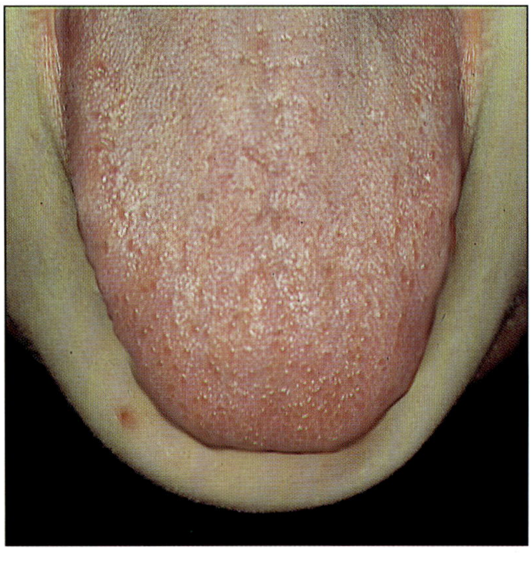

Abbildung 7.1.1: weiblich, 28 Jahre

chinesische Diagnose
- Blut-Mangel
- aufsteigendes Leber-Yang und Hitze im Herzen

westliche Diagnose
- chronische Migräne

Symptome
- Dauerkopfschmerz an den Schläfen, Migräne mit starker Übelkeit
- verkürzter menstrueller Zyklus mit starker Blutung

Krankheitsursache
- familiäre Disposition

■ **Zungenbeschreibung**
- etwas blaß
- etwas steifer, rauher Zungenkörper
- **Schwellung entlang der Seiten mit roten Punkten**
- **Einkerbung der Zungenspitze mit roten Punkten**

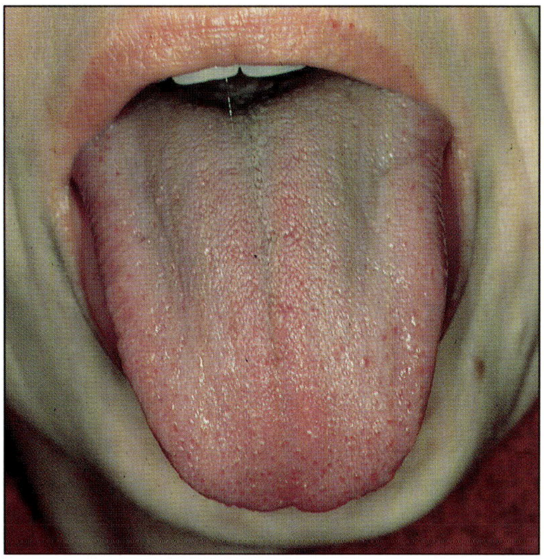

Abbildung 7.1.2: weiblich, 44 Jahre

■ **chinesische Diagnose**
- Blut-Mangel
- leichter Yin-Mangel
- aufsteigendes Leber-Yang

- Herz-Blut-Mangel mit Hitze im Herzen

■ **Symptome**
- Panikanfälle
- nächtliches Aufwachen mit Herzklopfen und Nachtschweißen, Alpträume
- Zittern des Kopfes in Ruhe
- verkürzte Regel durch Streß
- Erschöpfung

■ **Krankheitsursache**
- lange bestehende emotionale Probleme

■ **Zungenbeschreibung**
- rötlicher Zungenkörper
- **rote aufgerollte Ränder**
- gerötetes Zentrum mit Rissen bis zur Zungenspitze
- nach unten gerollte Zungenspitze

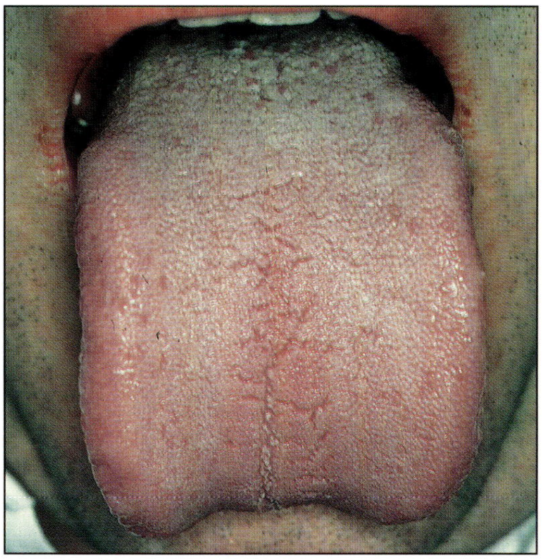

Abbildung 7.1.3: männlich, 44 Jahre

■ **chinesische Diagnose**
- Nieren-Yin-Mangel
- aufsteigendes Leber-Yang
- Magen-Hitze und Magen-Yin-Mangel mit Hitze im Herzen
- leere Hitze im Herzen

■ **westliche Diagnose**
- Migräne seit 20 Jahren

■ **Symptome**
- vernichtender Kopfschmerz mit starken Hitzegefühlen im Kopf
- innere Unruhe
- Sodbrennen
- Magenschmerzen bei Streß
- gelegentliche Nachtschweiße

■ **Krankheitsursachen**
- familiäre Disposition
- berufliche Unzufriedenheit
- starke Opferhaltung

■ **Zungenbeschreibung**
- blaßrot, breit, dünn, trocken
- **aufgerollte Ränder mit starker Rötung der Ränder im ersten Drittel und rote Punkte an den Seiten**
- alter, öliger, blaßgelber Belag
- wurzelloser, roter Zungengrund

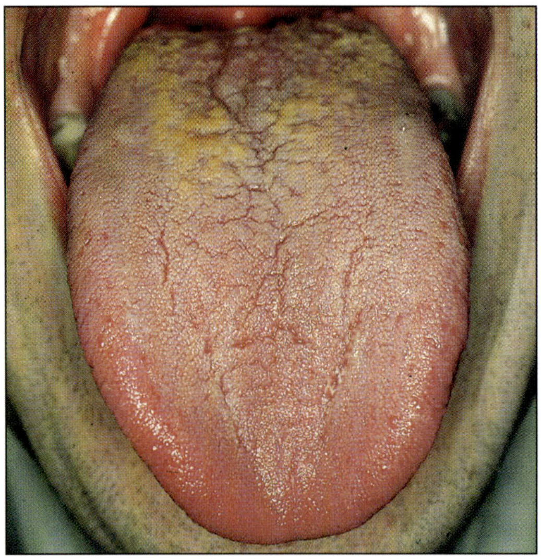

Abbildung 7.1.4: männlich, 28 Jahre

■ **chinesische Diagnose**
- Hitze-Schädigung der Körpersäfte
- Leber-Qi-Stagnation und Leber-Hitze mit Entwicklung zu Leber-Feuer
- lange bestehende feuchte Hitze in Leber und Gallenblase
- beginnender Nieren-Yin-Mangel

■ **westliche Diagnose**
- Heroinentzug

■ **Symptome**
- heiße Füße
- Tremor
- Spannung und innere Unruhe die von unten nach oben steigt
- Herzklopfen
- Übelkeit
- Durchfall
- Kopfschmerzen an der Stirn und den Schläfen

■ **Krankheitsursache**
- Heroinabhängigkeit

■ **Zungenbeschreibung**
- roter Zungenkörper
- **geschwollene, rote Seiten**

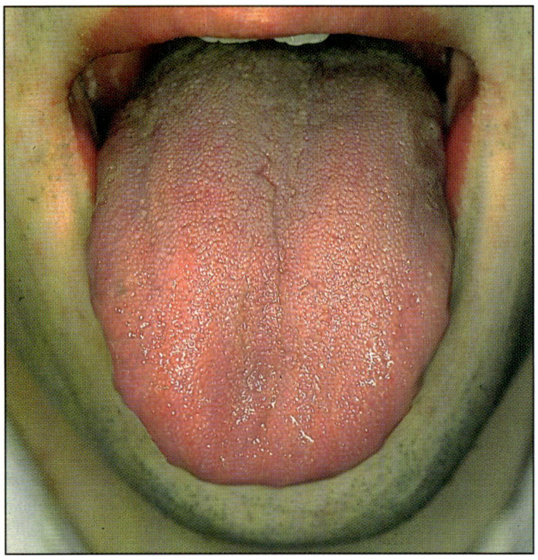

Abbildung 7.1.5: männlich, 35 Jahre

■ **chinesische Diagnose**
- Nieren-Yin-Mangel
- Leber-Feuer

■ **westliche Diagnose**
- akuter Hörsturz

■ **Symptome**
- Ohrensausen
- innere Unruhe
- Einschlafstörungen
- Herzrasen und Herzklopfen
- Nachtschweiße
- starke innere Anspannung und Nervosität

■ **Krankheitsursachen**
- Überarbeitung
- emotionale Probleme
- Frustration wegen beruflicher Erfolgslosigkeit
- Schlafmangel durch Nachtarbeit
- Kaffeeabusus

■ **Zungenbeschreibung**
- **rötlicher Zungenkörper mit Dornen**
- **rote geschwollene Ränder**

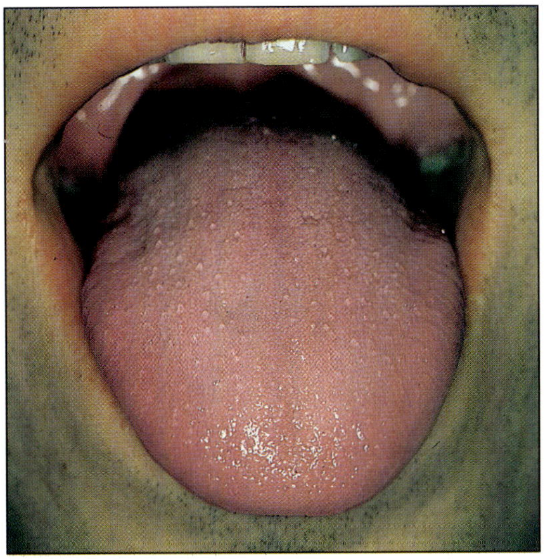

Abbildung 7.1.6: männlich, 28 Jahre

■ **chinesische Diagnose**
- Hitze im Magen, eventuell toxische Hitze
- Leber-Feuer

■ **westliche Diagnose**
- Heroinentzugssyndrom

■ **Symptome**
- Schlaflosigkeit, häufiges Aufwachen
- innere Anspannung und Unruhe
- Magenkrämpfe und Verstopfung

■ **Krankheitsursachen**
- Heroinabhängigkeit

■ **Zungenbeschreibung**
- **rötlicher, geschwollener Zungenkörper**
- **rote Ränder mit roten Punkten**
- leichter, durchgehender Mittelriß
- dicker, blaßgelber, trockener Belag

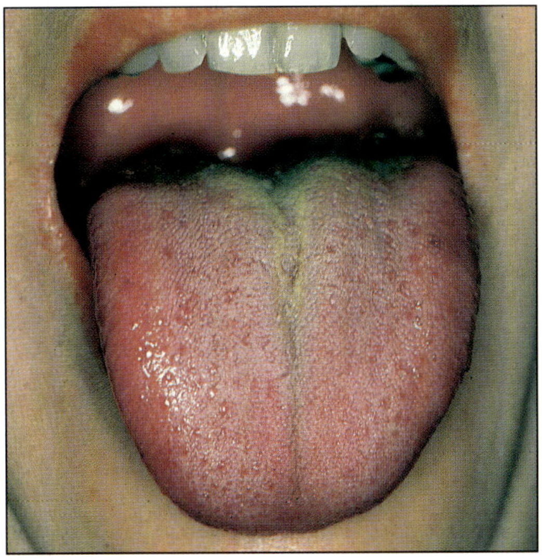

Abbildung 7.1.7: weiblich, 36 Jahre

■ **chinesische Diagnose**
- feuchte Hitze in der Leber/Gallenblase
- Leber-Feuer
- konstitutionelle Hitze im Herzen
- Retention von Schleim-Feuer im Magen

■ **westliche Diagnose**
- Heroinabhängigkeit
- Fibroadenom in der rechten Brust
- Trigeminusneuralgie

■ **Symptome**
- anfallsartige, einseitige Gesichtsschmerzen
- eitrige Sekretion des betroffenen Auges, gerötete Bindehaut
- rotes Gesicht
- Übelkeit
- bitterer Mundgeschmack
- innere Unruhe
- Schlaflosigkeit

■ **Krankheitsursachen**
- Heroin- und Alkoholabusus
- Schlafmangel

■ **Zungenbeschreibung**
- rötlicher Zungenkörper

- **rote, aufgerollte Zungenränder**
- dünner, durchgehender Mittelriß mit nach unten gerollter Spitze
- trockener, dicker, gelber Belag besonders im unteren Drittel

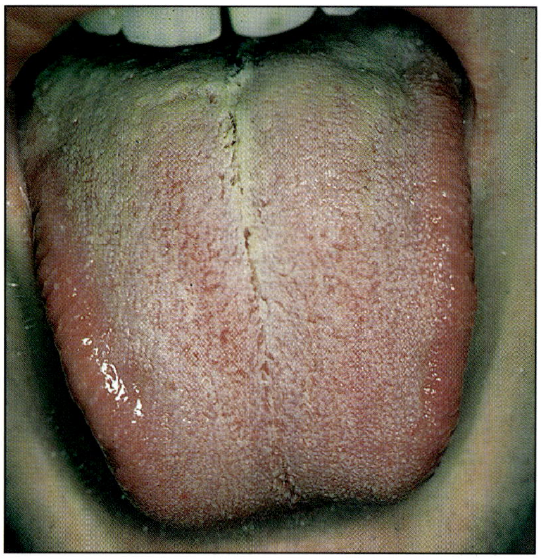

Abbildung 7.1.8: männlich, 39 Jahre (siehe die Fallbesprechung auf dieser Seite)

■ **chinesische Diagnose**
- beginnender Nieren-Yin-Mangel
- Leber-Feuer
- Hitze im Herzen

- feuchte Hitze in der Leber/ Gallenblase und im Dickdarm

■ **Symptome**
- imperative, stark riechende Durchfälle
- plötzliche Wutausbrüche
- Kopfschmerzen mit Hartspann der Nackenmuskulatur
- gelegentliche Nachtschweiße

■ **Krankheitsursachen**
- Alkohol-, Kaffee-, Nikotinabusus
- unregelmäßige Ernährung
- chronischer Schlafmangel
- unterdrückte Emotionen

F *Exemplarische Fallbesprechung*

siehe Abbildung 7.1.8

Herr F. ist 39 Jahre alt und arbeitete viele Jahre als Geschäftsführer eines Bestattungsunternehmens. Er stand zu dem Leiter dieses Unternehmens in einem persönlichen Abhängigkeitsverhältnis und wurde ständig ausgenutzt bzw. als „Mädchen für alles" eingesetzt. Aufgrund seiner Abhängigkeit wagte es Herr F. nicht, seinen Ärger über diese Behandlung auszusprechen.

Stattdessen begegnete er seiner inneren Anspannung mit Alkohol und starkem Zigarettenkonsum. Er kochte nicht mehr für sich und griff täglich auf Fast Food-Produkte zurück. Innerhalb eines Jahres begann er, an Kopfschmerzen und Nackenverspannung zu leiden. Herr F., der vor seiner Anstellung in diesem Unternehmen als sanft und emotional stabil gegolten hatte, erlebte jetzt unkontrollierbare Wutausbrüche und verschaffte sich Luft durch Tritte gegen Glastüren und Schrankwände. Außerdem litt er unter Durchfall und gelegentlichen Nachtschweißen. Der rote Zungenkörper zeigte rote aufgerollte Ränder, der Zungenbelag war dick, trocken und gelb. Die Pulse waren drahtig (*xian*), voll (*shi*) und leicht beschleunigt (*shuo*).

Analyse

Der unterdrückte Zorn verursachte eine Leber-Qi-Stagnation (aufgerollte Zungenränder und der drahtige Puls), die sich innerhalb eines Jahres zu Leber-Feuer (rote Zungenränder) entwickelte. Verschlimmert wurde diese Entwicklung durch den ständigen Alkoholkonsum und die meist fettige Nahrung, wie Pizza und Hamburger. Beides führte zu feuchter Hitze in der Gallenblase, was wiederum den freien

Fluß des Leber-Qi beeinträchtigte. Gerät die Leber in einen derartigen Füllezustand, dann attackiert sie nicht nur den Magen, sondern auch den Dickdarm. Je nach Konstitution erzeugt dies entweder Durchfälle oder Verstopfung. Da die Ernährungsweise des Patienten der Entwicklung von feuchter Hitze im Dickdarm (trockener, gelber Belag im unteren Drittel) Vorschub leistete, litt der Patient an feucht-heißem Durchfall. Die Kopfschmerzen wie auch die Wutausbrüche wurden in diesem Fall durch Leber-Feuer verursacht. Die harten, verspannten Nackenmuskeln stellen ebenfalls einen Füllezustand der Gallenblasen-Leitbahn dar. Der Kaffeeabusus, der chronische Schlafmangel und die Überarbeitung trugen zu einer Schwächung des Nieren-Yin bei, was sich in gelegentlichen Nachtschweißen äußerte.

Nachdem das Arbeitsverhältnis gelöst wurde, ließen die Beschwerden schlagartig nach. Der Patient ernährt sich jetzt auch wieder besser. Dies und die regelmäßige Behandlung mit Akupunktur beseitigten den Durchfall und die Nachtschweiße.

R *Resümee*

Ein lange bestehender Nieren-Yin-Mangel sowie eine manifeste Leber-Qi-Stagnation können zur Entstehung von Leber-Feuer oder aufsteigendem Leber-Yang führen. In jedem Fall sind die Zungenränder auffällig. Dabei können sie tiefrot und aufgerollt sein oder tiefrote Punkte an den Zungenseiten aufweisen. Durch die Kombination von Leber-Qi-Stagnation und häufigem Verzehr von fetten Speisen und/oder Alkohol wird sehr leicht feuchte Hitze in der Gallenblase erzeugt. Ein meist trockener, dicker, klebriger, gelber Belag auf der Zunge zeigt diese Pathologie an. Deshalb ist das obige Beispiel typisch für eine Pathologie, die aus Leber-Feuer und feuchter Hitze in der Gallenblase hervorgeht.

7.2 Zungenzeichen bei Leber-Qi-Stagnation mit Hitze-Entwicklung

Durch das hohe Maß an alltäglichen Belastungen gerät das Leber-Qi bei vielen Menschen ins Stocken. Frustration, Wut und unterdrückte Gefühle führen zu einer Zusammenballung des Qi. Es kommt zu Druck unter den Rippenbögen, zu einem Kloßgefühl im Hals oder zu Stimmungsschwankungen. Dabei entwickelt das gestaute Leber-Qi sehr leicht Hitze. Obwohl es kein eigentliches Syndrom der „Hitze in der Leber“ gibt, erscheint es mir doch sehr wichtig, auf diesen energetischen Prozeß hinzuweisen.

Diese Leber-Hitze, die sich aus einer Leber-Qi-Stagnation entwickelt, offenbart sich in roten Zungenrändern, die oft aufgerollt sind. Meiner Meinung nach stellt diese Hitze ein Zwischenstadium vor dem Leber-Feuer oder dem aufsteigenden Leber-Yang dar. Das Leber-Qi bindet die Energie in der Mitte, was zu Empfindungen der Fülle oder des Drucks im Brust- und Bauchraum führt. Da die Energie nun nicht mehr frei fließt und das zusammengeballte Qi nicht adäquat bewegt wird, erzeugt es Hitze, sichtbar an den geröteten und aufgerollten Rändern. Es kommt zu kalten Händen und Füßen, weil das gebundene Qi die Extremitäten nicht erreicht. Dabei ist der Rest des Körpers warm, und der Patient empfindet keine Abneigung gegen Kälte.

Da eine Leber-Qi-Stagnation je nach Tagesgeschehen an Intensität ab- und zunehmen kann, verändern sich auch die von dieser Pathologie verursachten Symptome ständig. Einmal leiden die Patienten unter einem Blähbauch, einem kötelartigen, trockenen Stuhl und einem Gefühl des „Aufgedrehtseins“, dann wieder unter breiigem Stuhl und einem depressiven Lebensgefühl. Die kalten Hände und Füße sind allerdings meist ein bleibendes Ärgernis, auch wenn die anderen Symptome kommen und gehen.

Bei einem solchen Muster darf man trotz dieser Kälteempfindungen auf keinen Fall das Yang tonisieren, denn es handelt sich eindeutig um einen Füllezustand, nämlich um eine tiefe Leber-Qi-Stagnation mit Hitze-Bildung.

Zungenbeschreibung

- rötlich, stark aufgerollte Ränder mit roten Punkten

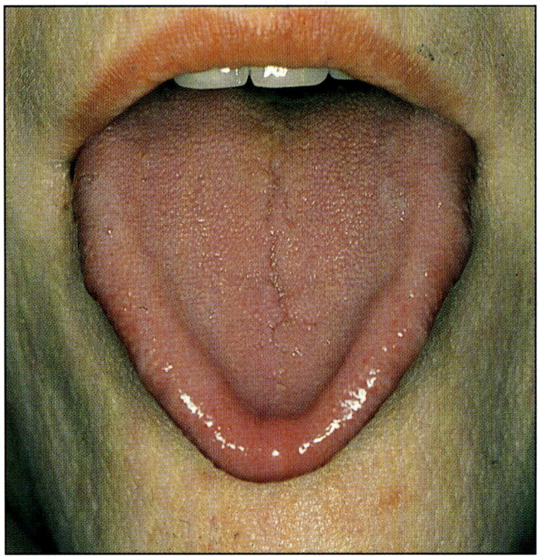

Abbildung 7.2.1: weiblich, 56 Jahre

chinesische Diagnose

- Leber-Qi-Stagnation mit Hitze in der Leber und aufsteigendes Leber-Yang

westliche Diagnose

- Epilepsie

Symptome

- starker Ärger, Gereiztheit, Wutanfälle
- gerötete Augen
- morgendliche Absencen
- schwächer werdende Sehkraft

Krankheitsursache

- unterdrückte Emotionen

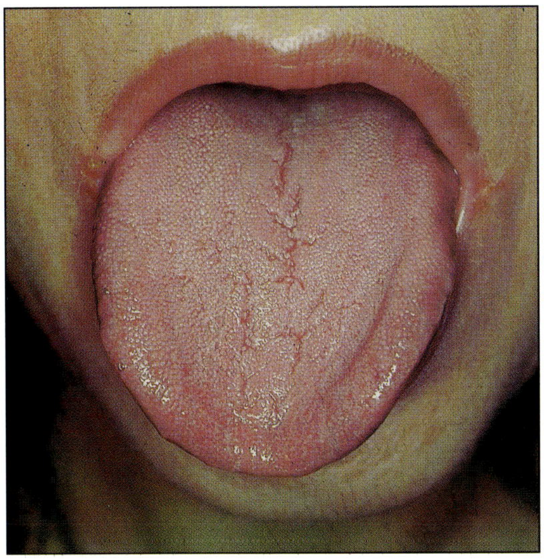

Abbildung 7.2.2: weiblich, 46 Jahre

Zungenbeschreibung
- blaßrot
- **rote, aufgerollte Ränder**
- dünne, kleine Risse im Zentrum

chinesische Diagnose
- ohne pathologischen Befund
- Leber-Qi-Stagnation mit Hitze in der Leber
- leichter Magen-Yin-Mangel

westliche Diagnose
- Myom

Symptome
- Blähbauch, Magenschmerzen und Schmerzen unter den Rippen
- Hitzewallungen
- Einschlafstörungen
- Herzstiche und Herzklopfen bei Aufregung
- Angstzustände
- morgendliche Kopfschmerzen
- starke menstruelle Blutung

Krankheitsursachen
- Alkohol- und Nikotinabusus
- übermäßiger Verzehr von Süßspeisen
- lange bestehende emotionale Probleme

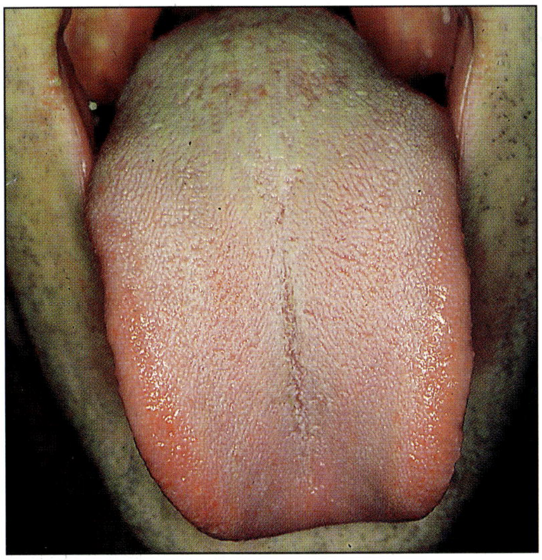

Abbildung 7.2.3: männlich, 42 Jahre

Zungenbeschreibung
- rötlich
- lang
- **rötliche, aufgerollte Ränder**
- **dicker, klebriger, blaßgelber Belag**
- nach unten gerollte Spitze

chinesische Diagnose
- ohne pathologischen Befund
- konstitutionelle Hitze im Herzen
- Leber-Qi-Stagnation mit Hitze in der Leber
- feuchte Hitze in Leber und Gallenblase
- leere Hitze im Herzen

westliche Diagnose
- Stimmlippenknötchen

Symptome
- Heiserkeit, Kloßgefühl in der Kehle
- morgendlicher Husten mit klebrigem Schleim
- innere Anspannung, Nervosität

Krankheitsursachen
- Existenzängste
- berufliche Überbelastung
- unregelmäßige Diät

■ **Zungenbeschreibung**
- blaßrot
- **aufgerollte, geschwollene, rote Ränder**
- trockener, gelber Belag im Zentrum
- rote Punkte an der Spitze

■ **chinesische Diagnose**
- ohne pathologischen Befund
- Leber-Qi-Stagnation mit Hitze in der Leber
- Leber-Qi attackiert den Magen, Hitze im Magen
- Hitze im Herzen

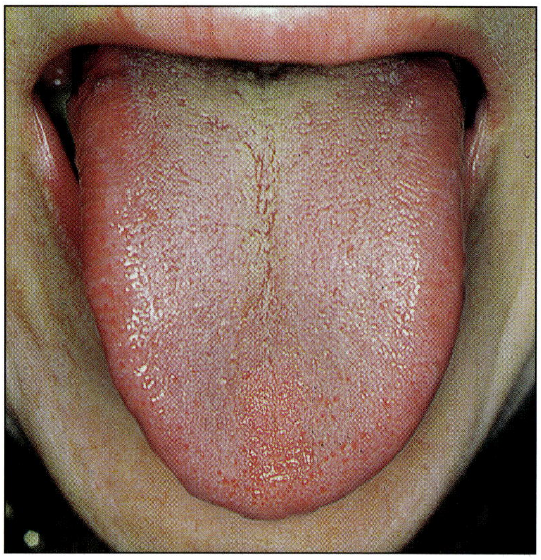

Abbildung 7.2.4: weiblich, 55 Jahre

■ **westliche Diagnose**
- Refluxösophagitis
- HWS-Syndrom

■ **Symptome**
- Gefühl von unverdauter Nahrung im Magen, Sodbrennen, Blähbauch, laute Blähungen, scharfe Schmerzen unter dem Bauchnabel
- Wechsel zwischen Verstopfung und Durchfall
- gelegentlich Schwindel

■ **Krankheitsursachen**
- unterdrückter Ärger
- Langzeiteinnahme von Indometacin (antiphlogistisches Medikament)

■ **Zungenbeschreibung**
- blaßrot, leichte Zahneindrücke
- aufgerollte Ränder mit wenigen roten Punkten
- gelber Belag an der Zungenwurzel
- rote Punkte an der Spitze

■ **chinesische Diagnose**
- Milz-Qi-Mangel
- Leber-Qi-Stagnation mit Leber-Hitze
- leichte Retention von feuchter Hitze im Unteren Erwärmer
- Angriff von akuter Wind-Hitze

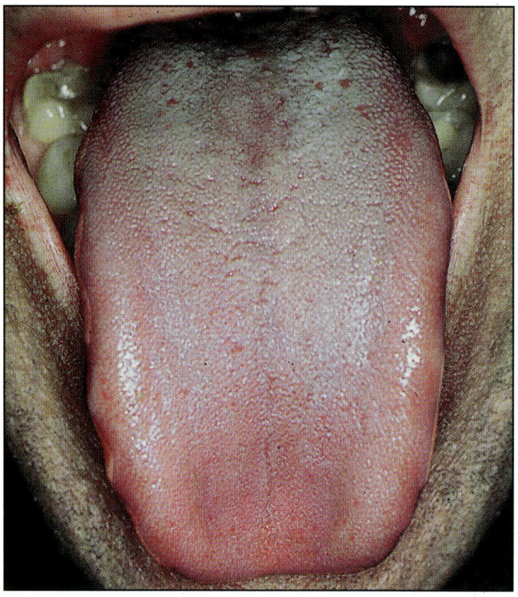

Abbildung 7.2.5: männlich, 41 Jahre

■ **westliche Diagnose**
- Hepatitis C seit 20 Jahren

■ **Symptome**
- akute Halsschmerzen
- Magenschmerzen nach dem Essen, Völlegefühl im Bauchraum
- Aufstoßen
- Druck unter dem rechten Rippenbogen
- Gereiztheit, innere Unruhe

■ **Krankheitsursache**
- ehemalige Heroinabhängigkeit

■ **Zungenbeschreibung**
- rot
- **rote, aufgerollte Ränder**
- dünner, nasser Belag

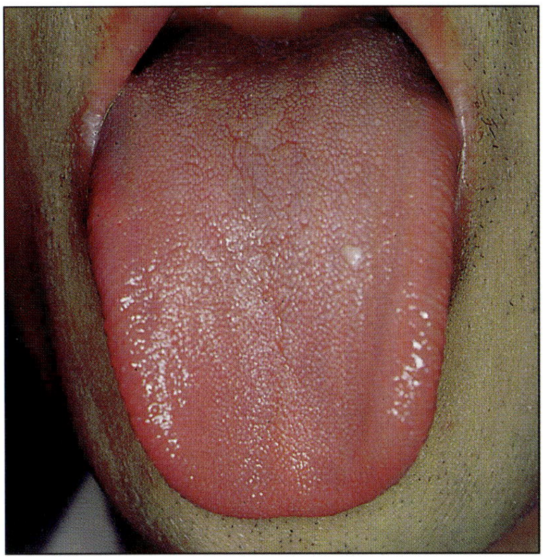

Abbildung 7.2.6: männlich, 42 Jahre
(siehe Fallbesprechung auf dieser Seite)

■ **chinesische Diagnose**
- Hitze im Blut
- Leber-Qi-Stagnation mit Leber-Hitze
- ohne pathologischen Befund

■ **westliche Diagnose**
- Hepatitis C

■ **Symptome**
- innere Unruhe, Gereiztheit
- Verstopfung
- Schlafstörungen
- Druck unter den Rippen
- Müdigkeit

■ **Krankheitsursache**
- nicht bekannt

F *Exemplarische Fallbesprechung*

Abbildung 7.2.6

Dieser 42 Jahre alte Geschäftsmann leidet seit drei Jahren an einer Hepatitis C-Infektion. Er ist sehr gereizt, angespannt und unruhig. Besonders dann, wenn er sich ärgert, empfindet er Druck unter den Rippen. Er fühlt sich ständig müde und den Schlaf empfindet er nicht als erholsam. Die rote Zunge zeigt rote, aufgerollte Ränder, die Pulse waren drahtig (*xian*) und leicht oberflächlich (*fu*).

Analyse

Die Zunge ist rot – ein Zeichen der Schädigung des Blutes durch toxische Hitze. Der Patient, der sich in der chronischen Phase der Erkrankung befindet, hat relativ wenig manifeste organische Leber-Symptome. Die innere Unruhe und Gereiztheit sind eine Folge der Leber-Qi-Stagnation und der Hitze in der Leber (rote, aufgerollte Ränder und der drahtige Puls). Bei lange bestehender Leber-Qi-Stagnation wird über kurz oder lang immer das Milz-Qi beeinträchtigt, was bei diesem Patienten zu Müdigkeit führt. Hier greift das Leber-Qi den Darm an, blockiert den Qi-Fluß und verursacht Verstopfung. Die Leber-Hitze agitiert den *Hun* (Körperhauchseele) auch in der Nacht, was bei dem Patienten zu dem nicht erholsamen Schlaf führt.

R *Resümee*

Wird eine Leber-Qi-Stagnation durch starke Emotionen verursacht, dann steht die Pathologie der Leber-Qi-Stagnation im Vordergrund, obwohl gleichzeitig das Milz-Qi geschwächt wird. An der Zunge zeigt sich dies durch einen blassen Zungenkörper mit roten, aufgerollten Rändern. Die Symptome, die aus dieser Pathologie entstehen, entsprechen einem Füllezustand. Sie sind gekennzeichnet durch die Stagnation: Völlegefühl im Bauchraum, Blähbauch, Verstopfung, Druck unter den

Rippen usw. Aus diesem energetischen Ungleichgewicht entsteht schnell Hitze, die sich zu Leber-Feuer entwickeln kann. Kalte Hände und Füße sowie Episoden von Kopfschmerzen, Schwindelanfällen und Wutausbrüche können Manifestationen dieser Entwicklung sein.

Besonders dann, wenn schon ein Milz-Qi-Mangel vorhanden ist, entsteht durch den Angriff des Leber-Qi eine verstärkte Mangel-Symptomatik des Funktionskreises Milz. Die Zunge ist blaß oder blaßrot und zeigt aufgerollte Ränder, die ebenfalls entweder blaß oder blaßrot sind. Die Hauptsymptome sind hier Appetitlosigkeit, Müdigkeit, durchfallähnlicher Stuhl sowie Druck unter den Rippen und Kopfschmerzen.

7.3 Zungenzeichen bei innerem Wind

Symptome, die plötzlich auftreten und durch Zittern, Krämpfe, Schwindelgefühle, Tics, Parästhesien oder Konvulsionen gekennzeichnet sind, stellen Zeichen für die Dynamik des inneren Windes dar. Erkrankungen, die durch inneren Wind ausgelöst werden, können schwere Schädigungen hinterlassen. Es gibt jedoch einige Vorboten, die die Entwicklung von innerem Wind ankündigen. Neben den oben beschriebenen Symptomen ist die sich bewegende Zunge als ein Warnzeichen anzusehen. Beim Herausstrecken bewegt sich die Zunge von einer Seite zur anderen. Der Betroffene kann sie nicht ganz herausstrecken und zieht sie zurück, um sie dann wieder herauszustrecken. Auch ein auffällig steifer Zungenkörper, besonders wenn er hochrot gefärbt ist oder einen dicken, öligen Belag aufweist, deutet auf die Entstehung von innerem Wind hin; besonders dann, wenn entsprechende Symptome diesen Zungentyp begleiten (siehe Abbildung 3.6.6).

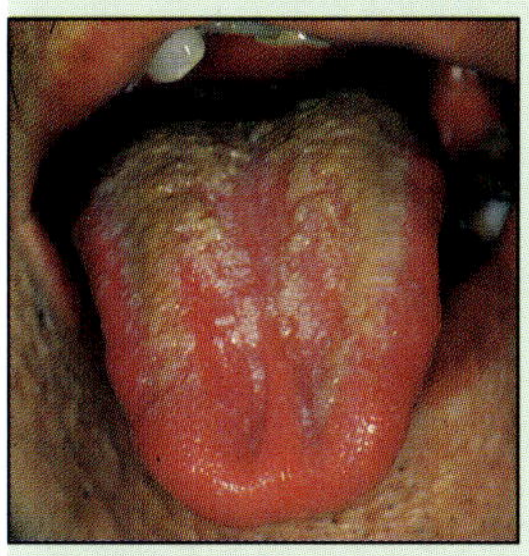

Abbildung 3.6.6

In der Praxis tritt eine Pathologie des inneren Windes bei denjenigen auf, die schon seit längerem an einem Nieren-Yin-Mangel leiden, der zu aufsteigendem Leber-Yang geführt hat. Durch die starke Aufwärtsbewegung des Leber-Yang kann innerer Wind entstehen. Oft reicht dann schon ein Wutausbruch, um die unkontrollierte Bewegung des inneren Windes auszulösen. Plötzlicher Bewußtseinsverlust, Krämpfe oder das Abweichen eines Auges und des Mundes sind typische Zeichen dafür. In diesem Fall ist der Zungenkörper rot und trocken, was auf den zugrundeliegenden Nieren-Yin-Mangel zurückzuführen ist. Gleichzeitig weicht der Zungenkörper beim Herausstrecken nach einer Seite ab, ebenfalls ein Zeichen des inneren Windes (siehe Abbildung 7.3.6).

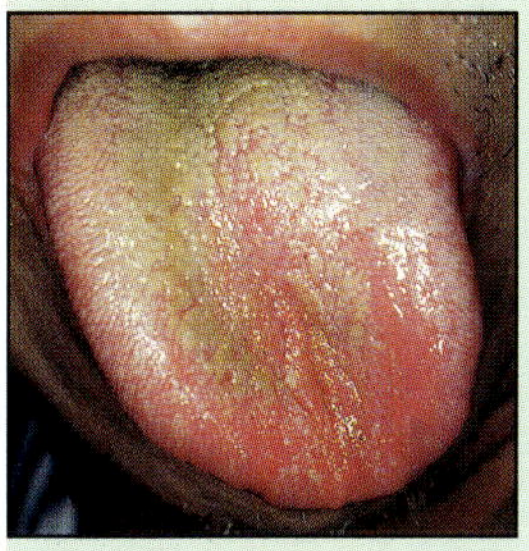

Abbildung 7.3.6

blasser Zungenkörper

Ist der Zungenkörper aber blaß und abweichend, dann ist der innere Wind auf der Basis eines Leber-Blut-Mangels entstanden. Die Blässe der Zunge resultiert aus dem Leber-Blut-Mangel, die abweichende Zunge ist typisch für die Präsenz von innerem Wind. Dieser „pfeift" nun durch die „leeren" Gefäße und füllt sie aus. Da der innere Wind sich hier aufgrund eines Mangels entwickelt hat, ist er vom Leere-Typ und die Symptome sind nicht immer so ernst wie beim Fülle-Typ. Zwar kann auch der leere innere Wind einen Wind-Schlaganfall (Apoplexie) verursachen; in der Regel ist diese Disharmonie aber nicht an einer so schwerer Symptomatik erkennbar, sondern an Taubheitsgefühlen der Extremitäten, Tics, leichtem Zittern der Hände und des Kopfes.

Die blasse, abweichende Zunge kann auch auftreten, wenn äußere Wind-Kälte in die Leitbahnen im Gesichtsbereich eingedrungen ist und dort eine Gesichtslähmung verursacht hat.

Bei einer roten oder blassen Zunge, die von einem dicken, öligen Belag bedeckt ist und gleichzeitig abweicht, ist Wind-Schleim für Schwindel, Taubheitsgefühle der Extremitäten oder einen Wind-Schlaganfall verantwortlich. Hier hat sich der innere Wind mit zähem Schleim verbunden und eine Blockade der Leitbahnen verursacht.

Innerer Wind kann auch durch extreme äußere Hitze erzeugt werden. Diese verursacht Erkrankungen, die durch hohes Fieber gekennzeichnet sind. Die Hitze dringt in die Blut-Schicht ein und verursacht Hautausschläge wie z. B. Petechien bei Meningitis. Der innere Wind ist hier verantwortlich für Konvulsionen oder Nackensteife. Die Zunge weicht auch in diesem Fall zu einer Seite ab, weist aber rote, erhabene Punkte auf, die die Hitze im Blut und die toxische Hitze anzeigen (siehe Abbildung 9.1.7).

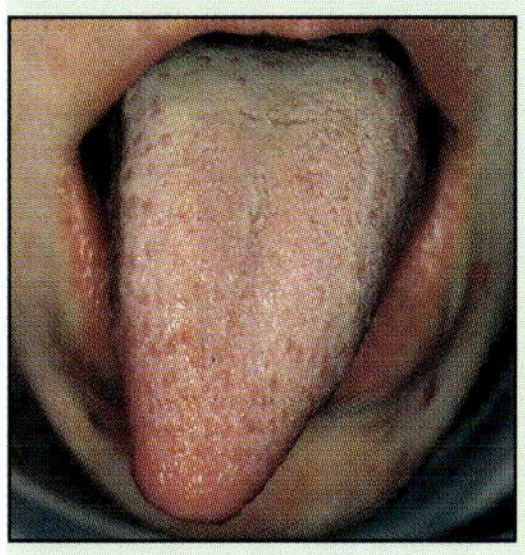

Abbildung 9.1.7

- **Zungenbeschreibung**
  - rötlicher, leicht bläulicher, steifer Zungenkörper
  - **abweichend mit gelbem, öligem Belag**
  - Einkerbung der Spitze

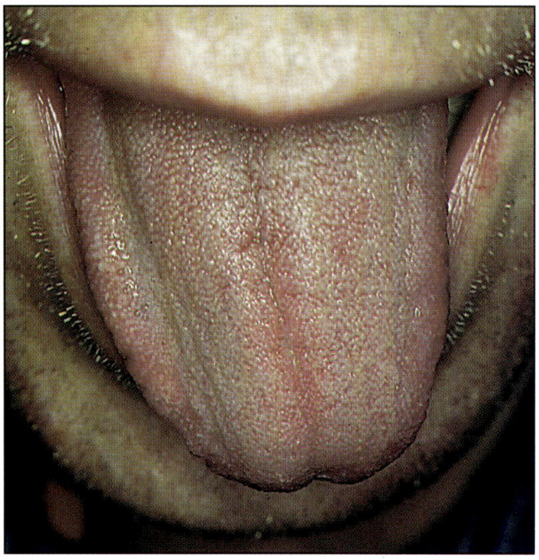

Abbildung 7.3.1: männlich, 35 Jahre (siehe Fallbesprechung auf Seite 153)

- **chinesische Diagnose**
  - Nieren-Yin-Mangel und Blut-Stagnation der *Jing Luo*
  - Wind-Schleim, der die *Jing Luo* blockiert
  - Herz-Blut-Mangel
- **westliche Diagnose**
  - Arthrosis deformans
  - beginnende Atrophie der betroffenen Muskelgruppen
- **Symptome**
  - extreme Steifheit und Schmerzen beider Ellenbogengelenke und des rechten Knies
  - Müdigkeit
  - depressive Verstimmungen
- **Krankheitsursachen**
  - berufliche Überbelastung der Gelenke
  - unterdrückte Emotionen

- **Zungenbeschreibung**
  - blaß, stark geschwollen
  - etwas bläulich
  - **leicht abweichend**
  - trocken

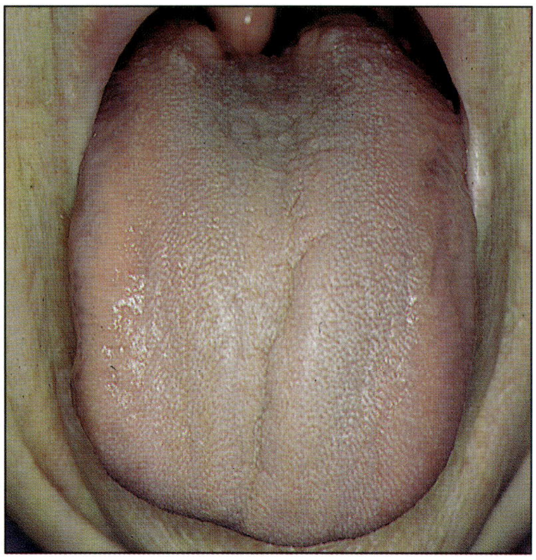

Abbildung 7.3.2: weiblich, 84 Jahre

- **chinesische Diagnose**
  - Milz-Qi-Mangel mit Retention von Schleim
  - Herz-Blut-Stagnation
  - innerer Wind
  - Blut-Mangel
- **westliche Diagnose**
  - Rechtsherzinsuffizienz
- **Symptome**
  - plötzliche Schwindelanfälle
  - gelegentliches Kribbeln der Hände und Arme
  - leichte Verwirrung
  - Engegefühl der Brust
  - schlechtes Gedächtnis
  - Müdigkeit
- **Krankheitsursachen**
  - lebenslange körperliche Überarbeitung
  - übermäßiger Verzehr von Süßspeisen und Schlagsahne

■ **Zungenbeschreibung**
- blaßrot, weich
- abweichend

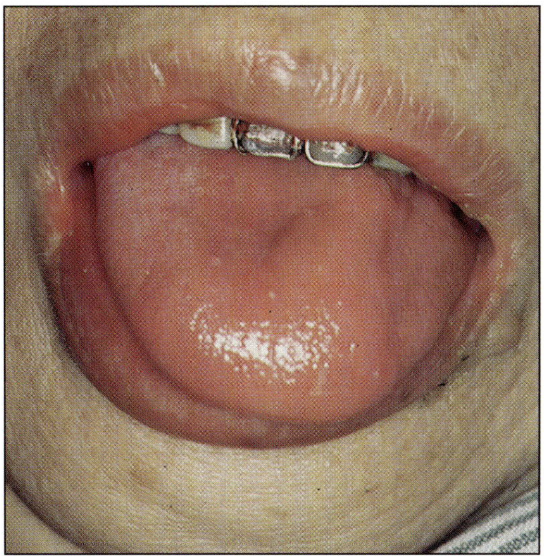

Abbildung 7.3.3: weiblich, 75 Jahre

■ **chinesische Diagnose**
- Herz-Qi- und Milz-Qi-Mangel
- innerer Wind

■ **westliche Diagnose**
- Hypertonie

■ **Symptome**
- Schwindel
- Kopfschmerz
- innere Unruhe
- Engegefühl in der Brust
- Müdigkeit

■ **Krankheitsursache**
- hoher Blutdruck seit zehn Jahren

■ **Zungenbeschreibung**
- **blaß und abweichend**
- öliger, gelber Belag im Zentrum

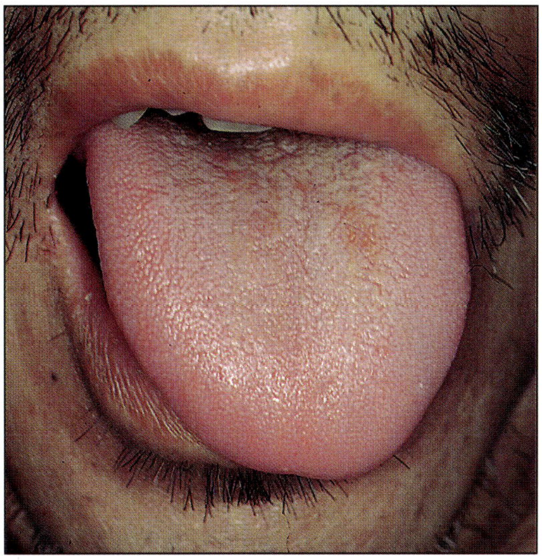

Abbildung 7.3.4: männlich, 59 Jahre

■ **chinesische Diagnose**
- Blut-Mangel mit innerem Wind
- Hitze im *Yang Ming*

■ **westliche Diagnose**
- Schlaganfall

■ **Symptome**
- halbseitige Lähmung der rechten Körperseite
- Gedächtnisverlust
- Verstopfung
- Völlegefühl im Epigastrium

■ **Krankheitsursachen**
- Überarbeitung
- Bluthochdruck seit 15 Jahren

■ **Zungenbeschreibung**
- rot, geschwollen und **nasser, öliger Belag an den Zungenseiten**
- Zentrum ohne Belag
- **abweichend**

■ **chinesische Diagnose**
- Retention von feuchter Hitze in der Leber/Gallenblase
- Magen-Yin-Mangel
- innerer Leber-Wind

■ **westliche Diagnose**
- Schlaganfall
- Prostatitis

■ **Symptome**
- leichte linksseitige Gesichtslähmung, Lähmung des linken Armes
- Gereiztheit, innere Unruhe
- Brennen beim Wasserlassen, Harndrang

■ **Krankheitsursache**
- seit 15 Jahren Bluthochdruck

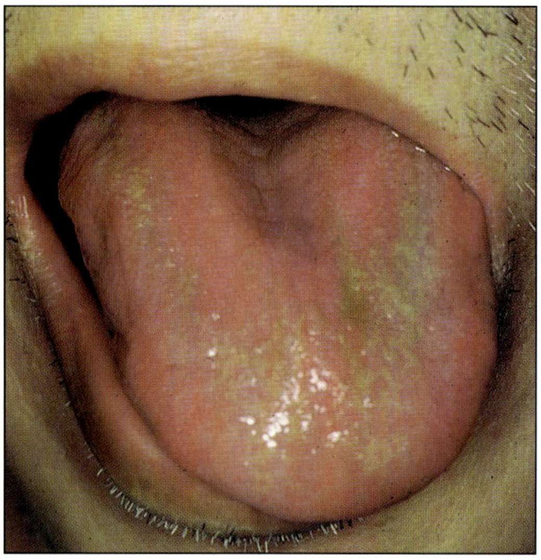

Abbildung 7.3.5: männlich, 69 Jahre

■ **Zungenbeschreibung**
- rot, abweichend
- rotes erstes Drittel
- wurzelloser, öliger, gelber Belag
- dicker, alter, öliger, rechtsseitiger, schmutzig-gelber Belag

■ **chinesische Diagnose**
- Nieren-Yin-Mangel mit aufsteigendem Leber-Yang und innerem Leber-Wind
- Hitze im Oberen Erwärmer
- beginnende Schädigung der Körpersäfte
- lange bestehende Retention von feuchter Hitze in der Gallenblase

■ **westliche Diagnose**
- Schlaganfall

■ **Symptome**
- Schwindel
- leichte halbseitige Lähmung
- Verstopfung
- innere Unruhe

■ **Krankheitsursache**
- seit 15 Jahren Bluthochdruck

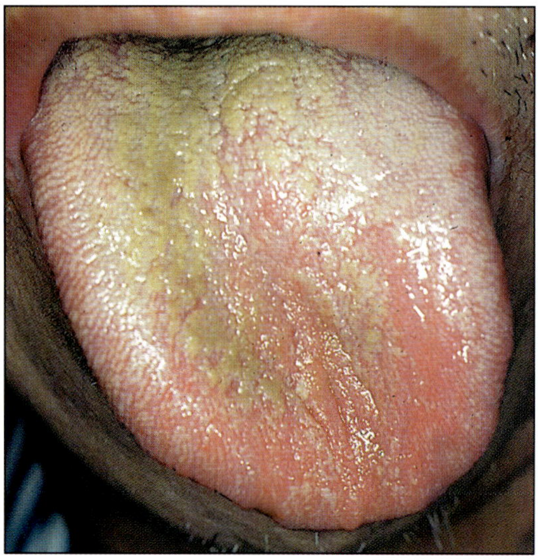

Abbildung 7.3.6: männlich, 66 Jahre

F Exemplarische Fallbesprechung

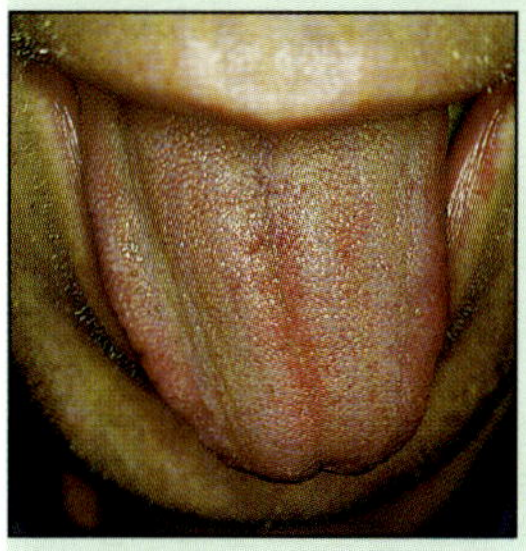

Abbildung 7.3.1

Herr F. ist 35 Jahre alt und arbeitet seit 10 Jahren als Modellbauer. In dieser Zeit begannen seine Schmerzen in beiden Ellenbogen. Die Beschwerden entwickelten sich so rapide, daß er die Ellenbogen schon bald nicht mehr beugen konnte. Der Versteifung folgte außerdem innerhalb kürzester Zeit eine Atrophie der Unterarmmuskulatur, was dazu führte, daß Herr F. seinen geliebten Beruf aufgeben mußte. Zu den Beschwerden der Arme traten später noch eine schwere Knorpelschädigung des linken Knies, die zu starken Schmerzen bei Bewegung führte. Herr F. berichtete, er habe bereits als Kind unter einer Arthrose des rechten Kniegelenkes gelitten. Herr F. machte insgesamt einen sehr unglücklichen und introvertierten Eindruck. Der Zungenkörper war steif und abweichend. Die Pulse waren sehr gespannt (*jin*).

Analyse

Herr F. leidet an einer konstitutionellen Schwäche des Nieren-Yin. Über die Jahre führte der Mangel an Nieren- und Leber-Yin zu einer mangelnden Versorgung der Sehnen, Bänder und Knochen. Da seine Gelenke schon seit der Kindheit schwach waren, löste die handwerkliche Arbeit eine Stagnation von Qi und Blut in den Ellenbogen sowie in der Muskulatur der Unterarme aus. Bei diesem Knochen-Bi-Syndrom ist die Blut-Stagnation in den Leitbahnen, deutlich sichtbar an der leicht bläulichen Verfärbung des Zungenkörpers, für die Steifheit der Gelenke verantwortlich. Die Stagnation in dem betroffenen Areal führt außerdem zu einer Blockade durch Schleim, hier angezeigt durch den öligen Belag. Die abweichende Zunge zeigt das Entstehen von innerem Wind an und sie könnte ein Vorbote für das Fortschreiten der Erkrankung sein und auf den möglichen Befall anderer Gelenke hinweisen. Der innere Wind entsteht hier aus einem Mangel von Yin und Blut, der auch für die atrophische Muskulatur verantwortlich ist.

R Resümee

Innerer Wind entsteht nur dann, wenn energetische Disharmonien seit langer Zeit im Körper aktiv sind. Alle ursächlichen Faktoren, die zu einem Nieren-Yin-Mangel oder Blut-Mangel führen, können zur Entstehung von Leber-Wind oder zu Wind in den Leitbahnen beitragen. Eine steife, rote oder blasse Zunge kann so ein energetisches Ungleichgewicht anzeigen. Blut-Stagnation als auch Schleim-Feuer und feuchte Hitze sind weitere Faktoren, die bei der Pathologie „innerer Wind" eine wichtige Rolle spielen. Der steife Zungenkörper würde in diesem Fall einen leichten bläulichen Ton annehmen. Feuchte Hitze wäre als ein öliger, klebriger, gelber Belag auf der Zunge sichtbar.

7.4 Zungenzeichen bei Leber-Blut-Mangel

Ein lange bestehender Milz-Qi-Mangel verursacht stets einen Blut-Mangel. Davon ist insbesondere die Leber betroffen, da sie die wichtige Funktion innehat, das produzierte Blut zu speichern. Wird zu wenig produziert oder geht Blut z. B. durch starke menstruelle Blutungen verloren, tritt eine Mangel-Situation ein. Der leere Speicher ist nun nicht mehr in der Lage, *Chong Mai* und *Ren Mai* ausreichend zu versorgen, was sich als ausbleibende oder als sehr kurze Menstruation bemerkbar macht. Da das Blut auch eine befeuchtende Wirkung hat, führt ein Leber-Blut-Mangel zu Trockenheit von Haut, Haaren und Augen sowie zu einer Verschlechterung der Sehkraft. Als typisches Anzeichen eines Leber-Blut-Mangels gelten zudem brüchige Fingernägel, die nicht mehr vom Blut ernährt werden.

An der Zunge zeigt sich der Blut-Mangel – neben einem blassen, trockenen Zungenkörper – auch an den blassen Zungenrändern. In schweren Fällen können diese auch einen orangefarbenen Ton annehmen. Dann ist der Blut-Mangel so schwer, daß die Nieren-Essenz in Mitleidenschaft gezogen wurde.

Da die Nieren-Essenz *(Jing)* auch über das Leber-Blut mit ernährt wird, kann ein lange bestehender oder ein schwerer Leber-Blut-Mangel die Nieren-Essenz schwächen. Sie ist angewiesen auf die Zufuhr von Blut als Material für die Produktion von Knochenmark, das später in Blut umgewandelt wird. Ein Teufelskreis entsteht, weil die schwache Nieren-Essenz einen Nieren-Yin-Mangel verursachen kann, was wiederum zu einem Leber-Blut-Mangel beiträgt. In diesem Fall ist die Zunge dünn und weist einen geröteten Zungenkörper und blasse Ränder auf.

Ein Blut-Mangel kann langfristig auch zu einer Schwäche des Qi führen. Die verringerte Kraft des Qi, das Blut zu bewegen, kann dann wiederum eine Blut-Stagnation verursachen.

Zungenbeschreibung
- blaßrot
- **blasse und aufgerollte Ränder**
- rote Punkte an der Spitze

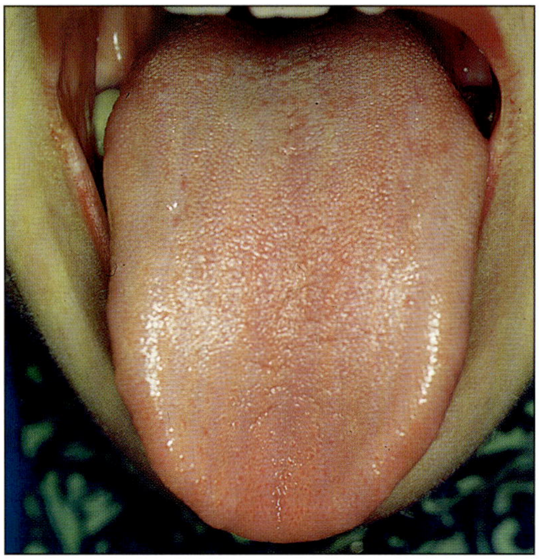

Abbildung 7.4.1: weiblich, 38 Jahre
(siehe Fallbesprechung auf Seite 156)

chinesische Diagnose
- ohne pathologischen Befund
- Leber-Qi-Stagnation und Leber-Blut-Mangel
- ohne pathologischen Befund

Symptome
- unregelmäßige Menstruation, Gereiztheit vor der Menstruation
- Brustspannen und -schmerzen

Krankheitsursachen
- langwierige Trennung vom Partner
- seit zehn Jahren vegetarische Kost

- **Zungenbeschreibung**
- blaß, geschwollen
- **Ränder blaß und geschwollen, besonders der mittlere Teil der Zungenränder**
- schlüpfriger, weißer Belag

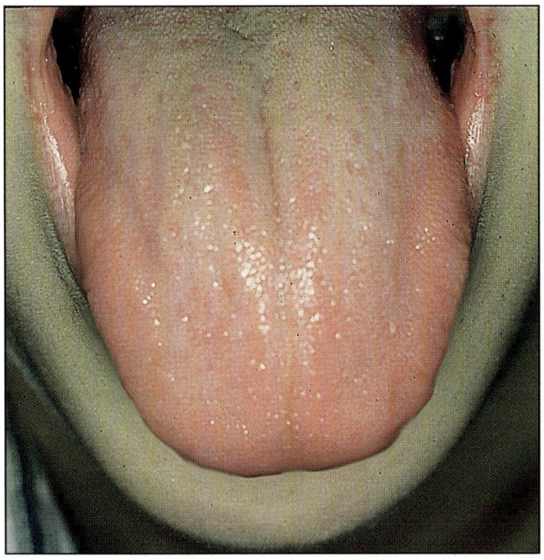

Abbildung 7.4.2: weiblich, 20 Jahre

- **chinesische Diagnose**
- Milz-Qi-Mangel mit Retention von Feuchtigkeit
- Milz-Qi-Mangel mit Leber-Blut-Mangel
- kalte Feuchtigkeit befällt die Milz

- **westliche Diagnose**
- Anorexia nervosa

- **Symptome**
- Schweregefühl im Kopf und in den Beinen
- Müdigkeit
- vaginaler Ausfluß
- Durst- und Appetitlosigkeit
- Verstopfung

- **Krankheitsursachen**
- zu geringe Nahrungsaufnahme
- Vermeidung warmer Speisen
- Abführmittelabusus

- **Zungenbeschreibung**
- blaßrot
- blasse Ränder, leicht eingezogen
- rote Punkte an der Spitze und den Rändern

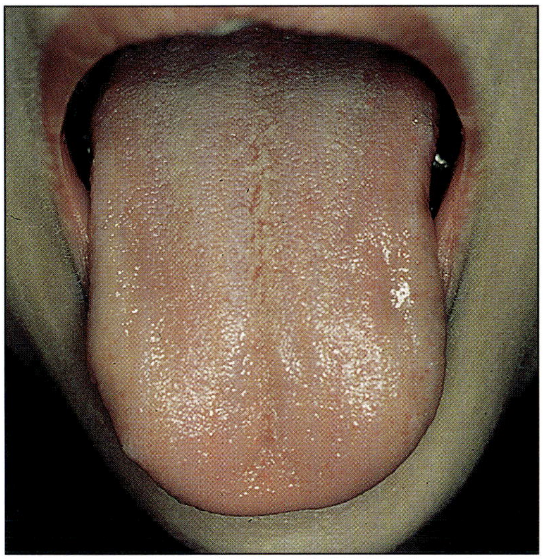

Abbildung 7.4.3: weiblich, 33 Jahre

- **chinesische Diagnose**
- ohne pathologischen Befund
- Leber-Blut-Mangel
- leere Hitze im Herzen und in der Leber

- **Symptome**
- mangelnde Laktation
- Muskelschwäche und -schmerzen
- Erschöpfung
- Gereiztheit

- **Krankheitsursachen**
- starke Erschöpfung während der Schwangerschaft
- unangemessene Ernährung während der Schwangerschaft
- Schlafmangel

Zungenbeschreibung
- blaß, besonders im ersten Drittel
- **trockene, blasse Ränder**
- **untere Hälfte stark gerötet** und ohne Belag

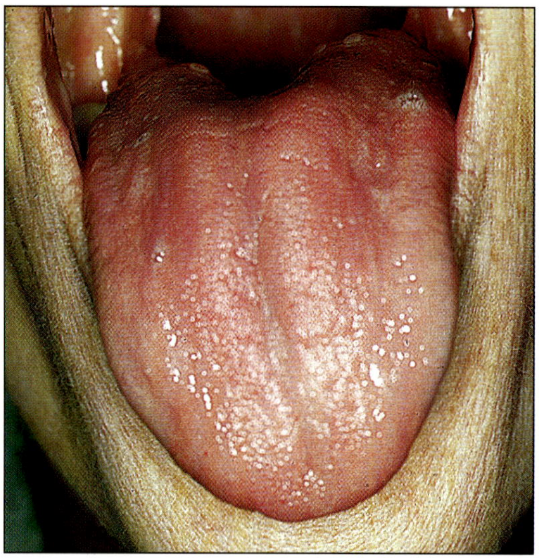

Abbildung 7.4.4: weiblich, 38 Jahre

chinesische Diagnose
- Herz-Blut-Mangel
- extreme Erschöpfung des Blutes, besonders des Leber-Blutes und Mangel an Körpersäften
- Nieren-Yin-Mangel mit Nieren-Feuer

westliche Diagnose
- Dickdarmkarzinom mit Lebermetastasen

Symptome
- Müdigkeit
- Kurzatmigkeit
- subfebrile Temperaturen
- Nachtschweiße
- starke Schmerzen unter dem rechten Rippenbogen und dem Unterbauch
- brauner Urin
- Untergewichtigkeit

Krankheitsursachen
- Zustand nach Chemotherapie

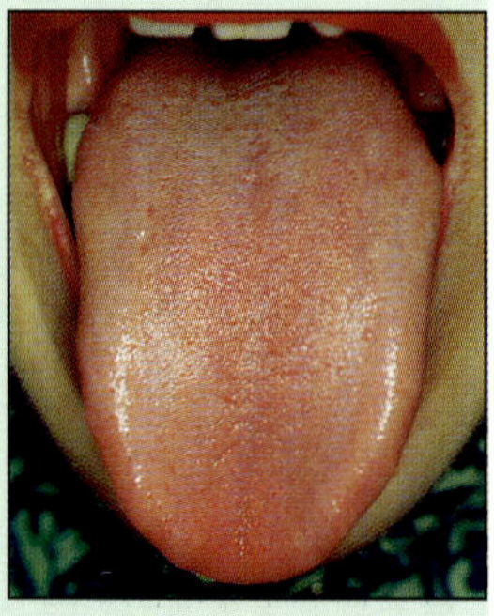

Abbildung 7.4.1

F *Exemplarische Fallbesprechung*

Frau K. ist eine lebenslustige, 38jährige Frau, die halbtags als Sekretärin beschäftigt ist. Sie ist alleinerziehende Mutter eines 11jährigen Mädchens. Seit sechs Monaten beginnen die Brüste der Patientin ca. zehn Tage vor der Menstruation zu schmerzen. Sie empfindet sich in dieser Zeit als schlecht gelaunt, kann aber nichts dagegen tun. Die menstruellen Zyklen werden immer länger, bis zu einer Spanne von 45 Tagen. Diese Symptome begannen während der Trennung von ihrem Freund. Ansonsten fühlt sich die Patientin sehr wohl. Die Patientin nimmt seit zehn Jahren vegetarische Kost zu sich. Die aufgerollten, blassen Ränder der Zunge sind sehr auffällig. Ihre Pulse sind rauh (*se*) und leicht drahtig (*xian*).

Analyse

Dies ist ein Fall, wie er in der Praxis häufig vorkommt. Durch die emotionalen Probleme in der Trennungsphase – und meist beginnen die Probleme ja schon vorher – geriet das Leber-Qi der Patientin in Stagnation. Bei gleichzeitigem Leber-Blut-Mangel, der an den blassen Zungenrändern sichtbar wird, kommt es durch die Stagnation zu einer mangelhaften Zirkulation des Blutes. Bei Frauen ist davon besonders der *Chong Mai* betroffen[1]. Schmerzen sowie Unregelmäßigkeit der Menstruation sind das Resultat dieses Prozesses. Oftmals stellt eine vegetarische Diät den Frauen nicht genug Nährstoffe zur Verfügung, die zur Blutbildung von der Milz gebraucht werden. Gleichzeitig führt die Leber-Qi-Stagnation zu einem Übergriff

1 Ausführlichere Informationen zu diesem Thema siehe Kirschbaum, B. Die Acht außerordentlichen Gefäße in der TCM, Uelzen, 1995 und Flaws, B. Schwester Mond, Kötzting, 1995.

auf die Milz. Durch den entstehenden Milz-Qi-Mangel wird nicht genügend Blut produziert, was den aus der Ernährung resultierenden Blut-Mangel noch verstärkt. Der rauhe Puls sowie die blasse Zunge sind typisch für einen Blut-Mangel.

Die Stauung im *Chong Mai* sowie der Blut-Mangel führen bei Frau K. zu dem verlängerten Zyklus. Die emotionale Situation ist verantwortlich für die Leber-Qi-Stagnation, die sich bei Frau K. in den prämenstruellen Brustschmerzen und der Mißlaunigkeit manifestiert. Erstere lassen sich damit erklären, daß der innere Verlauf der Leber-Leitbahn über die Rippen an der Außenseite der Brust zum Hals zieht. Die Leber-Qi-Stagnation manifestiert sich in den aufgerollten Rändern.

R *Resümee*

Eine Leber-Qi-Stagnation kann durch Schädigung des Milz-Qi zu einem Blut-Mangel führen. Ist zuwenig Blut im Umlauf, kann die Leber nicht genügend Blut speichern. Dieser Leber-Blut-Mangel manifestiert sich in blassen oder orangefarbenen Zungenrändern.

Die Bewegung des Blutes kann durch einen Blut-Mangel genauso behindert werden wie durch eine Leber-Qi-Stagnation. Ein Blut-Mangel birgt deshalb immer auch die Gefahr einer Stagnation des Blutes. Die Zunge kann dies durch einen bläulichen Zungenkörper oder durch gestaute Unterzungenvenen anzeigen.

KAPITEL 8

Achtes Kapitel

KAPITEL 9

KAPITEL 10

KAPITEL 11

8 Zungenzeichen bei Blut-Stagnation

8.1 Blaue oder bläuliche Zungenkörper

Blut-Stagnation im Körper ist eine häufige Ursache für Schmerzen. Wo sich das Blut staut, kommt es zu einem fixierten Schmerz, der sich nachts oder in Ruhe verschlimmert. Er ist für den Patienten genau lokalisierbar und hat meistens einen scharfen Charakter. Blut kann sich in fast jedem Teil des Körpers stauen. Tritt die Blut-Stagnation im Oberen Erwärmer auf, verursacht dies Schmerzen in der Brust, im Herzen oder auch in der Schulterregion. Ist der Mittlere Erwärmer betroffen, sind die Schmerzen im Bauchraum oder unter den Rippen lokalisiert. Blut-Stagnation im Unteren Erwärmer führt zu Unterbauchschmerzen und starken Menstruationsbeschwerden. Harte, fixierte Massen oder Tumore sind häufig ein Zeichen bzw. das Ergebnis einer Blut-Stagnation.

Stagnationen im Blut-Fluß lassen sich mit großer Genauigkeit an der Zungenfarbe ablesen, denn sie zeigt den Zustand des Energieflusses im Körper an. Ist das Qi zu schwach, das Blut zur Zunge zu transportieren, resultiert daraus ein blasser Zungenkörper. Ein roter Zungenkörper entsteht, wenn z. B. das Yang im Körper zu stark ist und das Blut zum Kopf und zur Zunge hochtreibt. Im Fall von Blut-Stagnation ist die Zirkulation des Blutes eingeschränkt, und der Zungenkörper bekommt daher die charakteristische bläuliche Verfärbung. Bei lange bestehender Blut-Stagnation ist diese bläuliche Verfärbung auch am Körper zu sehen, z. B. an den Lippen und Fingernägeln.

Qi- und Nieren-Yang-Mangel

Die Grundfarbe des Zungenkörpers gibt Aufschluß über die Ursache für die Entstehung der Blut-Stagnation. Ist die Zunge blaß und bläulich, dann basiert die Blut-Stagnation auf einer Qi-Schwäche. Das Qi ist in diesem Fall nicht kräftig genug, um das Blut zu bewegen. Bei einer sehr blassen, bläulichen, geschwollenen Zunge kann es durch innere Kälte aufgrund eines Nieren-Yang-Mangels zur Blut-Stagnation gekommen sein.

Kälte

Äußere pathogene Faktoren, allen voran die Kälte, können die Oberfläche angreifen und in Gelenken und Muskeln eine Stagnation des Blutes hervorrufen. Äußere Kälte kann aber auch die tieferen Schichten des Körpers schädigen und z. B. eine Blut-Stagnation im Uterus verursachen. Kälte koaguliert das Blut und führt zu einem verlangsamten Blut-Fluß, was u. a. zu dunklem, verklumptem Menstruationsblut führen kann. Tritt Blut-Stagnation durch volle Kälte ein, dann ist der Zungenkörper nicht nur bläulich verfärbt, sondern zusätzlich feucht. Eine blaßbläuliche Verfärbung des Zungenkörpers kann allerdings auch entstehen, wenn es durch eine bestehende Blut-Stagnation zu starken Blutungen oder Hämorrhagien gekommen ist.

Hitze

Wenn Hitze in die Blut-Schicht eindringt, dann wird das Blut durch Verdampfung eingedickt. Die *Jin Ye*, die das Blut verdünnen, werden durch die Hitze geschädigt, das Blut wird infolge dessen nur ungenügend verdünnt und verklumpt daher. Das Resultat ist Blut-Stagnation. Der Zungenkörper nimmt in diesem Fall einen rotbläulichen Farbton an.

Die bläuliche Verfärbung tritt gelegentlich nur lokalisiert auf, ohne daß der gesamte Zungenkörper betroffen ist. In solchen Fällen sollte das vorgestellte Schema der Zungentopographie (siehe Kapitel 1) zu Hilfe genommen werden. Eine bläuliche Verfärbung der Zungenspitze zeigt entsprechend dieses Schemas eine Herz-Blut-Stagnation an. Ist der Zungenkörper außerdem blaß, weist dies auf eine zugrundeliegende Herz-Yang-Schwäche hin. Sind die Zungenränder rotbläulich verfärbt, ist die Diagnose einer Leber-Blut-Stagnation mit Leber-Hitze bei zugrundeliegender Leber-Qi-Stagnation gerechtfertigt.

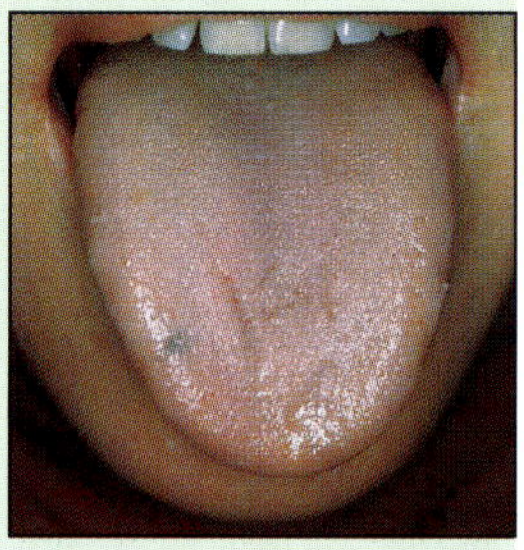

Abbildung 8.2.1

Nach diesem Muster kann also diagnostisch verfahren werden, sobald lokal begrenzte, bläuliche Areale im Zungenkörper sichtbar werden. Ähnliches gilt auch für bläuliche Punkte, die gelegentlich vereinzelt auftreten können. Ich konnte diese Art der Diagnostik in der Praxis jedoch nicht immer verifizieren. So kam z. B. eine Patientin (siehe Abbildung 8.2.1) wegen Erschöpfungszuständen zu einer Behandlung. Ihre Zunge hatte ein normale Form, der Zungenkörper war etwas blaß. Am Rand des ersten Drittels der Zunge befand sich ein dunkler, bläulicher Punkt, und ich vermutete deshalb eine Blut-Stagnation im Oberen Erwärmer. Die Patientin hatte jedoch keinerlei Symptome, die meine Vermutung hätten bestätigen können. Ich riet ihr trotzdem zu einer Routineuntersuchung bei ihrem Arzt, und es stellte sich heraus, daß die Patientin bis auf zwei kleine uterine Myome, von deren Existenz sie bis dato nichts gewußt hatte, völlig gesund war. In der Chinesischen Medizin wird ein uterines Myom fast immer als Blut-Stagnation im Uterus diagnostiziert. Der bläuliche Punkt hatte also korrekt die Blut-Stagnation angezeigt, befand sich aber nicht in dem dem Uterus zugeordneten Areal. Dieses Beispiel zeigt, daß man nicht starr auf der Zuordnung der Areale beharren darf, wenngleich man in der Regel schon von ihnen ausgehen kann.

Verletzungen, Knochenbrüche, Operationen, Schwangerschaftsabbrüche usw. können wichtige Ursachen für Blut-Stagnation im Körper sein. Waren die Verletzungen sehr massiv, dann kann sich der Zungenkörper innerhalb von wenigen Tagen bläulich verfärben. Er muß sich aber nicht automatisch verfärben, wenn durch die oben genannten Ereignisse eine Blut-Stagnation eingetreten ist. In einigen Fällen stauen sich die Unterzungenvenen, die ebenfalls Blut-Stagnation anzeigen und sollten deshalb auch untersucht werden (siehe Kapitel 8.3).

Zungenbeschreibung

- **sehr blaßbläulich mit Zahneindrücken**

- öliger, weißer Belag
- gerötete Spitze

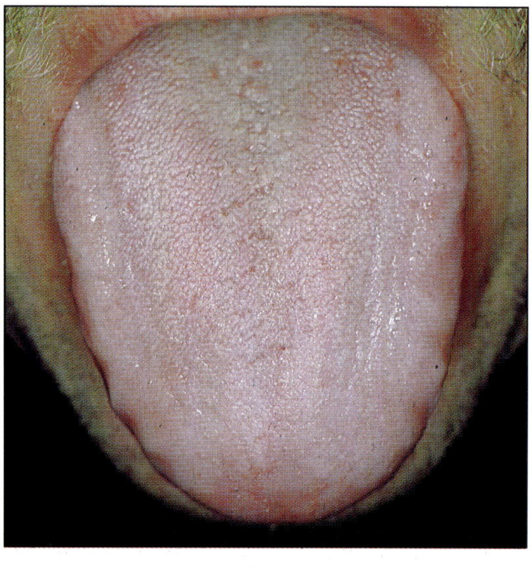

Abbildung 8.1.1: männlich, 35 Jahre

chinesische Diagnose

- Milz-Qi/Yang-Mangel mit Blut-Mangel, leichte Blut-Stagnation
- Retention von Feuchtigkeit
- *Mingmen* kommuniziert mit dem Herzen, ohne pathologischen Befund

westliche Diagnose

- chronisches Erschöpfungs-Syndrom nach Epstein-Barr-Virus
- allergische Rhinitis

Symptome

- Muskelspasmen nach körperlicher Anstrengung
- starke Erkältungsanfälligkeit
- Erschöpfung
- blockierte Nasenatmung

Krankheitsursachen

- zu viel Sport und Körpertraining als professioneller Tänzer

Zungenbeschreibung
- blaßbläulich
- etwas schmaler, zugespitzter Zungenkörper
- schlüpfriger, weißer Belag

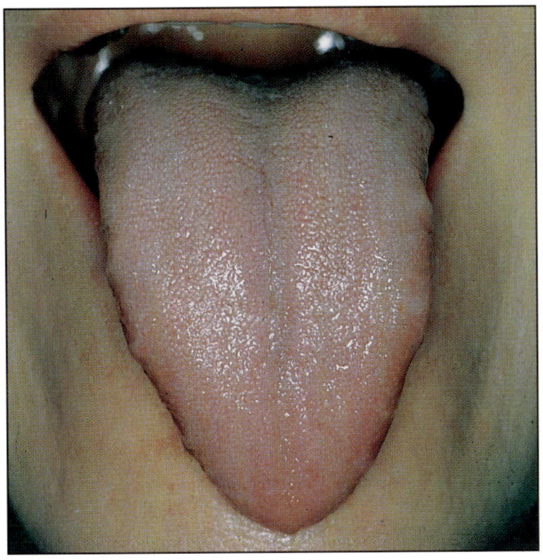

Abbildung 8.1.2: weiblich, 41 Jahre.

chinesische Diagnose
- Leber-Blut-Stagnation
- konstitutionelle Schwäche des Funktionskreises Herz
- Retention von Feuchtigkeit

westliche Diagnose
- allergische Rhinitis
- lokales Ekzem

Symptome
- starke, krampfartige Schmerzen vor der Regel
- Nachtschweiße bei Streß
- depressive Verstimmungen, Phobien

Krankheitsursache
- lange bestehende emotionale Probleme

Zungenbeschreibung
- blaßrot, bläulich
- rötlichbläulich an den Seiten des unteren Drittels
- **erhabener, dunkelroter Punkt**

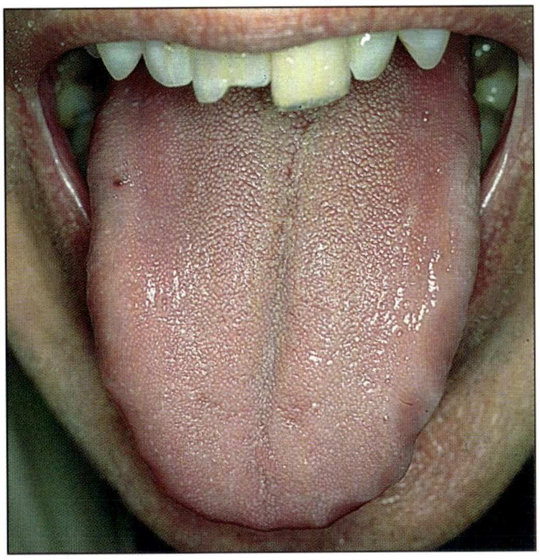

Abbildung 8.1.3: männlich, 58 Jahre

chinesische Diagnose
- Herz-Qi-Mangel und Herz-Blut-Stagnation
- Hitze in der Leber mit leichter Blut-Stagnation
- Leber-Blut-Stagnation

westliche Diagnose
- Koronarstenose
- Herzrhythmusstörungen

Symptome
- Engegefühl in der Brust
- Anfälle von Kurzatmigkeit und Atemnot begleitet von Schweißausbrüchen, Verschlimmerung durch Streß und Ärger
- Herzklopfen
- gelegentliche Magenschmerzen mit Völlegefühl

Krankheitsursachen
- übermäßiger Verzehr von fetten Speisen
- unterdrückte Emotionen

■ **Zungenbeschreibung**
- blaßbläulich, geschwollen

- **verstärkte Blaufärbung im ersten Drittel**
- leichte Abweichung
- weißer, öliger Belag
- stark gestaute, dunkelblaue Unterzungenvenen

■ **chinesische Diagnose**
- Herz-Yang-Leere mit Retention von feuchtem Schleim
- Herz-Blut-Stagnation

- innerer Wind
- Retention von kaltem Schleim
- Blut-Stagnation im Oberen Erwärmer

■ **westliche Diagnose**
- Schlaganfall
- Nierensteine
- Hypertonie

■ **Symptome**
- Lähmung des linken Armes
- unklare Aussprache
- Herzrasen
- Erschöpfung

■ **Krankheitsursache**
- Hypertonie

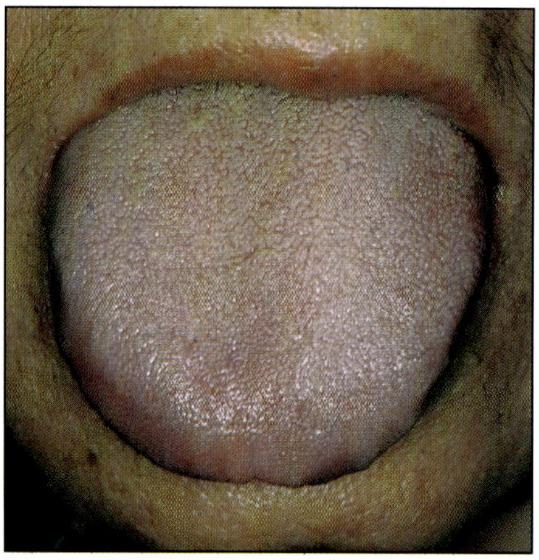

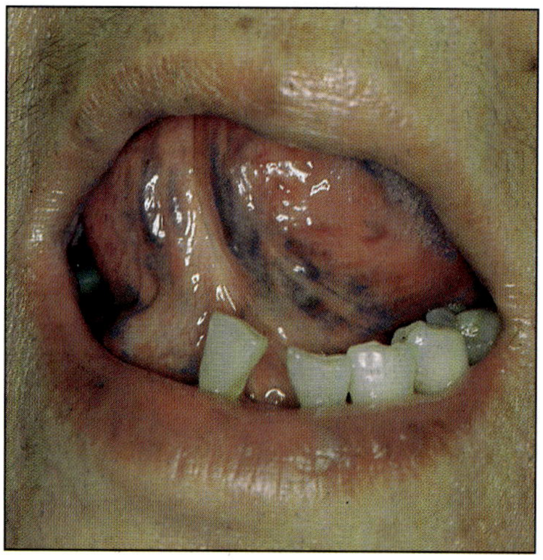

Abbildung 8.1.4: männlich, 75 Jahre

Zungenbeschreibung
- rotbläulich
- gerötete Ränder
- rote, leicht nach oben gerollte Spitze
- klebriger, weißer Belag

chinesische Diagnose
- Nieren-Yin-Mangel mit Blut-Stagnation
- Leber-Qi-Stagnation mit Leber-Hitze
- volle Hitze im Herzen
- Retention von Feuchtigkeit

westliche Diagnose
- Mammakarzinom

Symptome
- Lymphödem des linken Armes
- Nachtschweiße, innere Unruhe
- starke Angstzustände und Gereiztheit

Krankheitsursache
- unterdrückte Emotionen
- Zustand nach Mastektomie und Bestrahlung

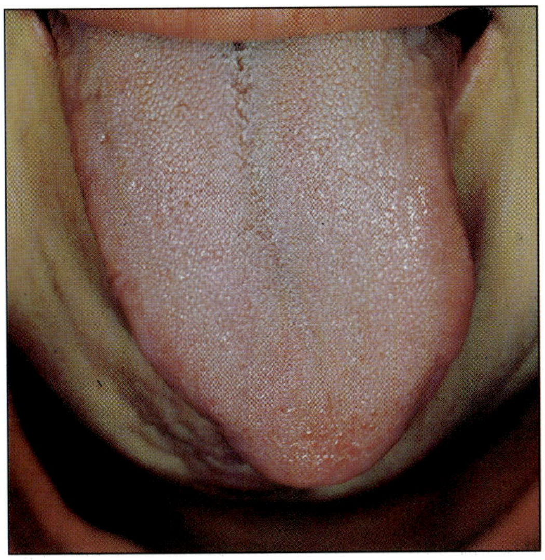

Abbildung 8.1.5: weiblich, 54 Jahre
(siehe Fallbesprechung auf Seite 167)

Zungenbeschreibung
- rotbläulich
- rote Ränder
- öliger, gräulicher Belag

chinesische Diagnose
- Hitze in der Leber mit Blut-Stagnation
- Leber-Qi-Stagnation mit Leber-Feuer
- Nahrungsmittel-Stagnation

westliche Diagnose
- Klimakterium

Symptome
- Wutanfälle, Gereiztheit, Weinanfälle
- Völlegefühl in der Brust und unter den Rippenbögen
- bitterer Mundgeschmack
- Durchfall nach dem Essen
- Blähungen

Krankheitsursache
- Beginn des Klimakteriums

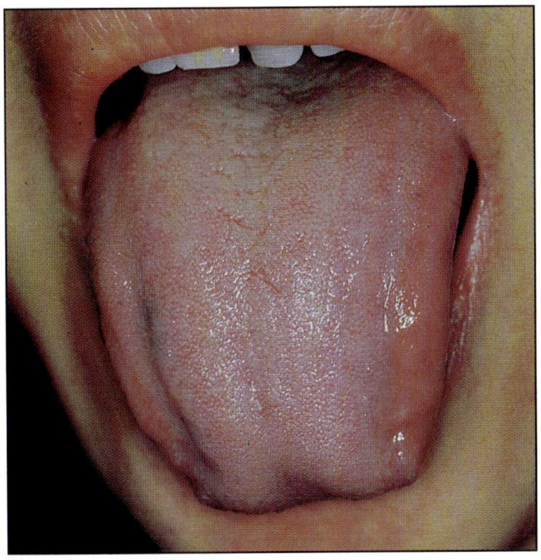

Abbildung 8.1.6: weiblich, 48 Jahre

Zungenbeschreibung
- rotbläulich
- rote, geschwollene Ränder
- öliger, gelber Belag

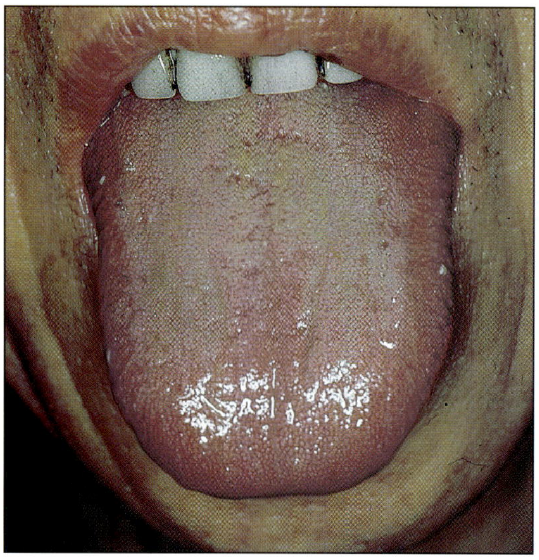

Abbildung 8.1.7: männlich, 49 Jahre

chinesische Diagnose
- Nieren-Yin-Mangel und Blut-Stagnation
- aufsteigendes Leber-Yang
- Retention von feuchter Hitze

westliche Diagnose
- Hypertonie
- Migräne

Symptome
- starke Kopfschmerzen
- plötzliches Nasenbluten
- Hartspann der Nackenmuskulatur
- Gereiztheit
- Schlaflosigkeit
- trockener Mund und Stuhl

Krankheitsursachen
- Überarbeitung
- Alkoholabusus

Zungenbeschreibung
- blaßblau
- dunkelblaue Punkte
- geschwollen

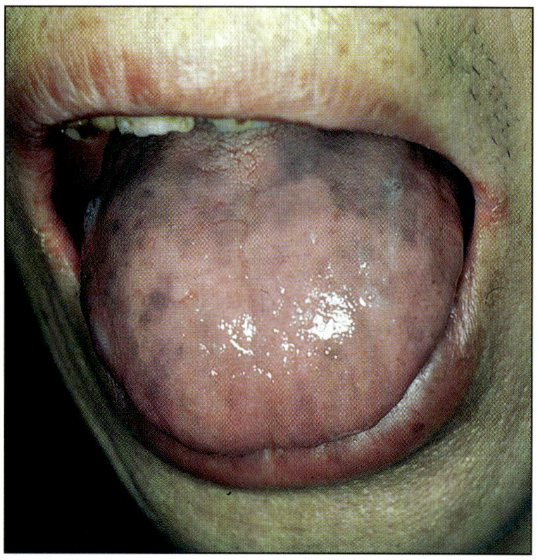

Abbildung 8.1.8: männlich, 50 Jahre

chinesische Diagnose
- Blut-Mangel und Blut-Stagnation
- schwere Leber-Blut-Stagnation
- Milz-Qi-Mangel mit Retention von Feuchtigkeit

westliche Diagnose
- Leberzirrhose

Symptome
- Caput medusae
- starker Gewichtsverlust
- Schwäche, Appetitlosigkeit
- Unterschenkelödeme

Krankheitsursachen
- unbekannt

F Exemplarische Fallbesprechung

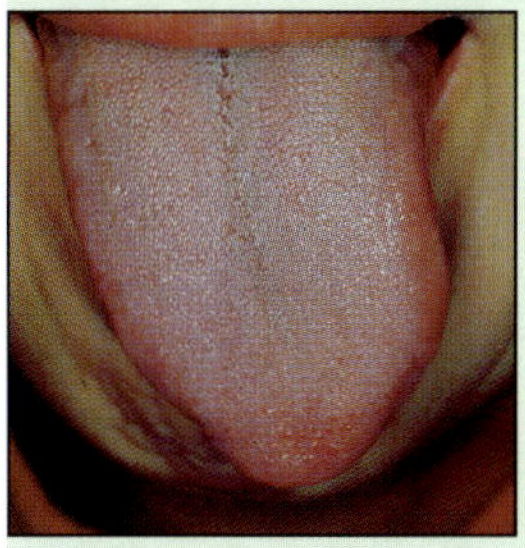

Abbildung 8.1.5

Frau P., eine 54 Jahre alte Geschäftsfrau, war durch ihre fehlgeschlagene Ehe sehr verbittert und enttäuscht. Sie versuchte, ihre Gefühle zu verdrängen, indem sie sehr viel arbeitete. Drei Jahre nach der Scheidung wurde bei einer Routineuntersuchung ein bösartiger Brustknoten bei Frau P. festgestellt. Neben einer Mastektomie wurden Chemotherapie und Bestrahlungen durchgeführt. Seit dieser Erkrankung leidet die Patientin unter starken Angstgefühlen, innerer Unruhe und Nachtschweißen. Infolge der Entnahme eines axillären Lymphknotens am linken Arm hat sich außerdem ein Lymphödem entwickelt. Die Zunge war von rötlichbläulicher Farbe und leicht abweichend. Die Pulse waren drahtig *(xian)* und leicht beschleunigt *(shuo)*.

Analyse

In diesem Fall führten die starken Emotionen zu einer Leber-Qi-Stagnation, die wiederum eine Leber-Blut-Stagnation verursachte. Der innere Verlauf der Leber-Leitbahn durchquert die äußere Seite der weiblichen Brust. Eine lange andauernde Blockade im Fluß des Leber-Qi und des Leber-Blutes kann daher eine Blut-Stagnation in dieser Region verursachen, die mit zu einer Knotenbildung beiträgt. Die ausgeprägte Blut-Stagnation ist bei Frau P. gut an der bläulichen Verfärbung der Zunge zu erkennen.

Jede Operation kann eine lokale Qi-, Blut- oder Flüssigkeits-Stagnation verursachen und die Leitbahnen in der betroffenen Region blockieren. Dies ist sicherlich durch die Entfernung des Lymphknotens geschehen, und hat aus der Sicht der TCM zu einem Lymphödem geführt.

Die innere Unruhe und die Nachtschweiße rühren von einem Nieren-Yin-Mangel und einer Hitze im Herzen her. Letztere ist deutlich sichtbar an der roten Zungenspitze.

R Resümee

Blut-Stagnation entsteht sehr häufig durch eine Leber-Qi-Stagnation. Die Gefahr, daß sich eine Qi-Stagnation zu einer Blut-Stagnation entwickelt, ist besonders dann sehr groß, wenn negative Gefühle nicht verarbeitet werden können. Bei Frauen manifestiert sich eine derartige Pathologie zu Beginn oft in einem schmerzhaften menstruellen Zyklus. Langfristig kann eine Blut-Stagnation auch zu einer Ansammlung von „Material" führen und Anlaß zur Bildung von „Massen" geben. Die Folge können Myome oder Knoten sein.

8.2 Partielle bläuliche Verfärbungen

Lokalisation der Blut-Stagnation

Blut kann sich in jedem Gewebe, *Zang* oder *Fu* sammeln und sich bei ungenügender Bewegung durch das Qi als Blut-Stagnation manifestieren. Besonders die *Zang* Herz und Leber, das *Fu* Magen und das außerordentliche *Fu* Uterus tendieren zu einer Entwicklung zur Blut-Stagnation. Die Lokalisation der Blut-Stagnation wird durch bläulich verfärbte Areale oder auch durch einzelne bläuliche Punkte angezeigt.

Herz

Lange bestehende Hitze im Herzen schädigt das Blut, verletzt den Flüssigkeitsanteil im Blut und kann so eine Blut-Stagnation im Herzen verursachen. Plötzlich einsetzende starke retrosternale Schmerzen, ein Engegefühl im Bereich des Brustkorbs, verbunden mit Atemnot, bläulichen Lippen und einem bläulichen Gesicht sind charakteristische Symptome dieses Syndroms. Die Zungenspitze ist rotbläulich oder es zeigen sich dunkle, bläuliche oder auch tiefrote Punkte in diesem Areal. Jahrelange Sorgen aber auch schwere plötzliche Schocksituationen in Verbindung mit einem unregelmäßigen Lebensstil oder dem Genuß von großen Mengen an Alkohol und Nikotin können für eine derartige Pathologie verantwortlich sein.

Wenn die Herz-Blut-Stagnation aus einem Herz-Yang-Mangel heraus entsteht, verfärbt sich die Zungenspitze blaßbläulich. Ein Herz-Yang-Mangel kann nur aufgrund einer zugrundeliegenden Nieren-Yang-Schwäche entstehen. Die mangelnde Dynamik des Yang führt in diesem Fall zu einer verringerten Bewegung des Blutes. Auch hier treten starke Brustschmerzen auf, signifikant sind jedoch im Unterschied zur Hitze im Herzen die kalten Extremitäten und die Abneigung gegen Kälte. Außerdem ist der Patient erschöpfter und antriebsloser als derjenige, dessen Herz-Blut-Stagnation durch Hitze im Herzen verursacht worden ist.

Leber

Eine Ursache für eine Leber-Blut-Stagnation ist eine lang andauernde und schwere Leber-Qi-Stagnation. Leber-Blut-Stagnation verursacht eine bläuliche Verfärbung an den Zungenrändern, der Zungenkörper ist dabei blaß oder blaßrot.

Ungelöste emotionale Probleme und unterdrückte Gefühle und Bedürfnisse schränken den freien Fluß des Leber-Qi ein. Da es die Speicherung des Blutes und seine angemessene Verteilung kontrolliert, löst die Qi-Stagnation eine abnorme Zirkulation des Blutes aus. Deshalb kann Leber-Blut-Stagnation auf der einen Seite zu plötzlichem Nasenbluten führen und auf der anderen Seite für einen verlängerten menstruellen Zyklus verantwortlich sein. Bei Frauen sind das Konzeptionsgefäß (*Ren Mai*) und das Durchdringungsgefäß (*Chong Mai*) von diesem Blutstau betroffen, was starke Schmerzen vor und auch während der Menstruation verursachen kann. Über diesen Stagnations-Mechanismus kann es aber auch zur Bildung von uterinen Myomen kommen, da diese gutartigen Tumore koaguliertem, stagniertem Blut entsprechen. Gestaute Unterzungenvenen und eine Einkerbung in der Zungenspitze (siehe Kapitel 6.2) sind häufig bei Frauen, bei denen ein oder mehrere Myome diagnostiziert wurden, zu finden. Allerdings tauchen bläuliche Zungenränder bei diesem Befund eher selten auf, obwohl der Entstehungsprozeß eines Myoms stark an eine Leber-Blut-Stagnation und eine Stase im Durchdringungsgefäß (*Chong Mai*) gebunden ist.

Uterus

Ist die Zunge rot mit bläulich verfärbten Zungenrändern, deutet dies auf Leber-Hitze hin, die ursächlich an einer Leber-Blut-Stagnation beteiligt ist. Die Hitze verklumpt in diesem Fall das Blut. Bei Patienten mit chronisch verlaufender Hepatitis B oder C sieht man häufig rote, aufgerollte Ränder, die die Hitze in der Leber dokumentieren. Werden diese Ränder tiefrot oder bläulich, dann ist aus dieser

Pathologie eine Leber-Blut-Stagnation entstanden. Dies ist häufig ein Indiz für den beginnenden fibrotischen Umbau des Lebergewebes[1].

Magen

Starker, stechender Magenschmerz kann ein Hinweis für Blut-Stagnation im Magen sein. Die Diagnose ist eindeutig, wenn das Zentrum der Zunge bläulich verfärbt ist. Da es sich um ein Syndrom der Fülle handelt, nehmen die Magenschmerzen in diesem Fall durch Druck, Nahrungsaufnahme und Wärme zu.

Zungenbeschreibung

- leicht blaß, blasse Ränder
- leicht aufgerollte Ränder
- **heller, blauer Punkt am rechten Zungenrand**

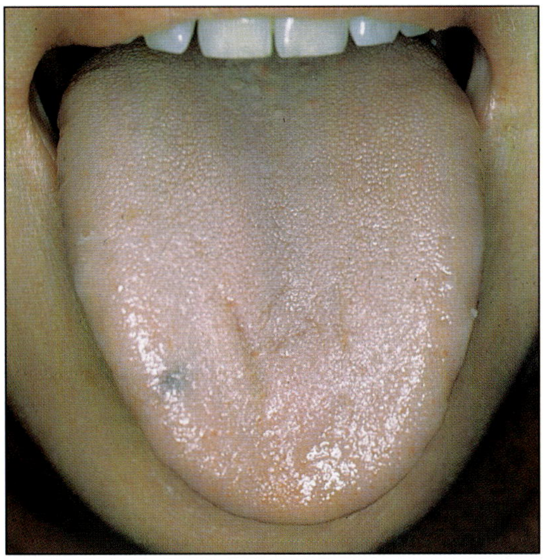

Abbildung 8.2.1: weiblich, 48 Jahre

chinesische Diagnose

- Milz-Qi-Mangel mit Leber-Blut-Mangel
- Leber-Qi-Stagnation
- Blut-Stagnation

westliche Diagnose

- uterines Myom

Symptome

- Migräne mit der menstruellen Blutung, lange Tröpfelblutungen
- Hitzewallungen
- Müdigkeit
- Gewichtszunahme

Krankheitsursachen

- Klimakterium
- übermäßiger Verzehr von Süß- und Milchspeisen

1 Vgl. Ze-lin Chen, Mei-Fang Chen, Tongue Diagnosis, S. 38, Long Beach, 1989. In diesem Buch wurde von einer Untersuchung von 76 Patienten, die an einem primären Leberzellkarzinom erkrankt waren, berichtet. Der schulmedizinische Befund wurde mit dem der TCM in Korrelation gesetzt. Die Krankheitsursache nach der TCM beruhte zum größten Teil auf einer Leber-Blut-Stagnation. Bei 59 Patienten dieser Gruppe (77 %) zeigte die Zunge die sogenannte Leber-Krebs-Linie. Diese „Linie" ist charakterisiert durch bläuliche oder purpurne Linien an den Zungenrändern oder purpurne Flecken an den Seiten der Zunge.

Zungenbeschreibung
- rötlich, geschwollen
- **rötlichbläulich im Zentrum**
- dünner, vertikaler Riß mit kleinen horizontalen Rissen
- **linke Zungenseite stärker geschwollen**

chinesische Diagnose
- Retention von feuchter Hitze
- Blut-Stagnation im Magen
- Magen-Yin-Mangel
- Stagnation von Qi, Blut und Feuchtigkeit im *Jing-Luo*

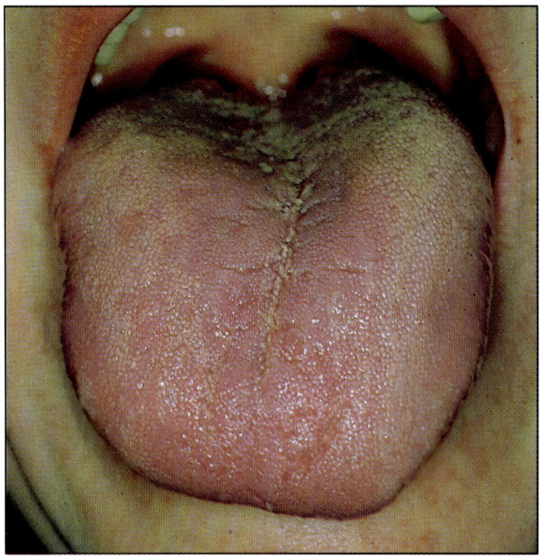

Abbildung 8.2.2: weiblich, 61 Jahre

westliche Diagnose
- Hiatushernie
- chronische Gastritis
- AVK vom Unterschenkeltyp

Symptome
- Sodbrennen, Magenschmerzen
- Verstopfung oder harter Stuhl
- Durchblutungsstörungen der Beine
- Schlafstörungen

Krankheitsursachen
- jahrelange Sorgen
- übermäßiger Verzehr von süßen und fetten Speisen

Zungenbeschreibung
- **blaßrot mit bläulichen Flecken an den Zungenseiten**
- geschwollen, Zahneindrücke

chinesische Diagnose
- Leber-Blut-Stagnation
- Milz-Qi-Mangel mit Retention von innerer Feuchtigkeit und Schleim

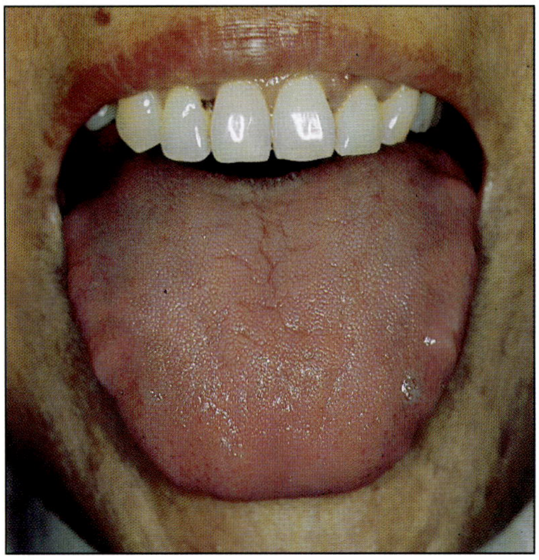

Abbildung 8.2.3: weiblich, 59 Jahre

westliche Diagnose
- Mammakarzinom
- Hyperthyreose

Symptome
- Herzklopfen
- starke Müdigkeit
- breiige Stühle
- wechselnder Appetit
- Erkältungsanfälligkeit

Krankheitsursachen
- Zustand nach Mastektomie
- Chemotherapie und Bestrahlung

■ **Zungenbeschreibung**

- rot, geschwollene Ränder mit öligem, altem, dunkelgelbem Belag an den Zungenseiten
- **bläuliche Punkte an den Zungenrändern**
- **rötlichbläuliches Zentrum ohne Belag**
- blaue, gestaute Untervenen

■ **chinesische Diagnose**

- Retention von feuchter Hitze in Leber/Gallenblase
- Blut-Stagnation
- Magen-Blut-Stagnation und Magen-Yin-Mangel
- Blut-Stagnation

■ **westliche Diagnose**

- Hyperthyreose

■ **Symptome**

- Gereiztheit
- Magenschmerzen
- starker Gewichtsverlust
- starkes Schwitzen tags- und nachtsüber
- beidseitiges Hervortreten der Augäpfel

■ **Krankheitsursache**

- unklar

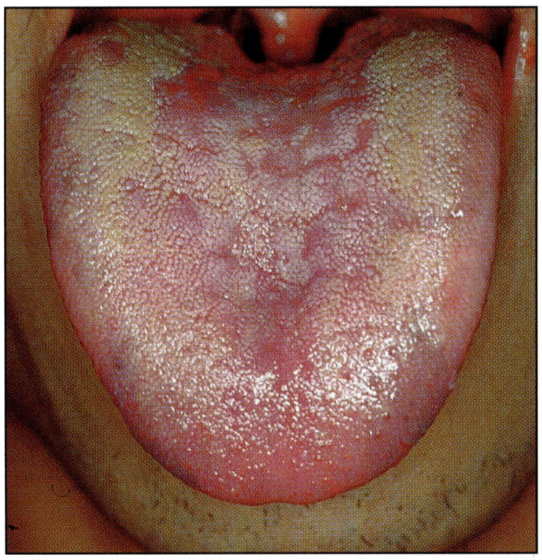

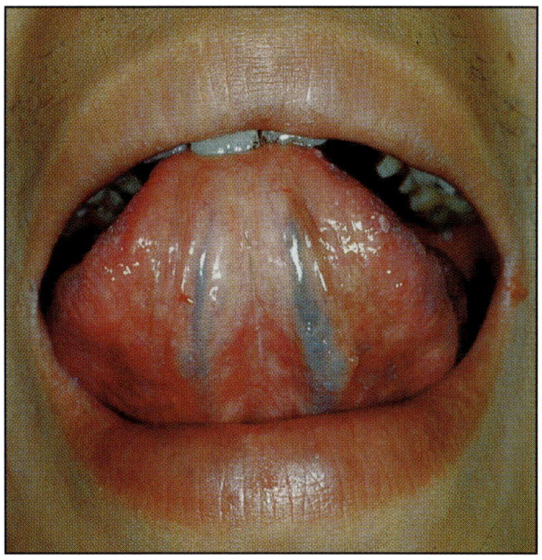

Abbildung 8.2.4: männlich, 33 Jahre

Zungenbeschreibung
- rötlich, lang mit nach unten gerollter Spitze
- **rote Ränder mit bläulichen Flecken**
- öliger, weißer Belag

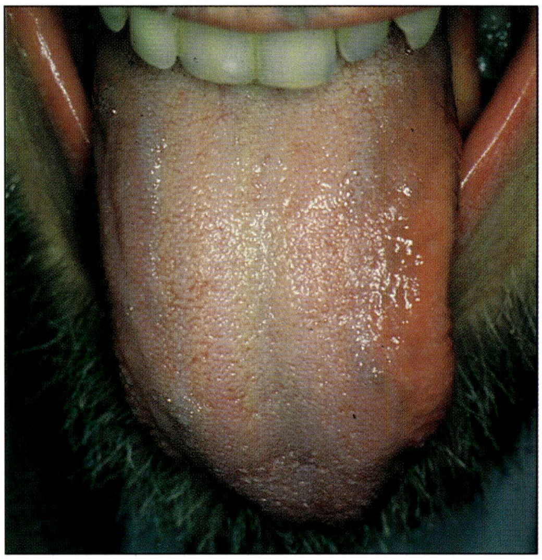

Abbildung 8.2.5: männlich, 50 Jahre (siehe Fallbesprechung auf Seite 173)

chinesische Diagnose
- konstitutionelle Hitze im Herzen und leere Hitze im Herzen
- Leber-Blut-Stagnation mit Hitze in der Leber
- Retention von Schleim

westliche Diagnose
- chronisch-myeloische Leukämie
- leichte Hüftgelenksnekrose

Symptome
- Kurzatmigkeit
- Müdigkeit
- Nachtschweiße
- starke, stechende Schmerzen in den Hüftknochen
- trockene, rote Haut im Gesicht,
- lebhafte Träume

Krankheitsursachen
- innerhalb von drei Jahren mehr als 20 Röntgenaufnahmen wegen einer komplizierten Unterschenkelfraktur
- Nebenwirkungen der Chemotherapie
- übermäßiger Verzehr von fetten Speisen

(Patient verstarb neun Monate nach dieser Aufnahme)

F Exemplarische Fallbesprechung

Abbildung 8.2.5

Vor vier Jahren wurde bei dem 50 Jahre alten Herrn G. eine chronisch-myeloische Leukämie diagnostiziert. Im großen und ganzen geht es ihm trotzdem relativ gut. Durch die verabreichten Medikamente bekam er allerdings eine aplastische Anämie und leidet seither unter starker Kurzatmigkeit und Müdigkeit. Wenn er sehr erschöpft ist, treten auch Nachtschweiße auf. Aufgrund einer Hüftgelenksnekrose leidet er unter starken, stechenden Schmerzen im Bereich des Hüftgelenks. Seit kurzem klagt der Patient außerdem über rote, trockene Gesichtshaut und ein offenes Geschwür am Bein, das nur sehr langsam heilt.

Auffällig an der Zunge sind die bläulich gefleckten Zungenränder. Der Puls ist tief (*chen*) und bewegend (*dong*).

Analyse

Es besteht Anlaß zu der Vermutung, daß die Leukämie bei Herrn G. durch starke Röntgenbelastung ausgelöst worden ist. Ein komplizierter Knochenbruch, den er sich vor der Erkrankung zuzog, machte zahlreiche Röntgenaufnahmen notwendig. Nach Auffassung der TCM kann durch Röntgen toxische Hitze in den Körper eintreten. Diese schädigt die Körpersäfte und erzeugt Hitze im Blut. Hitze verklumpt das Blut und führt zu dessen Verdickung, was Blut-Stagnation verursacht.

Bei Herrn G. läßt sich die toxische Hitze zungendiagnostisch allerdings nicht erkennen. In seinem Fall sind diese Hitze sowie die Blut-Stagnation jedoch anhand des offenen Beines und des roten Hautausschlages diagnostizierbar.

Interessant sind die bläulichen Flecken auf der Zunge von Herrn G., die eine Blut-Stagnation anzeigen. In der Chinesischen Medizin sagt man, daß sich bei Blut-Stagnation kein neues Blut bilden kann. Das bedeutet, daß die Anämie in diesem Sinne aus einer Blut-Stagnation heraus entsteht. Auch die starken, stechenden Hüftgelenksschmerzen gehen auf das Konto der Blut-Stagnation.

Der ölige, weiße Zungenbelag schließlich deutet auf eine Retention von Schleim im Inneren hin. Dies ist erklärbar durch die ungesunde Ernährung des Patienten, der eine Vorliebe für fette Speisen und Wurst hat und deshalb ca. 15 kg Übergewicht auf die Waage bringt.

R Resümee

Blut-Stagnation in den *Zang Fu* kann sich durch bläuliche Verfärbungen in bestimmten Arealen der Zunge bemerkbar machen. Da die bläulichen Punkte aber nicht immer genau auf den diagnostisch zugeordneten Arealen auftauchen und keine 100%ig klare Aussage aufgrund von deren Lokalisation möglich ist, muß eine differenzierte Diagnose sich auch immer auf die Symptome stützen. So treten z. B. bei einer Stagnation von Blut im Magen sehr heftige, konstante und stechende Magenschmerzen auf und bei einer Herz-Blut-Stagnation entsprechende Brustschmerzen.

8.3 Gestaute Unterzungenvenen

Untersuchung der Zungenunterseite

Hier geht es um die Untersuchung der Zungenunterseite. An jeder Seite des Zungenfrenulums liegt eine Vene. Diese beiden Venen sollten kaum sichtbar sein, wenn die Zungenspitze zum Gaumen hin gerollt wird. Farbe, Größe und eventuell Schwellung dieser Untervenen geben dem Betrachter eine generelle Auskunft darüber, ob eine Blut-Stagnation vorliegt. Sie sagen jedoch – vom Standpunkt der Chinesischen Medizin – nur wenig über den Ort der Blut-Stagnation aus. Ähnlich wie in der Schulmedizin, wo gestaute Unterzungenvenen ein Hinweis über den Rückstau des Blutes im großen Kreislauf[2] sind, werden gestaute Unterzungenvenen auch in der Chinesischen Medizin häufig als Blut-Stagnation im Oberen Erwärmer bewertet. In Verbindung mit anderen Zungenzeichen vermittelt die Farbe und Dicke der Venen jedoch ein Bild über das Ausmaß der Blut-Stagnation im ganzen Körper. Je dunkler und geschwollener sie sind, desto ernster und stärker ist die Blut-Stagnation.

Blut-Stagnation im Oberen Erwärmer

Nicht immer tritt ein blau gefärbter Zungenkörper – ebenfalls ein Zeichen einer Blut-Stagnation – gemeinsam mit den gestauten Venen auf. Selbst bei lebensbedrohlichen Erkrankungen, z. B. bei metastasierenden Karzinomen, die häufig durch chronische Blut-Stagnation entstehen, kommt es vor, daß sich der Zungenkörper nicht bläulich verfärbt. Fast immer sind allerdings in diesen Fällen die Unterzungenvenen dunkel gestaut (siehe Abbildung 8.3.2).

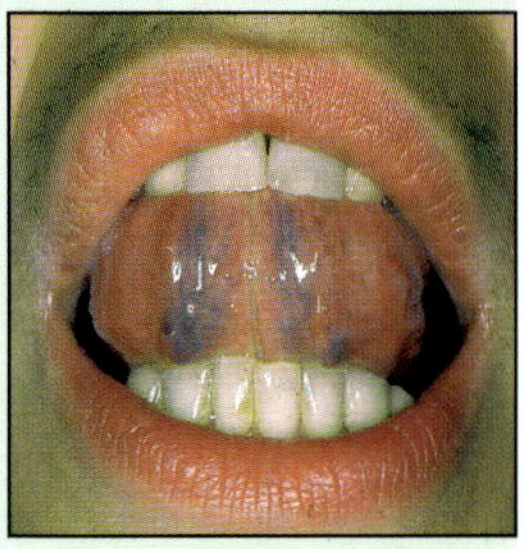

Abbildung 8.3.2

Maciocia bewertet die gestauten Unterzungenvenen bei normal-farbenen Zungenkörpern als „ein Frühzeichen von Störungen des Qi und des Blutes".[3] Diese Aussage sollte aber ergänzt werden. Bei vielen Frauen mit uterinen Myomen oder positiven Vaginalabstrichen, deren Zungenkörper keine größeren Pathologien anzeigen, sind die Unterzungenvenen stark gestaut. Gestaute Unterzungenvenen sind außerdem dann zu sehen, wenn eine langjährige Blut-Stagnation im Durchdringungsgefäß (*Chong Mai*) besteht, die auf dem Hintergrund von sexuellem Mißbrauch, mehreren Abtreibungen oder Kürettagen entstanden ist. Sind die Unterzungenvenen nur hell und dünn, dann ist die Blut-Stagnation nicht sehr tief. Sie sollte aber dennoch als mögliche Krankheitsursache für menstruelle Probleme, habituelle Fehlgeburten und Unfruchtbarkeit in Betracht gezogen werden.

Verletzungen wie Knochenbrüche, Sehnen- oder Bänderrisse unterbrechen die Zirkulation von Qi und Blut. Das Qi bewegt das Blut in der verletzten Region nicht mehr, und es entsteht eine lokalisierte Blut-Stagnation in den *Jing Luo*, Muskeln oder Gelenken. Diese einseitige Blut-Stagnation im Körper ist gelegentlich an einer einseitigen Stauung der Unterzungenvenen zu sehen.

Retention von zähem Schleim und / oder feuchter Hitze im Körper können durch die Unterzungenvenen ebenfalls angezeigt werden.[4] In diesem Fall sind sie rötlichbläulich und glänzen gleichzeitig.

---

2 In dem Buch „Tonguediagnosis" berichtet die Autorin Mei-fang Chen von mehreren klinischen Untersuchungen, die bei Patienten mit der Diagnose „Blut-Stagnation" vorgenommen wurden. Die schulmedizinischen Diagnosen dieser Patienten lauteten: Karzinome, koronare Herzerkrankungen, Cor pulmonale chronicum, rheumatische Herzerkrankungen und Hypertension. Ein großer Teil dieser Patienten wies gestaute Unterzungenvenen auf. Aufgrund der Untersuchungsergebnisse wurde vorgeschlagen, der Diagnose der Unterzungenvenen mehr Wichtigkeit einzuräumen. Siehe dazu Kapitel 1, Sektion 3 in „Tonguediagnosis" von Ze-lin Chen and Mei-fang Chen, M.D., Long Beach, 1989.

3 Maciocia, G., Zungendiagnose in der chinesischen Medizin, S. 92, Uelzen, 1996.

4 Vgl. Ze-Lin Chen und Mei-fang Chen, Tonguediagnosis, S. 93, Long Beach, 1989.

Zungenbeschreibung
- rot, geschwollen,
  öliger, dunkelgelber Belag
- **helle, bläuliche Flecken an den Zungenseiten, gestaute, geschwollene Unterzungenvenen**

chinesische Diagnose
- Hitze in der Leber mit langjähriger Retention von feuchter Hitze in der Leber/Gallenblase
- Leber-Blut-Stagnation

westliche Diagnose
- Hepatitis C seit 13 Jahren

Symptome
- Völlegefühl im Epigastrium
- stechende Schmerzen unter dem rechten Rippenbogen
- Müdigkeit
- Muskelschmerzen

Krankheitsursachen
- Heroin- und Alkoholabusus

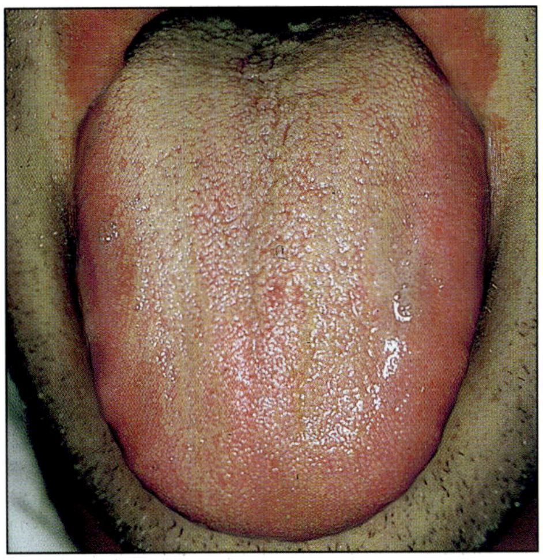

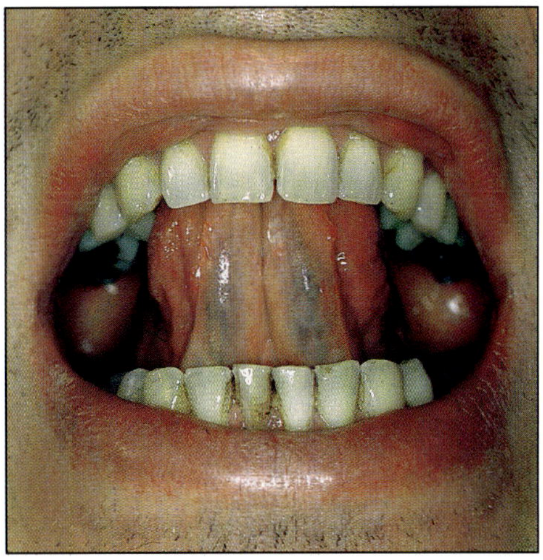

Abbildung 8.3.1: männlich, 38 Jahre

Zungenbeschreibung
- rötlich, etwas schmal
- stark gerötete Spitze
- **dicke, unregelmäßige, blaue Unterzungenvenen**

chinesische Diagnose
- leichter Nieren-Yin Mangel
- Hitze im Herzen
- Blut-Stagnation im Uterus

westliche Diagnose
- Zervixkarzinom

Symptome
- schmerzhafte Menstruation
- Nachtschweiße
- Schlaflosigkeit
- depressive Verstimmungen, Angst

Krankheitsursachen
- lange bestehende emotionale Probleme
- extreme geistige Überarbeitung

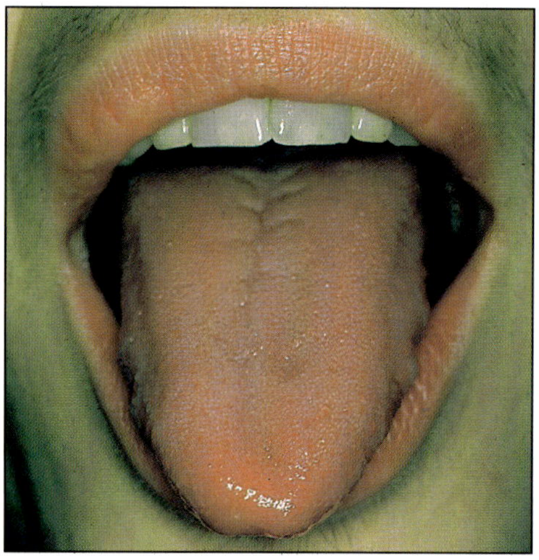

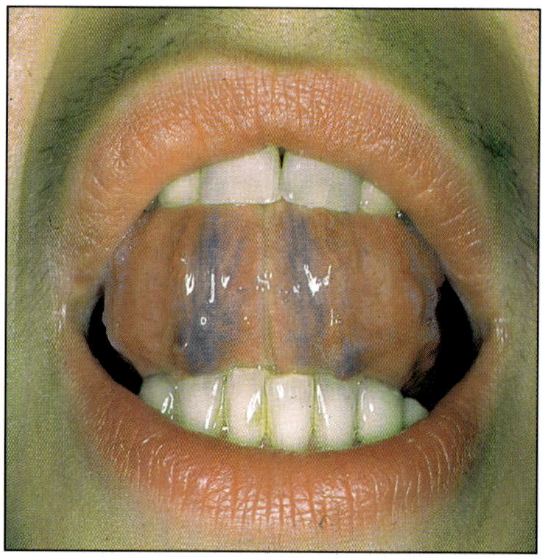

Abbildung 8.3.2: weiblich, 31 Jahre
(siehe Fallbesprechung auf Seite 181)

Zungenbeschreibung
- rot, **eingezogener Zungenkörper**
- gerötetes erstes Drittel mit roten Punkten
- wurzelloser Belag
- **gestaute, blaue Unterzungenvenen**

Chinesische Diagnose
- Nieren-Yin-Mangel
- Hitze im Herzen

- Magen-Yin- und Nieren-Yin-Mangel
- Leber-Blut-Stagnation

westliche Diagnose
- primäres Leberzellkarzinom

Symptome
- starker Haarausfall
- Müdigkeit
- Völlegefühl unter dem rechten Rippenbogen

Krankheitsursache
- Pille Diane seit 18 Jahren

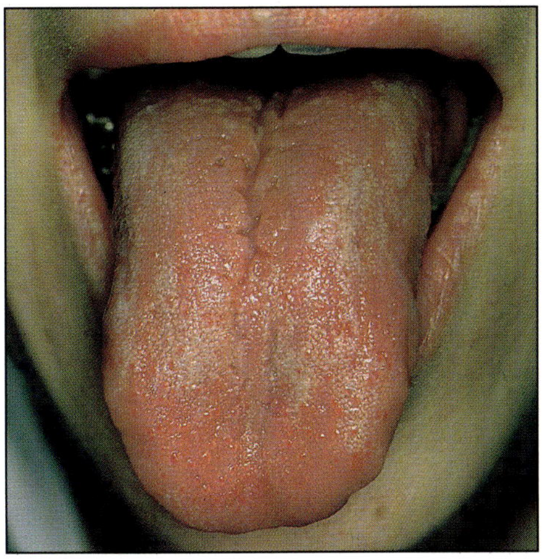

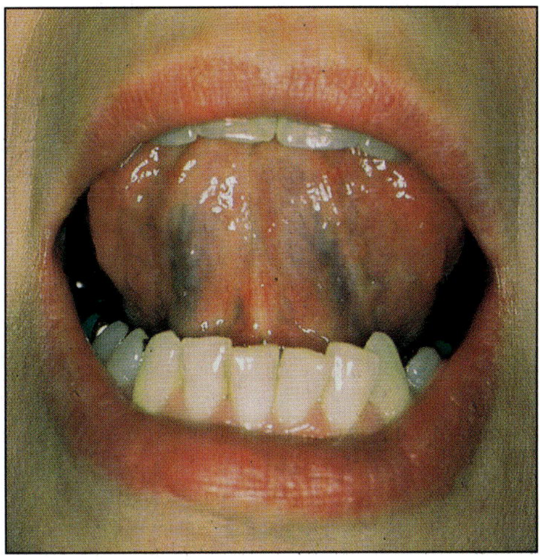

Abbildung 8.3.3: weiblich, 42 Jahre

Zungenbeschreibung
- tiefrot, kurz, **glänzend**
- trocken, ohne Belag
- **stark gestauter Unterzungengrund mit dunklen Petechien**

chinesische Diagnose
- Magen-Yin-Mangel, Lungen-Yin-Mangel, Nieren-Yin-Mangel
- Austrocknung der Körpersäfte
- schwere Blut-Stagnation im Oberen Erwärmer

westliche Diagnose
- chronische Bronchitis
- Emphysem

Symptome
- Husten mit wenig Schleim
- Nachtschweiße
- subfebrile Temperaturen
- starkes Hitzegefühl im Körper
- Atemnot und Kurzatmigkeit
- Erschöpfung

Krankheitsursache
- starkes Rauchen seit 60 Jahren

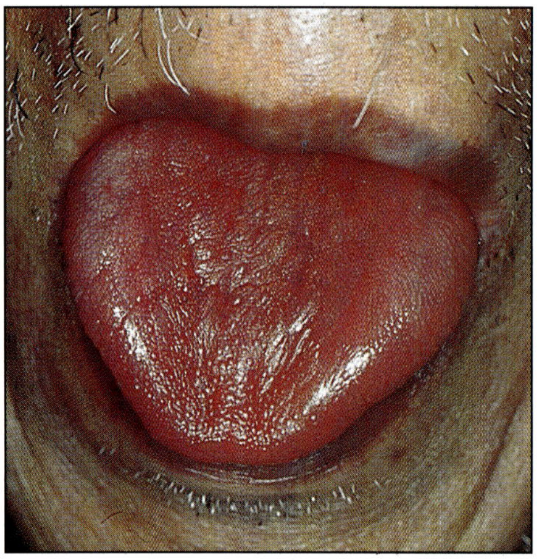

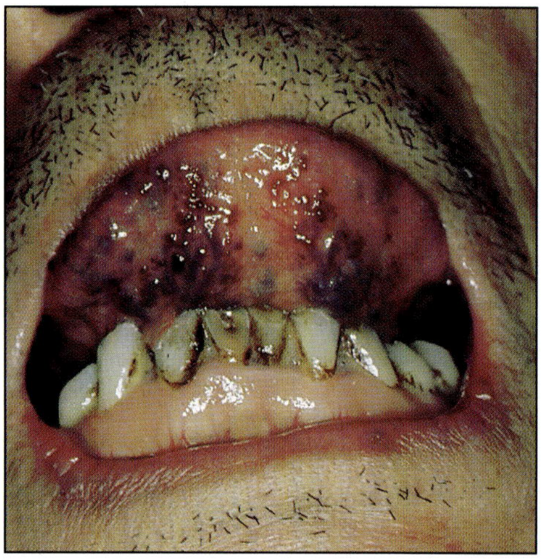

Abbildung 8.3.4: männlich, 83 Jahre

Zungenbeschreibung
- **rot,** fester Zungenkörper
- wurzelloser Belag besonders am Zungengrund und Zentrum
- alter, gelber Belag

- **dunkelblaue, gestaute Unterzungenvenen, dunkle Punkte an der Zungenunterseite**

chinesische Diagnose
- Nieren-Yin-Mangel
- Nieren-Yin- und Magen-Yin-Mangel
- Retention von feuchter Hitze im Darm
- schwere Blut-Stagnation

westliche Diagnose
- Prostatakarzinom mit Knochenmetastasierung (Patient verstarb 3 Monate nach dieser Aufnahme)

Symptome
- langanhaltende Verstopfung
- Sodbrennen
- Magenschmerzen
- starke körperliche Schwäche
- Nachtschweiße
- Knochenschmerzen

Krankheitsursachen
- Überarbeitung
- emotionale Probleme

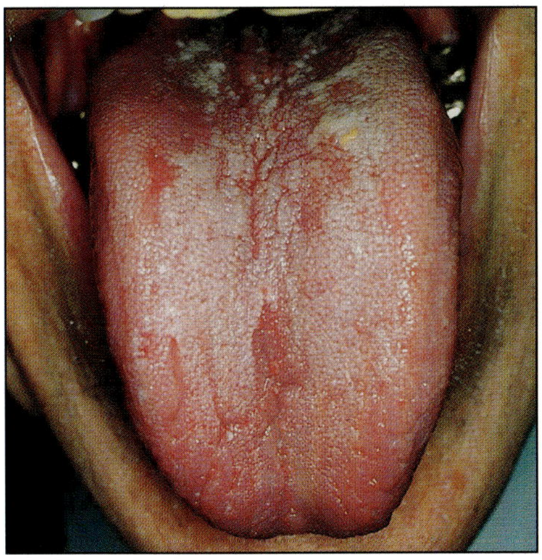

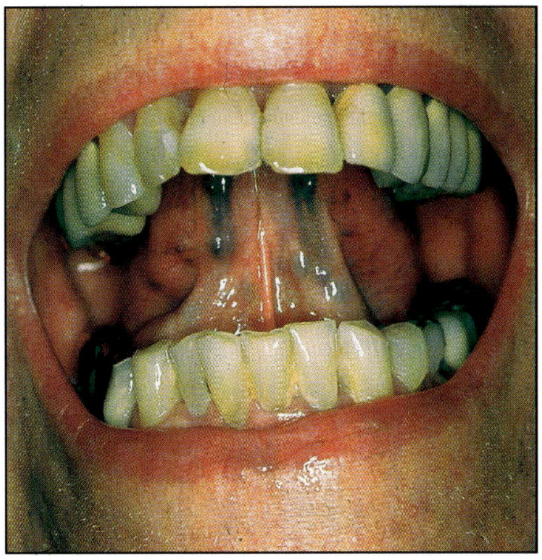

Abbildung 8.3.5: männlich, 66 Jahre

- **Zungenbeschreibung**
- blaßrot, aufgerollte Ränder
- **tiefer, vertikaler Riß im ersten Drittel**
- dicker, gelber, trockener Belag an der Zungenwurzel
- **dünne, dunkelblaue, gewundene Unterzungenvenen, bläuliche Verfärbung der Zungenunterseite**

- **chinesische Diagnose**
- Leber-Qi-Stagnation ⇒ leichter Milz-Qi-Mangel
- Lungen-Yin- und Herz-Yin-Mangel
- feuchte Hitze im Unteren Erwärmer
- Herz-Blut-Stagnation

- **westliche Diagnose**
- Erkrankung der Koronargefäße
- Nierensteine, Diabetis II

- **Symptome**
- Rücken- und Bauchschmerzen
- Schmerzen beim Wasserlassen
- Kurzatmigkeit bei Belastung
- Druck- und Völlegefühl in der Brust
- starker Durst

- **Krankheitsursachen**
- Rauchen seit 30 Jahren
- jahrelange körperliche Schwerstarbeit

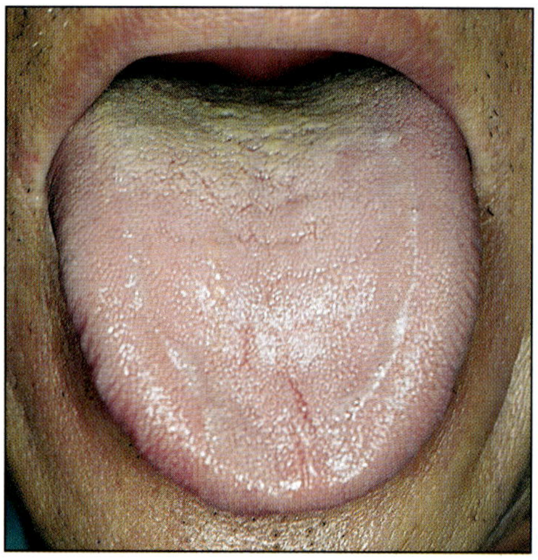

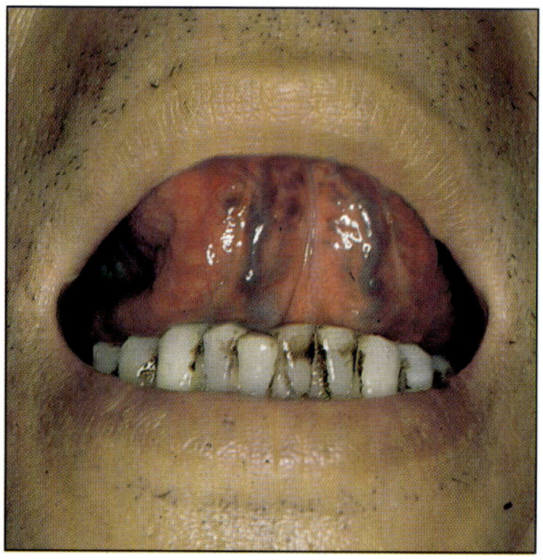

Abbildung 8.3.6: männlich, 65 Jahre

F Exemplarische Fallbesprechung

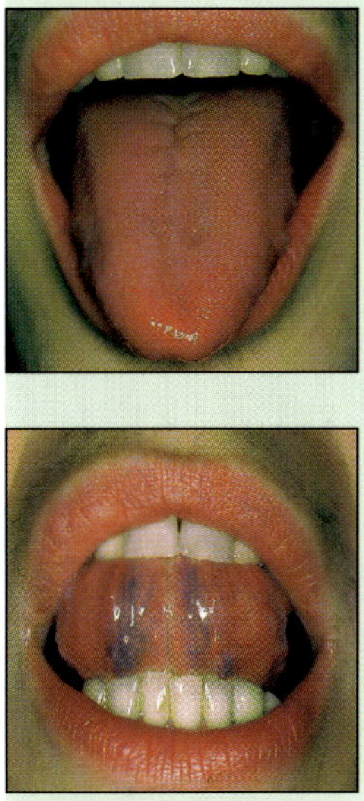

Abbildung 8.3.2

Frau M. ist 31 Jahre alt und als Archäologin tätig. Ihre Arbeit zwingt sie zu häufigen Reisen und einem unregelmäßigen Lebensstil. Neben unregelmäßiger Ernährung und unzureichendem Schlaf sind unbefriedigende persönliche Beziehungen für ihren schlechten Gesundheitszustand verantwortlich. Sie war ständig erschöpft und litt an depressiven Verstimmungen. Nachdem sich ihr menstrueller Zyklus in den letzten Monaten sowohl bezüglich der Dauer als auch der Intensität der Blutung verändert hatte, unterzog die Patientin sich einer gynäkologischen Untersuchung. Der schulmedizinische Befund lautete:

Zervixkarzinom ohne Lymphknoteninvolvierung.

Die Zunge zeigte eine stark gerötete Spitze und dicke, blaue gestaute Unterzungenvenen. Die Pulse waren dünn (*xi*) und schwach (*rou*).

Analyse

Der unregelmäßige Lebensstil und der Schlafmangel verursachten einen beginnenden Nieren-Yin-Mangel. Hinzu kam eine Blockade im Fluß des Leber-Qi durch die Verschlechterung der persönlichen Beziehungen. Diese beiden Disharmonien drückten sich in starken Stimmungsschwankungen zwischen Ärger, Trauer und Ängsten aus. Der Nieren-Yin-Mangel manifestierte sich später überdies als Nachtschweiß und in der immer wiederkehrenden Schlaflosigkeit. An der Zunge läßt sich der beginnende Nieren-Yin-Mangel daran erkennen, daß der Zungenkörper sehr schmal ist. Die rote Zungenspitze zeigt die Hitze im Herzen an, die durch die vielen Emotionen entstanden ist, aber auch in Verbindung mit dem Nieren-Yin-Mangel steht. Die dünnen, schwachen Pulse deuten auf den unterliegenden Mangel von Yin und Blut hin.

Eine langfristige Leber-Qi-Stagnation führt zu einer Leber-Blut-Stagnation, was wiederum die Zirkulation von Blut im *Chong Mai* beeinträchtigt. Resultat ist eine Blut-Stagnation im Uterus, bei Frau M. deutlich sichtbar an den stark gestauten blauen Unterzungenvenen. Die Schwere dieser Blut-Stagnation ist daran zu erkennen, daß diese Venen sehr dick und unregelmäßig gestaut sind. Dies deutet auf eine seit langem bestehende Blut-Stagnation hin, die eventuell zu einer Veränderung der Zellen am Muttermund geführt hat.

R Resümee

In vielen Fällen weisen gestaute Unterzungenvenen auf einen langen Prozeß der Blut-Stagnation hin. Obwohl einige Untersuchungen darauf hindeuten, daß das Auftreten gestauter Untervenen auf Erkrankungen der Organe Herz, Lunge und Leber schließen läßt, erlaubt die Diagnose gestauter Unterzungenvenen doch keine genaue Lokalisation der Blut-Stagnation zu. Diese muß durch die Symptome geklärt werden. Was die Blut-Stagnation als solche angeht, gilt im allgemeinen, daß sie desto ernster und schwerer ist, je dunkler, gewundener und praller die Venen sind. Dünne, bläuliche Unterzungenvenen weisen entsprechend nur auf eine leichte Blut-Stagnation hin.

KAPITEL 9

Zungenzeichen bei Hitz
9.1 Rote Punkte an der Z
(bei Angriff von Wind
Exemplarische Fallbe
Exemplarische Fallbe
9.2 Roter Zungenkörper
9.3 Zungenzeichen bei fe
Exemplarische Fallbe
Exemplarische Fallbe

Neuntes Kapitel

Zungenzeichen bei Hitze

KAPITEL 10

Zungenbeläge ....

KAPITEL 11

Zerklüftete Zungen als besonderes Zungenzeichen

KAPITEL 12

Veränderungen der Zunge durch Behandlung nach den Prinzipien der klassischen Chinesischen Medizin

Fallbeispiele

9 Zungenzeichen bei Hitze

9.1 Rote Punkte an der Zungenspitze (bei Angriff von Wind-Hitze und toxischer Hitze)

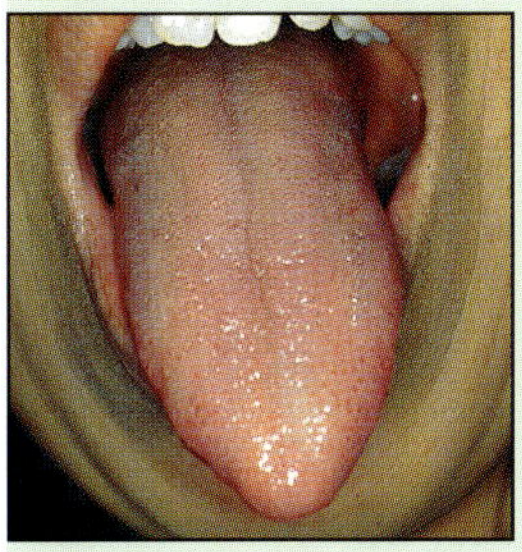

Abbildung 6.3.5

Meist kündigen rote, grobkörnige Punkte an der Zungenspitze eine beginnende Erkältung an. Gelegentlich sind sie schon ein bis zwei Tage vor Ausbruch der Erkrankung auf der Zunge zu erkennen. Diese Punkte sollten nicht mit jenen verwechselt werden, die Hitze im Herzen anzeigen. Im letzteren Fall sind die Punkte feinkörniger, weniger erhaben und von einer hellroten bis hochroten Farbe (siehe Abbildung 6.3.5). Außerdem liegen die Punkte sehr dicht beieinander, wie feinkörniger Sand. Bei einer Erkrankung durch Wind-Hitze oder bei toxischer Hitze sind die Punkte meist größer, eher erhaben und tiefrot. Da die Punkte weiter auseinander liegen, wirken sie grobkörniger. Während die Punkte bei Hitze im Herzen nur an der Zungenspitze zu sehen sind, erstrecken sie sich bei Wind-Hitze über das gesamte erste Drittel der Zunge, bei toxischer Hitze eventuell sogar noch weiter.

Wind-Hitze

Äußere Wind-Hitze dringt durch Nase und Mund in den Körper ein. Neben Fieber treten Halsschmerzen auf, und der Rachen fühlt sich wund an. Kopfschmerzen und Durst sind weitere Symptome dieser „warmen", fiebrigen Erkrankung. Oftmals dringt die akute Wind-Hitze direkt in die Lungen ein und verursacht eine Blockade des Lungen-Qi, was zu Husten führt. Zu Beginn zeigt die Zunge einen dünnen, weißen oder gelben Belag. Der oberflächliche, beschleunigte Puls ist ein weiteres Zeichen dafür, daß die Wind-Hitze die erste Schicht, die Abwehrschicht, angegriffen hat. Ist die Hitze sehr stark, dann breiten sich die roten Punkte von der Zungenspitze bis zum Ende des ersten Drittels der Zunge aus.

toxische Hitze

Die Präsenz von toxischer Hitze manifestiert sich ebenso in roten Punkten in diesem Areal. Im Unterschied zur Wind-Hitze können sich die roten Punkte über den gesamten Zungenkörper ausbreiten. In der Regel sind die Punkte außerdem größer und/oder dunkler. Dies ist jedoch nur dann der Fall, wenn die toxische Hitze sehr stark ist und die Säfte zu schädigen beginnt. In extremen Fällen bilden sich auch Dornen auf der Zungenoberfläche. Sie sehen aus wie kleine Stacheln und kommen dadurch zustande, daß die Hitze die Papillen verletzt und nach außen treibt (siehe Abbildung 7.1.6). Toxische Hitze kann durch extreme äußere Hitze entstehen, die im Inneren eingeschlossen ist und sich dann in toxische Hitze umwandelt. Sie kann sich aber auch auf dem Boden von innerer, vor sich hinköchelnder Hitze bilden. Dazu tragen insbesondere häufiger Alkoholgenuß und übermäßiger Verzehr von fetten und gewürzten Speisen, die zu feuchter Hitze oder Schleim-Hitze führen, bei. Die Hitze ist dann eingeschlossen in dem Schleim bzw. der Feuchtigkeit und verwandelt sich zu einem Feuer, das schon nach kurzer Zeit einen toxischen Charakter annehmen kann. Eine sich derartig entwickelnde Pathologie ist deutlich erkennbar an einem dicken, gelben, öligen Zungenbelag. Erkranken Menschen mit einer Disposition zu feuchter Hitze oder Schleim-Hitze durch einen Angriff äußerer oder epidemischer Hitze, dann kann sehr schnell toxische Hitze entstehen. Neben dem dicken, öligen, gelben Belag erscheinen dann gleichzeitig rote oder dunkelrote Punkte auf dem Zungenkörper.

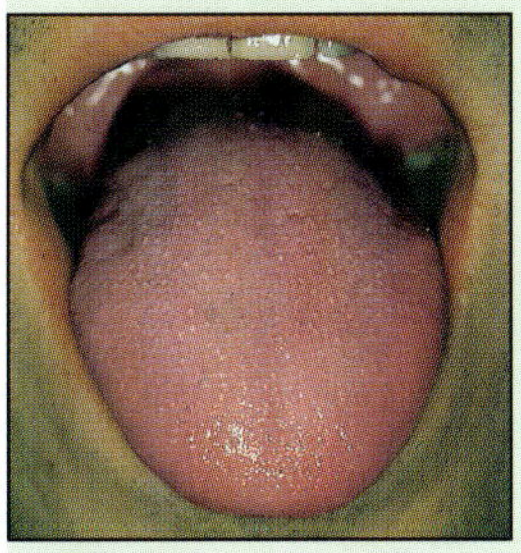

Abbildung 7.1.6

schweres Krankheitsgefühl

Durch die Präsenz von toxischer Hitze kommt es zu akuten Erkrankungen mit schwerem Krankheitsgefühl. Besonders übertragbare Krankheiten sind gekennzeichnet durch epidemisches toxisches Qi. Dazu gehören u. a. Meningitis, Hepatitis, Aids. Epidemische Wind-Hitze, worunter Erkrankungen wie Masern, Windpocken, Scharlach usw. fallen, ist ebenso verantwortlich für das Entstehen von toxischer Hitze. Die Hitze ist bei diesen Erkrankungen so kräftig, daß sie bis in die Blut-

Schicht vordringt und Hautausschläge auslöst. Akute Konjunktivitis, akute fieberhafte Tonsillitiden, Geschwüre und auch akute Harnwegserkrankungen können ebenfalls durch toxische Hitze verursacht werden.

Die Unterscheidung von toxischer Hitze und Wind-Hitze fällt durch die unterschiedliche Symptomatik recht leicht. Fieber, Husten, Halsschmerzen und Kopfschmerzen sind wichtige Symptome, die auf einen Angriff von Wind-Hitze hinweisen. Ein schweres Krankheitsgefühl, Fieber, eiternde, rote, heiße, schmerzhafte Geschwüre, Furunkel, Abszesse und schmerzhafte Beulen, chronische Kryptenabszesse der Tonsillen, akute Mastitis bis hin zu Blut und Eiter im Stuhl sind typische Manifestationen der toxischen Hitze. Leider ist es relativ schwierig, toxische Hitze mit Akupunktur zu behandeln. Dagegen gibt es sehr viele chinesische Heilkräuter, mit deren Hilfe die toxische Hitze sehr effektiv ausgeleitet werden kann.

Zungenbeschreibung

- blaß, geschwollen
- **rote Punkte an der Spitze und am ersten Drittel**

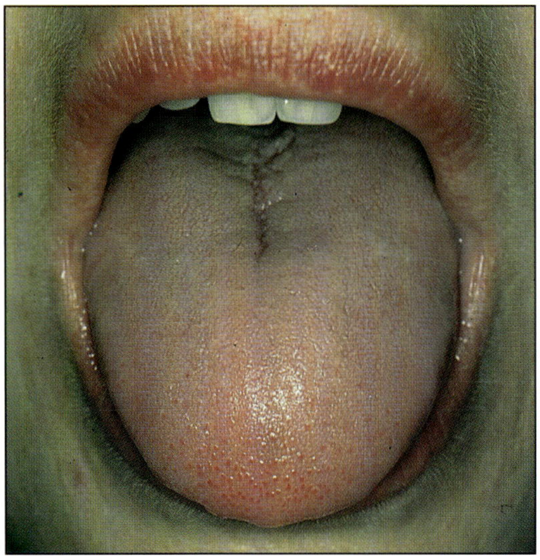

Abbildung 9.1.1: weiblich, 37 Jahre

chinesische Diagnose

- Milz-Qi-Mangel => Blut-Mangel und Retention von Feuchtigkeit
- Angriff von akuter Wind-Hitze

Symptome

- Fieber
- starke Halsschmerzen mit Schluckbeschwerden
- Husten

Krankheitsursachen

- Überarbeitung
- Schlafmangel

■ **Zungenbeschreibung**
- blaßrot, geschwollen

- Delle am Zungengrund
- **rote Punkte an der Spitze und am oberen Zungenrand**

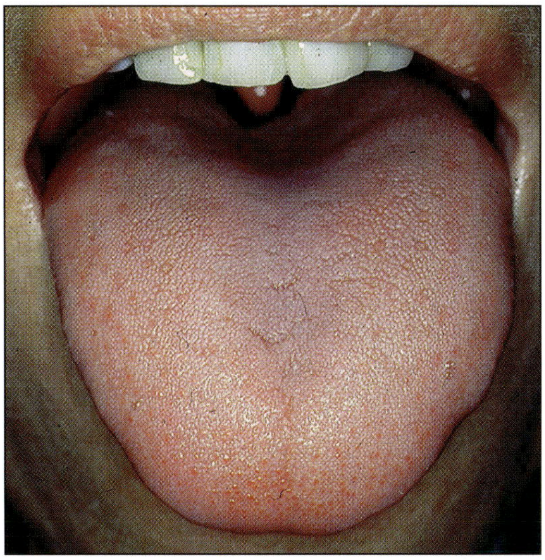

Abbildung 9.1.2: weiblich, 40 Jahre

■ **chinesische Diagnose**
- leichter Milz-Qi-Mangel mit Retention von Feuchtigkeit
- Nieren-Essenz-Mangel
- Angriff von akuter Wind-Hitze

■ **westliche Diagnose**
- akute Seitenstrangangina

■ **Symptome**
- starke Schluckbeschwerden
- Trockenheit und Kratzen im Hals
- Husten
- chronischer vaginaler, weißer Ausfluß
- frühzeitiges Ergrauen

■ **Krankheitsursachen**
- Überarbeitung
- Rauchen seit 20 Jahren
- unregelmäßige Ernährung

■ **Zungenbeschreibung**
- blaßrot, geschwollen, Zahneindrücke

- **dicker, weißer, im Zentrum blaßgelber Belag**
- **hochrote, erhabene Punkte an der Spitze und den Rändern**

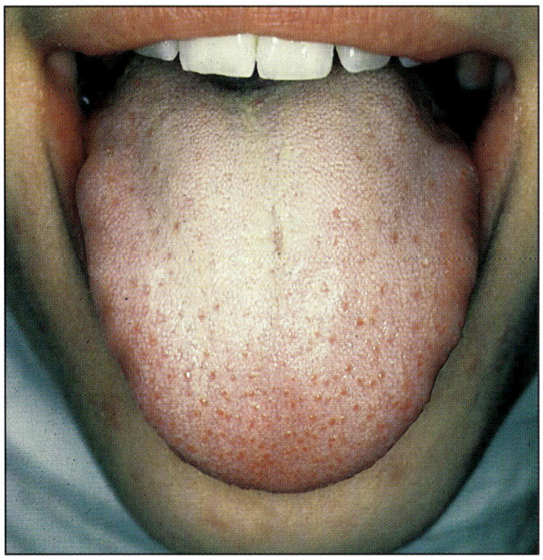

Abbildung 9.1.3: weiblich, 32 Jahre (siehe Fallbesprechung A auf Seite 192)

■ **chinesische Diagnose**
- Milz-Qi-Mangel mit Retention von Feuchtigkeit im Mittleren Erwärmer
- Retention von Feuchtigkeit und Schleim
- akuter Angriff von Wind-Hitze und toxischer Hitze

■ **westliche Diagnose**
- rezidivierende Tonsillitis

■ **Symptome**
- starke Halsschmerzen mit Krankheitsgefühl und Schwäche
- Erkältungsanfälligkeit
- Husten mit Schleim
- Erschöpfung

■ **Krankheitsursachen**
- übermäßige sportliche Betätigung mit starkem Schwitzen in kalten Räumen
- unregelmäßige Ernährung, Verzehr vieler roher Speisen

- **Zungenbeschreibung**
  - **rot,** geschwollen
  - tiefer, vertikaler Riß und wurzelloser Belag
  - **erhabene, hochrote Punkte an der Spitze und rote Punkte an den Zungenseiten**

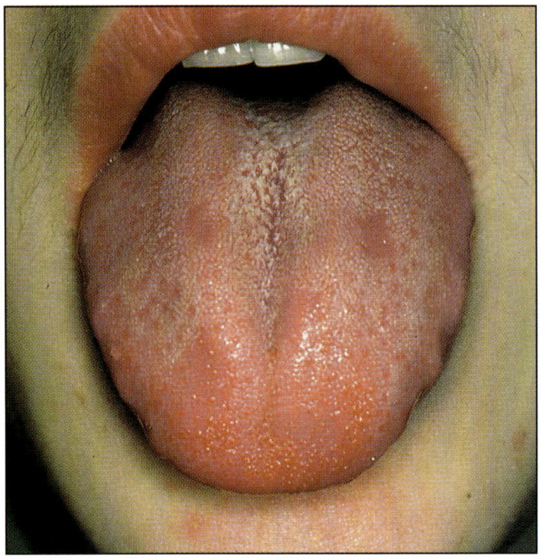

Abbildung 9.1.4: weiblich, 29 Jahre

- **chinesische Diagnose**
  - Hitze im Blut und Retention von feuchter Hitze
  - Magen-Yin-Mangel
  - akute toxische Hitze
- **westliche Diagnose**
  - Bleivergiftung
- **Symptome**
  - häufige Furunkelbildung mit Eiter und Blut
  - Muskelschmerzen
  - Nachtschweiße
  - Konzentrationsschwäche
  - Müdigkeit
- **Krankheitsursachen**
  - Bleivergiftung
  - Überarbeitung

- **Zungenbeschreibung**
  - blaßrot, geschwollen
  - **hochrote, große, leicht erhabene Punkte im ersten und zweiten Drittel**
  - schlüpfriger, gelber Belag

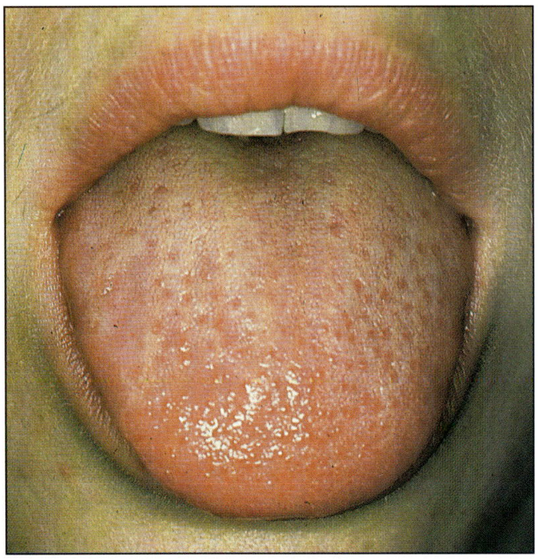

Abbildung 9.1.5: weiblich, 32 Jahre

- **chinesische Diagnose**
  - Milz-Qi-Mangel mit Retention von Feuchtigkeit
  - toxische Hitze im Oberen Erwärmer
  - Retention von Schleim-Hitze
- **westliche Diagnose**
  - chronische Tonsillitis
  - habituelle Fehlgeburten
- **Symptome**
  - geschwollene, gerötete Mandeln
  - häufig Halsschmerzen
  - häufig Mittelohrentzündungen
  - unregelmäßiger menstrueller Zyklus
- **Krankheitsursachen**
  - Überarbeitung
  - emotionale Probleme

■ **Zungenbeschreibung**

- blaßrot, geschwollen
- **erhabene hellrote und bräunliche Punkte über dem gesamten Zungenkörper**
- dünner, weißer Belag an den Zungenseiten, blaßgelber, dicker Belag im Zentrum

■ **chinesische Diagnose**

- Retention von feuchter Hitze
- toxische Hitze
- äußere feuchte Hitze dringt nach Innen ein

■ **Symptome**

- Zungenbrennen
- Müdigkeit
- gelegentliches inneres Kältegefühl
- unspezifisches schweres Krankheitsgefühl
- innere Anspannung

■ **Krankheitsursachen**

- Verzehr von verdorbenem Krebsfleisch in Afrika

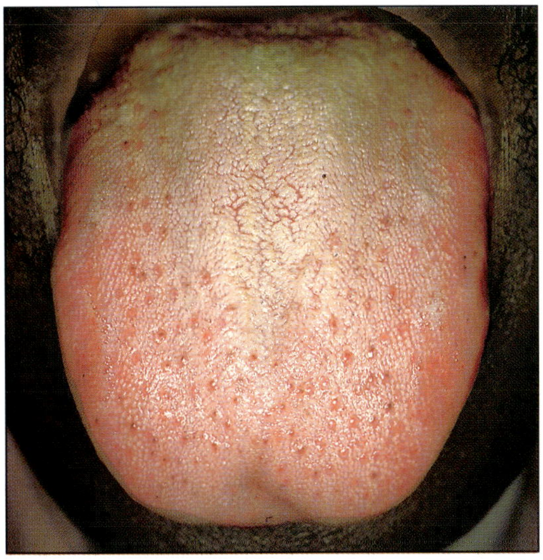

Abbildung 9.1.6: männlich, 31 Jahre

■ **Zungenbeschreibung**

- blaßrot
- abweichend
- zugespitzte Form mit roter Spitze
- **erhabene rote Punkte im ersten Drittel und an den Seiten der Zunge**
- **dicker, öliger, blaßgelber Belag**

■ **chinesische Diagnose**

- ohne pathologischen Befund
- innerer Wind
- Hitze im Herzen
- langanhaltende (toxische) Hitze, Retention im Inneren und Leber-Feuer
- Retention von Schleim-Hitze

■ **Symptome**

- starke Kopfschmerzen am Vertex, besonders bei Anstrengung
- Hartspann der Nackenmuskulatur
- innere Unruhe

■ **Krankheitsursache**

- Zustand nach Meningitis 1968 und 1988

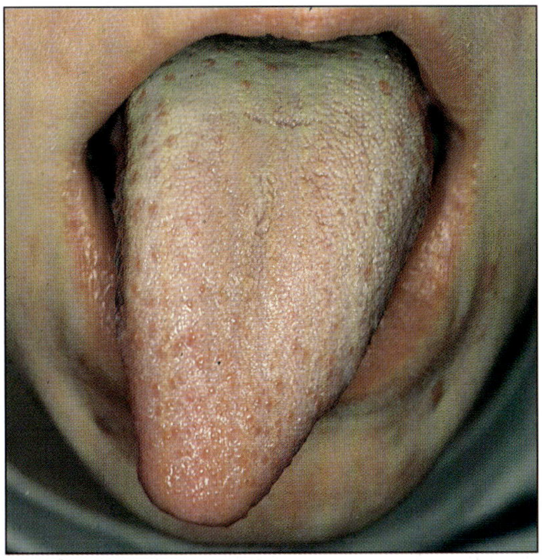

Abbildung 9.1.7: weiblich, 31 Jahre

■ **Zungenbeschreibung**
- rötlich mit roten Rändern
- **hochrote Punkte im ersten Drittel und an den Seiten der Zunge**
- dicker, öliger, blaßgelber Belag im Zentrum und unteren Drittel

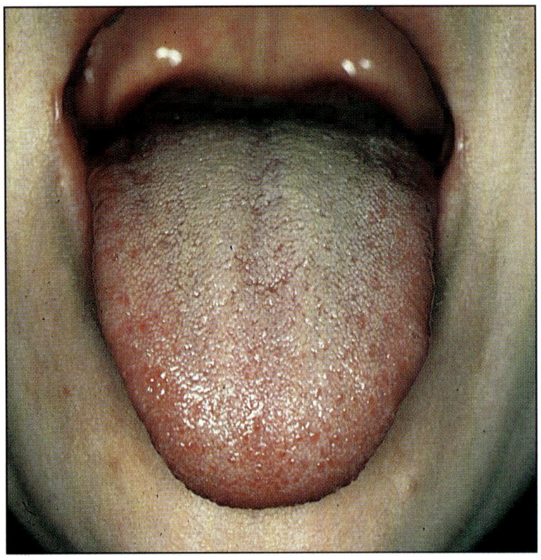

Abbildung 9.1.8: weiblich, 36 Jahre

■ **chinesische Diagnose**
- Leber-Feuer
- Angriff von Wind-Hitze und toxischer Hitze im Oberen Erwärmer
- Retention von feuchter Hitze im Mittleren und Unteren Erwärmer

■ **westliche Diagnose**
- akute Erkältung

■ **Symptome**
- akute Erkältung mit Heiserkeit und Halsschmerzen
- starke Nachtschweiße
- Schlaflosigkeit
- innere Anspannung
- starke Blähungen
- geschwollene Hände und Füße

■ **Krankheitsursachen**
- schwierige und langwierige Scheidung
- unterdrückte Gefühle
- Überarbeitung
- Schlafmangel

■ **Zungenbeschreibung**
- **rötlichbläulich**
- blasse Stellen
- **rote Punkte über dem gesamten Zungenkörper**
- **trockener, dunkelgelber Belag**
- rote, erhabene Papillen am Zungengrund

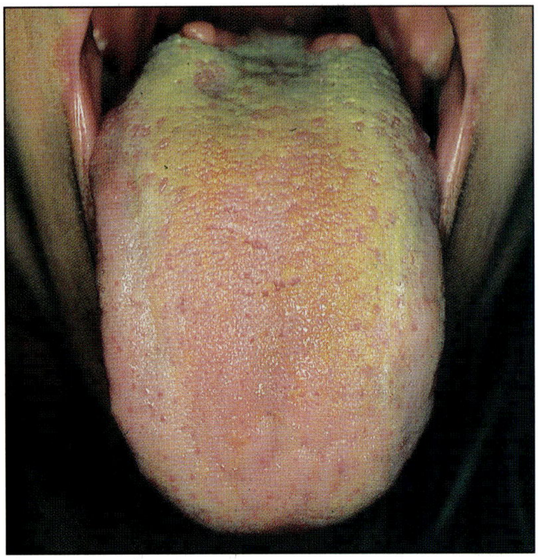

Abbildung 9.1.9: weiblich, 39 Jahre

■ **chinesische Diagnose**
- Hitze im Blut, Blut-Stagnation
- Leber-Blut-Mangel
- lange bestehende toxische Hitze
- Retention von feuchter Hitze im Unteren Erwärmer
- toxische Hitze im Unteren Erwärmer

■ **westliche Diagnose**
- litt 15 Jahre an Anorexia nervosa

■ **Symptome**
- imperative, übelriechende, schleimige Durchfälle nach dem Essen
- dicker, gelber, vaginaler Ausfluß, extrem starke menstruelle Blutungen, verkürzter Zyklus

■ **Krankheitsursachen**
- jahrelanger sexueller Mißbrauch in der Kindheit
- mehrfache Operationen wegen Verletzung der äußeren Geschlechtsorgane
- Schwarztee-, Nikotin und Schokoladenabusus

■ **Zungenbeschreibung**
- rot
- **rote Punkte an der Spitze und den Rändern**
- **dicker, trockener, öliger, schmutzig-gelber Belag**

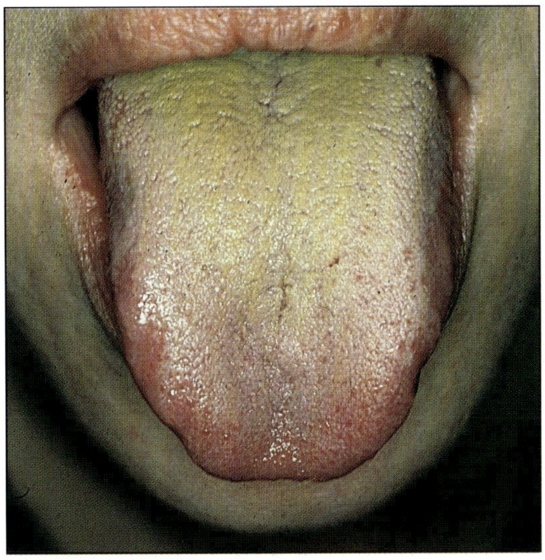

Abbildung 9.1.10: weiblich, 37 Jahre (siehe Fallbesprechung B auf Seite 192)

■ **chinesische Diagnose**
- Hitze in der Blut-Schicht
- Leber-Feuer

- volle feuchte Hitze in der Leber

■ **westliche Diagnose**
- akute Hepatitis C

■ **Symptome**
- Schmerzen unter dem rechten Rippenbogen
- Übelkeit
- Abgeschlagenheit
- subfebrile Temperaturen
- Völlegefühl und Magenschmerzen nach dem Essen
- Nachtschweiße
- Durst, trockener Mund

■ **Krankheitsursache**
- viraler Infekt durch Ansteckung

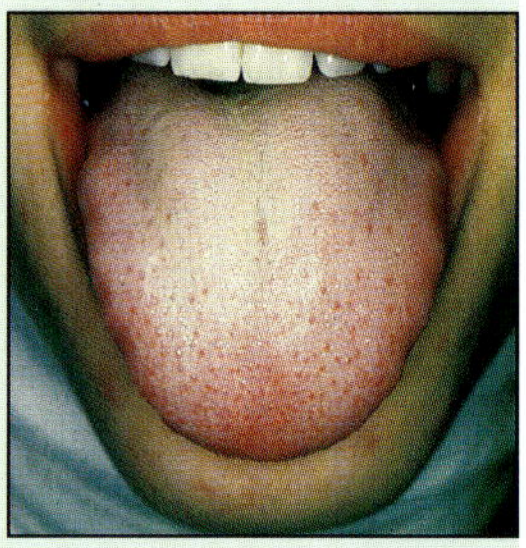

Abbildung 9.1.3

Exemplarische Fallbesprechung A

Die 32 Jahre alte professionelle Tänzerin erkältete sich häufig. Die Bühnen, auf denen sie arbeitete, waren oft unbeheizt und zugig oder aber stickig und zu warm. Sie mußte außerdem ständig auf ihr Gewicht achten, was zu einem übermäßigen Verzehr von Obst und Salaten führte. Die Erkältungen begannen fast immer mit starken Halsschmerzen und geschwollenen, geröteten Mandeln. Fieber und Husten mit viel Auswurf waren weitere Symptome. Die rezidivierenden Erkältungen sowie die insgesamt anstrengenden Lebensumstände führten bei Frau E. zu einer starken körperlichen Erschöpfung. Die Zunge zeigte einen dicken, weißen Belag und hochrote, erhabene Punkte an der Spitze und den Rändern. Ihre Pulse waren schwach *(rou)* und dünn *(xi)*.

Analyse

Die Zunge spiegelt den Zustand bei einer akuten Mandelentzündung wider. Dies ist deutlich an den roten erhabenen Punkten an der Zungenspitze und den Zungenrändern sichtbar. Das Eindringen des pathogenen Faktors erzeugte ein Ungleichgewicht zwischen der Abwehr-Energie und der Nähr-Energie. Das Fieber, das sich dann einstellte, reflektierte den Kampf zwischen der Abwehr-Energie und dem pathogenen Faktor. Die schon geschwächte Abwehr-Energie konnte es nicht verhindern, daß der pathogene Faktor weiter ins Innere eindrang und dort Hitze erzeugte. Diese Hitze manifestierte sich in den Lungen, blockierte das Lungen-Qi und verursachte den akuten Husten.

Da die Patientin durch ihre unangemessene Ernährung zu einer Retention von Feuchtigkeit neigte, verwandelte sich die Feuchtigkeit durch die Hitze im Inneren in Schleim-Hitze. Aus diesem Grund produzierte sie sehr viel gelben Schleim beim Husten. Der weißgelbliche Zungenbelag zeigt die Retention von Feuchtigkeit an. Durch die immer wieder entzündeten Mandeln hatte sich ein Reservoir an toxischer Hitze im Rachen gebildet. Die Schleim-Hitze, der ins Innere eingedrungene pathogene Faktor und die Schwäche des Abwehr-Qi begünstigten nun die Aktivität der toxischen Hitze, deutlich sichtbar an den tiefroten Punkten an den Zungenseiten und der Zungenspitze.

Die Erschöpfung der Patientin ist bedingt durch eine Schwächung der Nieren-Essenz, die durch die rezidivierenden Erkrankungen in Mitleidenschaft gezogen wurde. Die unangemessene Ernährung und die Lebensbedingungen der Patientin verursachten außerdem einen Milz-Qi-Mangel und damit des postnatalen Qi, deutlich sichtbar an der geschwollenen Zunge mit Zahneindrücken.

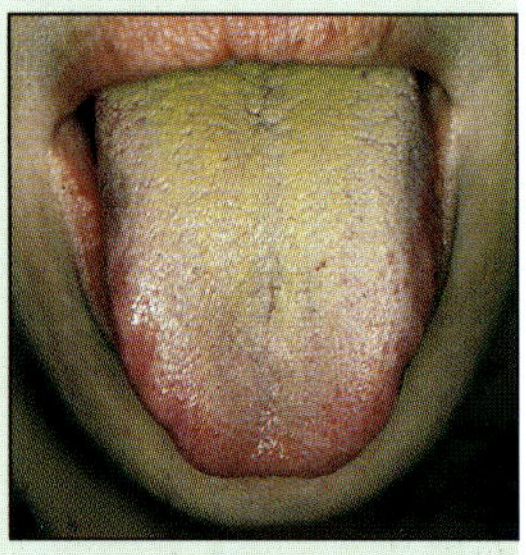

Abbildung 9.1.10

Exemplarische Fallbesprechung B

Die 34 Jahre alte Patientin infizierte sich wahrscheinlich durch Geschlechtsverkehr bei ihrem ehemals drogenabhängigen Freund mit Hepatitis C. Sie litt auch noch zwei Monate nach Ausbruch der Krankheit unter starken Schmerzen unter dem rechten Rippenbogen, Übelkeit und Erschöpfung. Da sie nach dem Essen sofort Schmerzen und ein Völlegefühl im Epigastrium verspürte, konnte sie nur wenig zu sich nehmen. Neben dieser Symptomatik waren der Durst, der trockene Mund und konstante subfebrile Temperaturen auffällig.

Die Zunge war rot mit roten Punkten an Spitze und Rändern, der Belag war ölig und schmutziggelb. Ihre Pulse waren oberflächlich (*fu*), schnell (*shuo*) und etwas schlüpfrig (*hua*).

Analyse

Hier handelt es sich um feuchte Hitze, die sich im Inneren des Körpers ansammelt. Der dicke gelbe Belag ist ein Hinweis für die feuchte Hitze. Der Durst, der trockene Mund und das Fieber sind Zeichen für die Dominanz der Hitze. Das Völlegefühl, die Übelkeit sowie die Erschöpfung charakterisieren den Anteil der Feuchtigkeit an dieser Erkrankung. Der beschleunigte Puls spiegelt die Hitze, der schlüpfrige die Feuchtigkeit wider.

Der pathogene Faktor, der durch extreme Hitze und toxische Hitze gekennzeichnet ist, ist in die Blut-Schicht eingedrungen. Die toxische Hitze wurde durch die virale Aktivität sowie durch die starke innere feuchte Hitze erzeugt. Die stark geröteten Zungenränder und die roten Punkte auf der Zunge zeigen die intensive Hitze in der Leber sowie den toxischen Hitze-Aspekt an. Die konstanten subferilen Temperaturen sind hier ein Ausdruck für die feuchte Hitze. Die Hitze war in der Feuchtigkeit eingeschlossen und konnte so die Oberfläche nicht erreichen. Da sich die Hitze in der Qi-Schicht sammelte, kam es zu subfebrilen Temperaturen.

Die feuchte Hitze sowie die Hitze in der Leber beeinträchtigten den freien Fluß des Leber-Qi, weshalb die Patientin starke Schmerzen unter dem rechten Rippenbogen empfand.

R
Resümee

Je intensiver rot die Punkte an der Zungenspitze und je weiter sie über den gesamten Zungenkörper verteilt sind, desto stärker ist die Aktivität der toxischen Hitze im Inneren. Die akute Erkrankung, die daraus erfolgt, ist immer gekennzeichnet durch ein starkes Krankheitsgefühl. Geschwüre, die mit Eiter und Blut gefüllt sind, eitrige Sekretionen oder Schwellungen zeigen immer die Präsenz von toxischer Hitze an. Da diese Hitze durch fette, gebratene und stark gewürzte Speisen verstärkt werden kann, ist es im Krankheitsfall wichtig, auf solche Speisen zu verzichten. Der Patient kann seine Genesung beschleunigen, indem er thermisch neutrale oder kühlende Speisen zu sich nimmt.

9.2 Roter Zungenkörper (bei Hitze-Erkrankungen)

Dringt die Wind-Hitze weiter ins Innere ein, dann kann sie sich in volle Hitze umwandeln. Im Qi- sowie im *Yang-Ming*-Stadium treten dann hohes Fieber, Schwitzen, Abneigung gegen Hitze, Durst und Gereiztheit auf. Die Zunge ist rot, ein Zeichen für die Hitze im Inneren. Sie ist trocken, weil die Hitze die Flüssigkeiten im Oberen Erwärmer trocknet. Ein gelber, trockener Belag tritt in diesem Stadium dann auf, wenn die volle Hitze die Säfte im Magen schädigt. Ist die Nähr-Qi-Schicht betroffen, dann verfärbt sich der Zungenkörper tiefrot und die Zunge ist trocken. Dies sind Zeichen großer Hitze im Inneren, die die Säfte verletzt. Nur wenn ein Teil der Hitze sich noch in der Qi-Schicht befindet, verbleibt ein gelber Belag auf der Zunge. Wenn Hitze in die Nähr-Qi-Schicht eindringt, kommt es zu folgenden Symptomen: abendliches Fieber, Schlaflosigkeit, innere Unruhe und rote, unspezifische Hautausschläge.

Hohes Fieber, Hautausschläge, Petechien und plötzliche Blutungen aus Mund und Nase, Blut im Stuhl und Urin sind charakteristische Zeichen für ein Stadium, in dem die Hitze die Blut-Schicht erreicht hat. Wenn Hitze in die Blut-Schicht eindringt, dann verursacht sie eine wilde Bewegung des Blutes. Das Blut wird dadurch aus den Gefäßen getrieben, was sich in plötzlichen Blutungen äußert. Aufgrund der großen Hitze verfärbt sich der Zungenkörper dunkelrot oder scharlachrot, und es können Dornen auf der Zungenoberfläche zu sehen sein. Die Zunge ist außerdem belaglos oder zeigt nur Überreste eines alten Belages (siehe Abbildung 3.6.5).

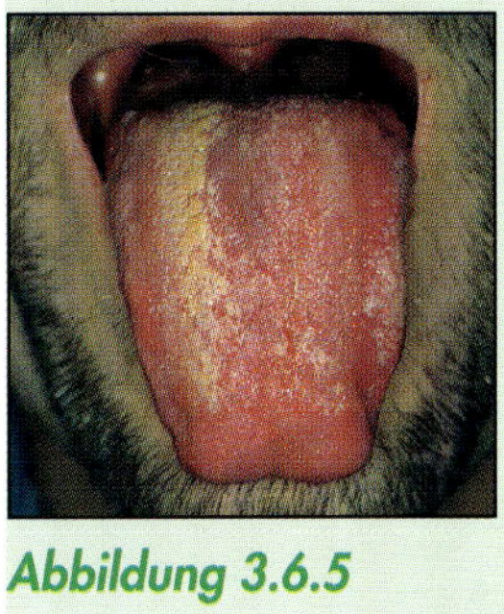

Abbildung 3.6.5

■ **Zungenbeschreibung**
- tiefrot
- schmal und etwas weich
- rote Punkte an der Spitze und den Seiten
- öliger, gelber Belag

■ **chinesische Diagnose**
- Hitze in der Blut-Schicht
- Verletzung der Körpersäfte durch extreme Hitze
- toxische Hitze
- Retention von feuchter Hitze mit Umwandlung in volle Hitze

■ **westliche Diagnose**
- akute Thyreoiditis

■ **Symptome**
- Herzklopfen
- Fieber
- Abgeschlagenheit
- Halsschmerzen
- innere Unruhe

■ **Krankheitsursache**
- unklar

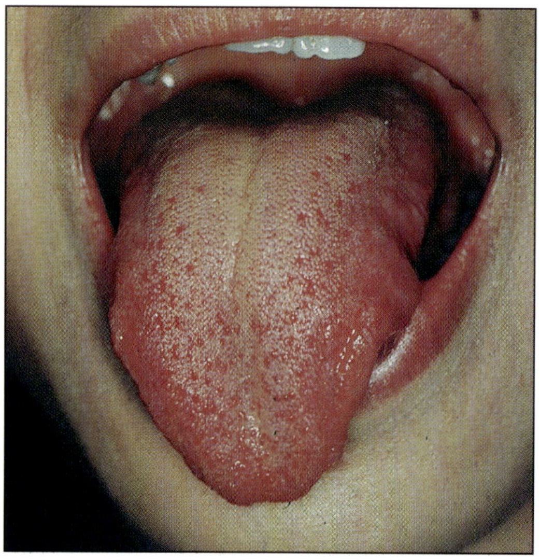

Abbildung 9.2.1: weiblich, 23 Jahre

■ **Zungenbeschreibung**
- scharlachrot, besonders im ersten Drittel der Zunge
- langer Zungenkörper
- trockener, dicker, blaßgelber Belag

■ **chinesische Diagnose**
- Wind-Hitze dringt ins Innere, Hitze im Blut
- Hitzeentwicklung
- Hitze trocknet Flüssigkeiten aus

■ **westliche Diagnose**
- akute Urtikaria seit drei Tagen, Tonsillitis

■ **Symptome**
- Halsschmerzen
- geröteter Rachen
- geschwollene Mandeln
- leuchtend rote Quaddeln über dem ganzen Körper
- starker Juckreiz

■ **Krankheitsursache**
- nicht bekannt

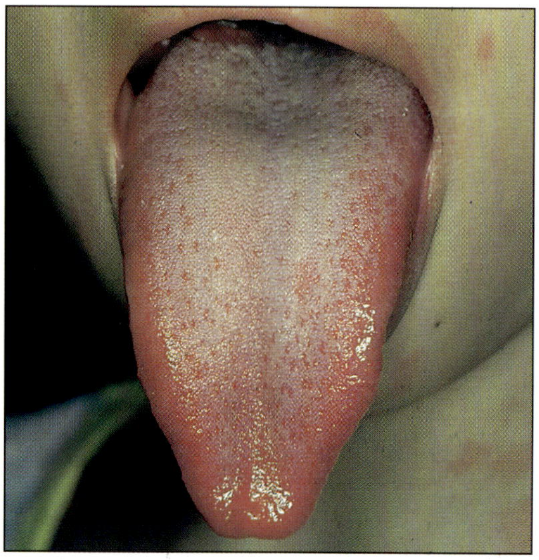

Abbildung 9.2.2: weiblich, 10 Jahre

9.3 Zungenzeichen bei feuchter Hitze

Die Zungenzeichen bei einer feuchten Hitze-Pathologie sind sehr einfach zu erkennen: Ein dicker, öliger, gelber Belag bedeckt den Zungenkörper (siehe auch Kapitel 10). Je öliger der Belag, desto mehr steht eine Retention von Feuchtigkeit im Vordergrund. Je gelber der Belag, desto dominanter ist die Hitze. Ist der Belag schmutzig-gelb, befindet sich die feuchte Hitze schon lange im Körper und ist meistens im Magen oder Darm angesiedelt.

Feuchte Hitze kann als äußerer pathogener Faktor akute Erkrankungen verursachen. Gerade im Sommer, besonders in feucht-heißen, tropischen Klimata kann feuchte Hitze durch ihr Eindringen in die Abwehr- und Qi-Schicht erhöhtes Fieber am Nachmittag, Kopfschmerzen, Körperschwere und allgemeine Körperschmerzen erzeugen. Zu Beginn einer solchen Erkrankung bleibt der Zungenbelag noch weiß. Ist der pathogene Faktor sehr stark oder dringt er weiter ins Innere vor und nimmt an Hitze zu, dann wird der Belag immer öliger und gelber. Im Zentrum der Zunge wird dieser Belag am deutlichsten vertreten sein.

Feuchte Hitze entsteht aber auch auf der Basis eines schwachen Milz-Qi. Die Flüssigkeiten werden nicht genügend transformiert, so daß Feuchtigkeit im Körper entsteht und sich sammelt. Dies führt zu einer Stagnation von Qi, besonders im Mittleren Erwärmer, was wiederum das Magen-Qi daran hindert, den unreinen Teil des Nahrungsbreis nach unten abzusenken. Aus der Retention von Feuchtigkeit und der Qi-Stagnation im Mittleren Erwärmer kann nun sehr schnell Hitze entstehen. Dieser Prozeß wird besonders dann angeregt, wenn die betroffene Person häufig fette, gebratene oder stark gewürzte Speisen verzehrt. Außerdem trägt insbesondere Alkohol zu einer verstärkten Hitze-Bildung bei. In diesem Fall ist der Zungenkörper meist blaß oder blaßrot, leicht geschwollen und zeigt einen gelben, öligen Belag, der meist im unteren Drittel der Zunge angesiedelt ist.

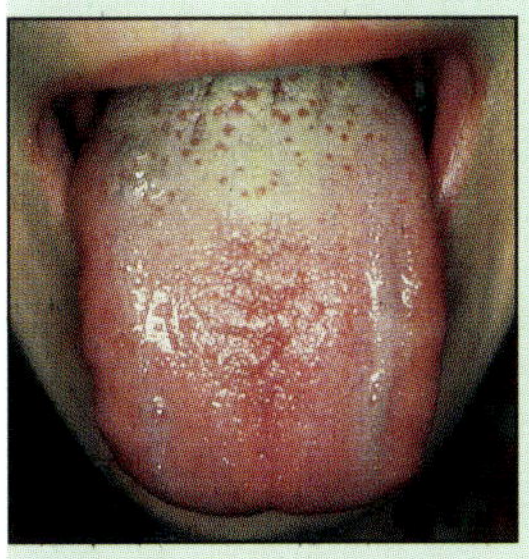

Abbildung 9.3.7

Feuchte Hitze kann sich im gesamten Körper sammeln, hat aber eine Tendenz, besonders den Qi-Fluß im Unteren Erwärmer zu blockieren, da Feuchtigkeit schwer ist und nach unten sinkt. Feuchte Hitze befällt häufig den Dickdarm und die Blase; charakteristisch dafür ist der dicke, ölige, gelbe Belag im unteren Drittel der Zunge. Dieser Belag ist durchsetzt von großen roten Punkten (siehe Abbildung 9.3.7), wenn die akkumulierte feuchte Hitze eine akute Symptomatik, wie z. B. Brennen vor dem Wasserlassen, dunklen, trüben, spärlichen Urin oder stark riechenden, brennenden Durchfall verursacht. Hier besteht eine gewisse Ungenauigkeit der Zungendiagnostik, da die Lokalisation des Belages lediglich die Anwesenheit von feuchter Hitze im Unteren Erwärmer anzeigt. Nur aufgrund der Symptomatik und der Pulsdiagnose kann genau bestimmt werden, ob die feuchte Hitze z. B. in der Blase oder im Dickdarm sitzt. Feuchte Hitze im Mittleren Erwärmer produziert durch die Blockade des Magen-Qi ein Völlegefühl im Bauchraum, einen geblähten Bauch, nach Fäule riechenden Durchfall, aber auch Verstopfung. Auch hier ist der Belag – besonders im Zentrum der Zunge – dick, ölig und gelb und zeigt somit den Füllezustand durch feuchte Hitze an.

Unterer Erwärmer

Mittlerer Erwärmer

Wenn Feuchtigkeit sich zu Schleim umgewandelt hat, dann wird dieser von der Lunge aufgenommen. Ein alter chinesischer Satz lautet: „Die Lunge speichert Schleim". Wird dieser durch Rauchen, durch fette, stark gewürzte Speisen oder das Eindringen von äußerer Wind-Hitze erhitzt, kommt es zur Schleim-Hitze-Bildung in den Lungen. Lauter Husten mit viel gelbem oder dunklem Sputum ist ein klassisches Symptom für diese Pathologie. Auch in diesem Fall sieht der Belag ölig und gelb aus.

Oberer Erwärmer

Leber/Gallenblase

Leber und Gallenblase sind besonders anfällig für Erkrankungen durch feuchte Hitze. In der Praxis stellt diese Pathologie eine häufige Ursache für viele Beschwerden dar. Alle bislang aufgeführten Ursachen sowie eine Stagnation des Leber-Qi führen zur Ansammlung von feuchter Hitze in den Leitbahnen von Leber und Gallenblase und dem *Fu* Gallenblase. Der bittere Mundgeschmack, Völlegefühle und Schmerzen in der Brust und unter den Rippen, Übelkeit, Erbrechen, Schwindel und Gelbsucht, um nur die wichtigsten Symptome zu nennen, sind typische Beschwerden, die diese Störung verursachen kann. Der Zungenbelag ist auch hier dick, ölig und gelb. Eine interessante Variation sind gelbe bilaterale Streifen auf jeder Zungenhälfte, die bei feuchten Hitze-Erkrankungen von Leber und Gallenblase auftreten können. Sie zeigen die Dominanz von Hitze in Leber und Gallenblase an.

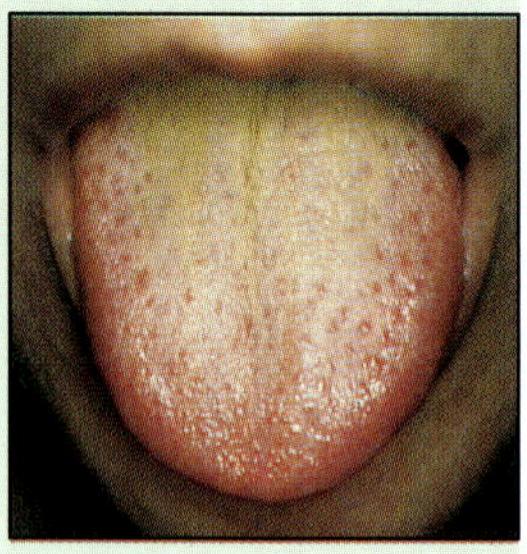

Abbildung 9.3.3

Auch bei Bi-Syndromen, worunter z. B. die Erkrankungen des rheumatischen Formenkreises verstanden werden, die durch geschwollene und heiße Gelenke charakterisiert sind, ist häufig ein öliger, gelber Zungenbelag zu sehen (siehe Abbildung 9.3.3). Neben Schmerzen, Rötung, Schwellung und Bewegungseinschränkung des betreffenden Gelenks empfindet die Patientin eine allgemeine Körperschwere. Feuchtes Klima kann in diesem Fall die Gelenkschmerzen und das Allgemeinbefinden verschlechtern.

Auch eine stark geschwollene rote bis tiefrote Zunge kann ein Hinweis für die Präsenz von feuchter Hitze im Körper sein. Dieser Zungentyp ist nicht ungewöhnlich bei Menschen, die viel Alkohol zu sich nehmen oder sich vorwiegend von Fleisch und fetten Speisen ernähren. Die Hitze gibt dem Zungenkörper seine rote Farbe, und die Feuchtigkeit zeigt sich in dem geschwollenen Zungenkörper.

- **Zungenbeschreibung**
  - blaßrot, geschwollen, Zahneindrücke
  - **schlüpfriger, blaßgelber Belag auf der gesamten Zunge,** dickerer Belag im unteren Drittel
  - rote Punkte im ersten Drittel

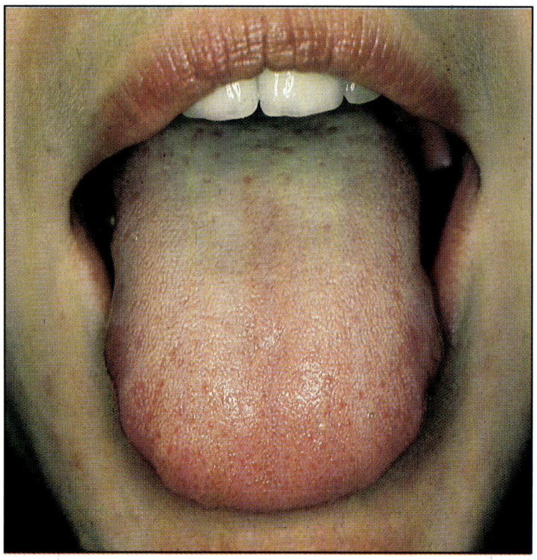

Abbildung 9.3.1: weiblich, 28 Jahre

- **chinesische Diagnose**
  - Milz-Qi-Mangel mit Retention von Feuchtigkeit
  - akute feuchte Hitze in Milz, Magen und Unterem Erwärmer
  - verbliebener Hitze-Faktor im Oberen Erwärmer
- **westliche Diagnose**
  - akute Magenverstimmung
  - chronische Tonsillitis
- **Symptome**
  - Durchfall
  - Erbrechen und Übelkeit
  - Fieber
  - Völlegefühl und Schmerzen in der epigastrischen Region
  - erhöhte Temperatur
  - gelegentliche Halsschmerzen
- **Krankheitsursachen**
  - Verzehr von fetten Speisen und mayonnaisehaltigen Salaten im Hochsommer

Zungenbeschreibung

- rötlich, geschwollen
- etwas bläulich
- **leicht gerötete Ränder**
- **dicker, öliger, gelber Belag, besonders im Zentrum**
- rote Punkte an der Spitze

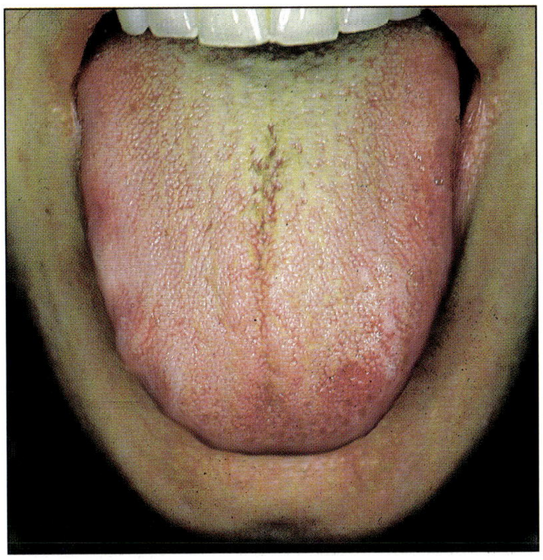

Abbildung 9.3.2: weiblich, 52 Jahre (siehe Fallbesprechung A auf Seite 202)

chinesische Diagnose

- Retention von feuchter Hitze
- leichte Blut-Stagnation
- Hitze in der Leber
- feuchte Hitze im Magen und feuchte Hitze in den Kanälen und Muskeln
- lange bestehende toxische Hitze

westliche Diagnose

- chronische Polyarthritis

Symptome

- geschwollene, heiße Hand- und Fußgelenke, Gelenkschmerzen
- extreme Körperschwere
- Morgensteifigkeit
- Müdigkeit
- Schmerzen verschlimmern sich mit feuchtem Wetter
- breiiger, riechender Stuhl
- starke Schweißneigung
- gelegentliche subfebrile Temperaturen

Krankheitsursache

- Reaktion nach Borreliosenschutzimpfung
- Schmerzmittelabusus

Zungenbeschreibung

- rot mit roten Punkten
- **dicker, öliger, gelber Belag**

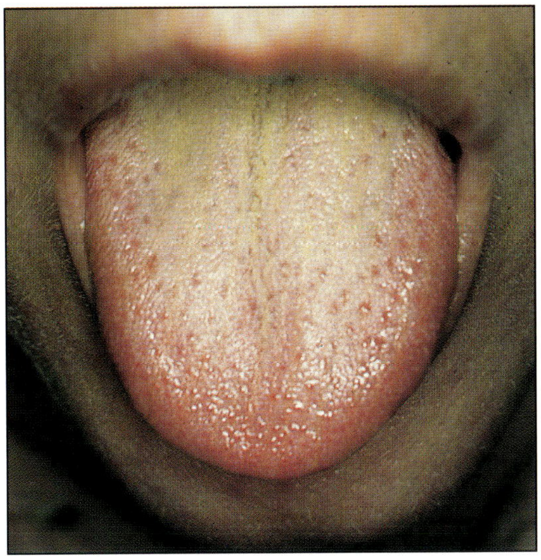

Abbildung 9.3.3: weiblich, 39 Jahre

chinesische Diagnose

- Hitze im Blut
- toxische Hitze und feuchte Hitze in den Kanälen und Gelenken

westliche Diagnose

- chronische Polyarthritis
- durchgemachte Chlamydien-Infektion

Symptome

- starke Erschöpfung
- Schwellung, Rötung und Deformation der Fingergrund- und -mittelgelenke
- wandernder Schmerz
- Völlegefühl und gelegentliche Magenschmerzen

Krankheitsursachen

- familiäre Disposition
- Überarbeitung
- berufliche Überforderung

■ **Zungenbeschreibung**
- rötlich, etwas geschwollen, naß
- **dicker, gelber, öliger Belag mit roten Punkten an der Zungenwurzel**

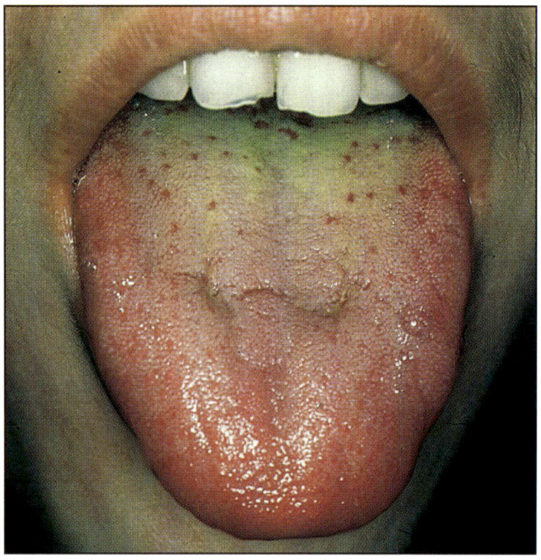

Abbildung 9.3.4: weiblich, 30 Jahre

■ **chinesische Diagnose**
- Hitzeentwicklung mit Retention von Feuchtigkeit
- Retention von feuchter Hitze in der Blase

■ **westliche Diagnose**
- allergische Rhinitis
- rezidivierende Blasenentzündungen

■ **Symptome**
- Niesen
- Augenjucken
- Mundaphten, Zahnfleischentzündung
- häufiges Brennen beim Wasserlassen, stark riechender Urin

■ **Krankheitsursachen**
- übermäßiger Verzehr von Rohkost und Milchprodukten
- emotionale Probleme

■ **Zungenbeschreibung**
- **blaß, stark geschwollen, Zahneindrücke**
- **trocken**
- öliger Belag mit roten Punkten im unteren Drittel

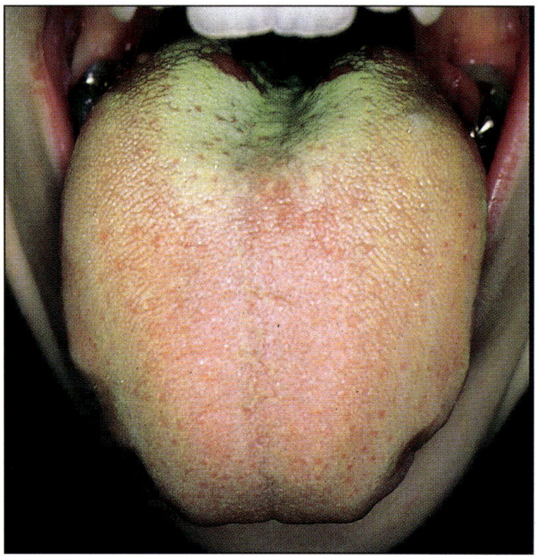

Abbildung 9.3.5: weiblich, 27 Jahre

■ **chinesische Diagnose**
- Milz-Qi-Mangel mit Retention von Feuchtigkeit
- Blockade der Wasserwege
- Umwandlung in feuchte Hitze in der Blase

■ **westliche Diagnose**
- rezidivierende Blasenentzündungen

■ **Symptome**
- morgendliches Brennen nach dem Wasserlassen
- trüber, gelber Urin
- Müdigkeit
- Appetitlosigkeit
- gelegentlich breiige, geruchlose Stühle

■ **Krankheitsursachen**
- unregelmäßige Ernährung, übermäßiger Verzehr von Obst, Salaten und Joghurt

Zungenbeschreibung
- rot, lang
- vertikaler Riß
- **klebriger, blaßgelber, dicker Belag mit** roten Punkten im unteren Drittel

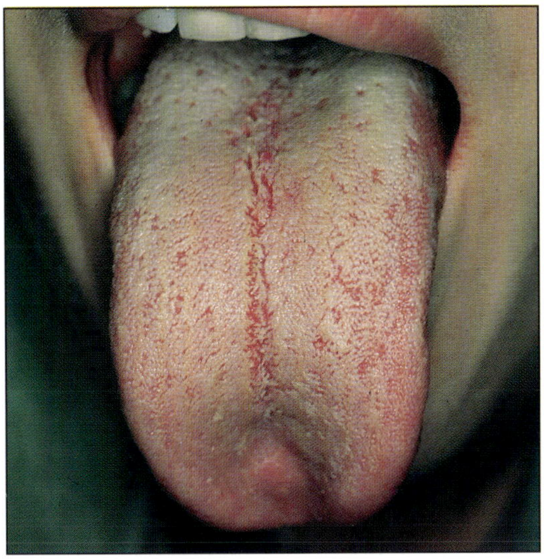

Abbildung 9.3.6: weiblich, 32 Jahre

chinesische Diagnose
- konstitutionelle Hitze im Herzen
- Magen-Yin-Mangel
- Retention von feuchter Hitze im Unteren Erwärmer

westliche Diagnose
- chronisch rezidivierende Bartholinitis mit Bartholini-Zyste

Symptome
- einseitige Schwellung mit Schmerzen am unteren Drittel der großen Schamlippe
- gelblicher, vaginaler Ausfluß
- innere Unruhe

Krankheitsursachen
- exzessive sexuelle Betätigung in Verbindung mit übermäßigem Alkoholgenuß
- emotionale Probleme

Zungenbeschreibung
- blaßrot, geschwollen, leichte Zahneindrücke, naß
- **dicker, öliger, gelber Belag mit hochroten Punkten im unteren Drittel**
- leichte Einkerbung der Zungenspitze

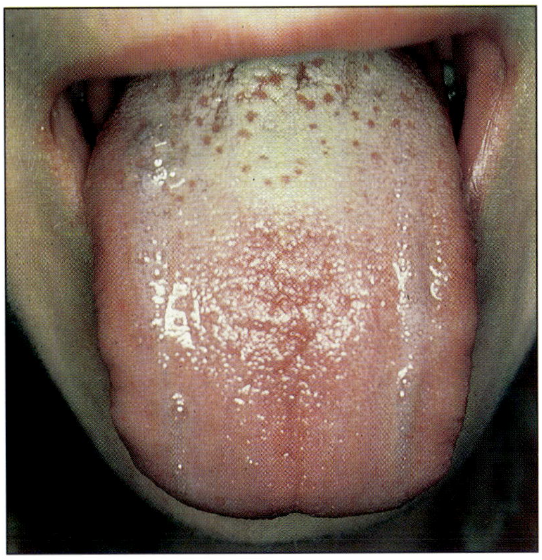

Abbildung 9.3.7: weiblich, 28 Jahre

chinesische Diagnose
- Milz-Qi-Mangel mit Retention von Feuchtigkeit
- Retention von feuchter Hitze im Dickdarm und in der Scheide
- leichter Herz-Blut-Mangel

westliche Diagnose
- akute Infektion mit Candida albicans

Symptome
- Jucken und Brennen in der Vagina
- Schwellung und Rötung der großen Schamlippen
- riechender, breiiger Stuhl
- faulriechende Blähungen
- Müdigkeit
- starke innere Angespanntheit

Krankheitsursachen
- Zustand nach mehrmaliger, kurz aufeinander folgender Therapie mit Antibiotika

■ **Zungenbeschreibung**
- blaßrot
- **breit mit leicht aufgerollten Rändern**
- kleine, horizontale Risse
- trockener, öliger Belag, **dicker werdend zum unteren Drittel hin**

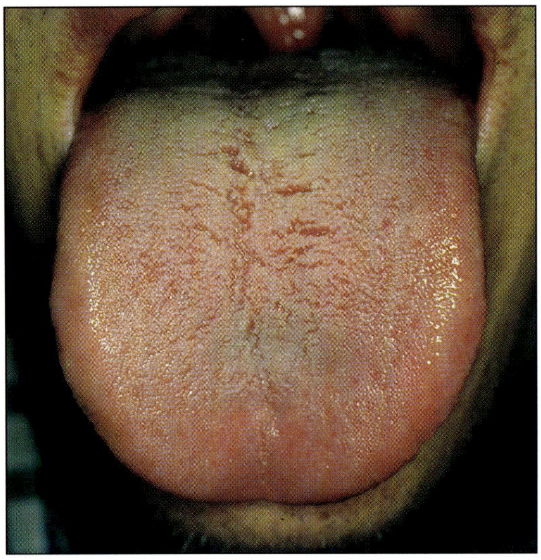

Abbildung 9.3.8: männlich, 33 Jahre

■ **chinesische Diagnose**
- ohne pathologischen Befund
- feuchte Hitze in der Leber/ Gallenblase
- Mangel an Säften und Magen-Yin-Mangel
- Retention von voller Hitze im Unteren Erwärmer

■ **westliche Diagnose**
- chronische Prostatitis
- chronische Urtikaria

■ **Symptome**
- Schmerzen beim Stuhlgang
- häufige Entleerung kleiner Mengen Harns
- Brennen beim Wasserlassen
- Schwindel
- innere Anspannung
- Schlaflosigkeit
- nächtlicher Juckreiz

■ **Krankheitsursache**
- Drogen- und Alkoholabusus
- übermäßige sexuelle Betätigung
- emotionale Probleme

■ **Zungenbeschreibung**
- rötlich, lang, nach unten gerollte Spitze
- gerötetes Zentrum
- **dicker, gelber, öliger Belag im unteren Drittel mit roten geschwollenen Papillen**

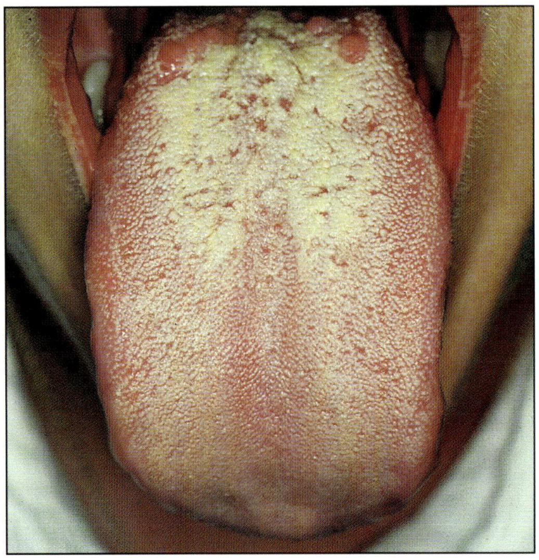

Abbildung 9.3.9: weiblich, 41 Jahre
(siehe Fallbesprechung B auf Seite 202)

■ **chinesische Diagnose**
- Hitze im Herzen
- Hitze im Magen
- feuchte Hitze im Dickdarm und toxische Hitze im Dickdarm

■ **westliche Diagnose**
- ulzerative Kolitis

■ **Symptome**
- schleimig-blutige Durchfälle mit krampfartigen Bauchschmerzen
- Brennen und Juckreiz am Anus
- Durst
- leicht erhöhte Temperatur
- Gewichtsabnahme
- Erschöpfung

■ **Krankheitsursache**
- familiäre Disposition
- starke emotionale Probleme
- berufliche Überforderung
- Kaffee- und Nikotinabusus

■ **Zungenbeschreibung**
- rot, geschwollen

- **rote, belaglose rechte Seite**
- dunkelgelber, klebriger Belag

■ **chinesische Diagnose**
- feuchte Hitze in der Leber/ Gallenblase
- volle Hitze in der Gallenblase
- volle feuchte Hitze

■ **westliche Diagnose**
- akute Trigeminusneuralgie

■ **Symptome**
- anfallsartiger, einseitiger Gesichtsschmerz besonders in Schläfen- und Wangenregion
- Gereiztheit
- rotes Gesicht
- Schlaflosigkeit

■ **Krankheitsursache**
- Alkoholabusus
- Heroinabusus in der Vergangenheit

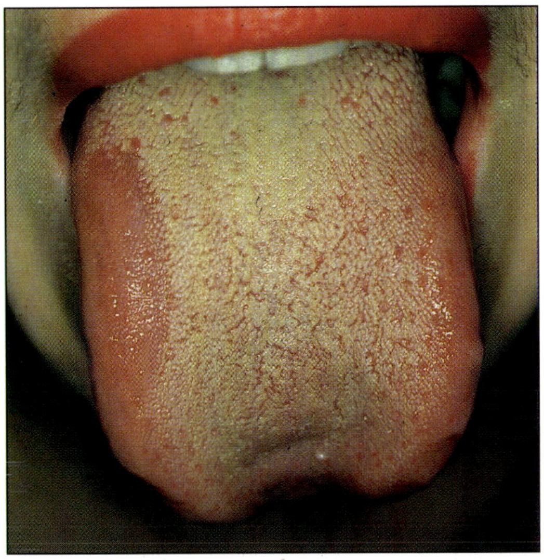

Abbildung 9.3.10: weiblich, 24 Jahre

■ **Zungenbeschreibung**
- blaßrot, breit
- dicker, braungelber, trockener Belag über dem gesamten Zungenkörper

■ **chinesische Diagnose**
- volle feuchte Hitze
- Retention von voller feuchter Hitze und Schleim in allen drei Erwärmern

■ **westliche Diagnose**
- chronische Urtikaria

■ **Symptome**
- unklarer, dumpfer, diffuser Ganzkörperschmerz
- Erschöpfung
- mentale Unklarheit
- breiiger, riechender Stuhl
- Durchschlafstörungen
- Juckreiz

■ **Krankheitsursachen**
- körperliche und seelische Überlastung aufgrund schwieriger persönlicher Lebensumstände

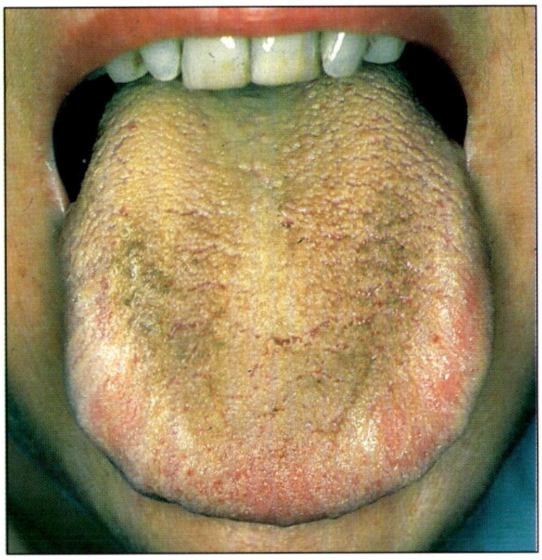

Abbildung 9.3.11: weiblich, 58 Jahre

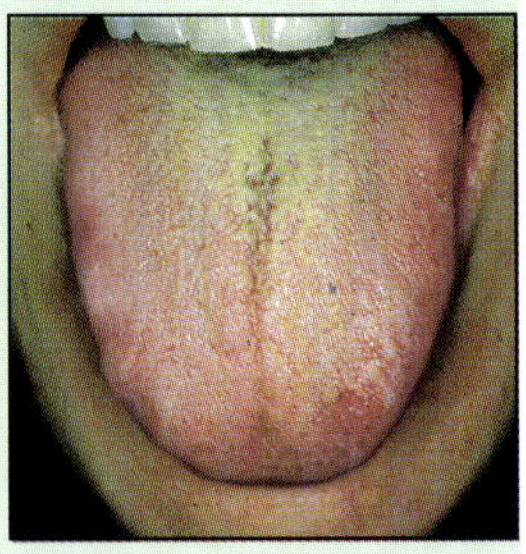

Abbildung 9.3.2

F Exemplarische Fallbesprechung A

Drei Wochen nach einer Borreliosen-Schutzimpfung verspürte die damals 52jährige Frau F. zum ersten Mal Gelenkschmerzen und extreme Körperschwere. Innerhalb von drei Monaten war sie durch die Schmerzen und Bewegungseinschränkungen so stark behindert, daß sie frühzeitig berentet werden mußte. Ihre Handflächen und Fußsohlen waren so geschwollen und heiß, daß sie kaum gehen oder irgendwelche Arbeiten verrichten konnte. Die Gelenksteifigkeit war morgens besonders ausgeprägt. Unabhängig von Belastung schwitzte sie ständig. Der Schweiß war von klebriger Konsistenz. Frau F. war sehr negativ eingestellt, wirkte verbittert und unzufrieden mit ihrer Lebenssituation. Durch den Mangel an Bewegung sowie durch übermäßigen Verzehr von Süßigkeiten hatte sie in den letzten drei Monaten ca. 10 kg zugenommen.

Die Zunge wies einen dicken, öligen, gelben Belag auf. Ihre Pulse waren schlüpfrig (*hua*) und etwas oberflächlich (*fu*).

Analyse

Aus der Sicht der Chinesischen Medizin kann der injizierte Impfstoff als ein Eindringen von toxischer Hitze bewertet werden. Diese Hitze traf auf schon bestehende innere Hitze bei Frau F. Ihre negative Einstellung zum Leben, die darauf beruhte, daß sie keine befriedigenden menschlichen Beziehungen aufrechterhalten konnte und ständig in Konflikte mit anderen Menschen geriet, verursachte nicht nur eine Leber-Qi-Stagnation, sondern auch Hitze in der Leber. Die rötlichbläuliche Farbe des Zungenkörpers und die roten Ränder zeigen sowohl die Hitze in der Leber an als auch die beginnende Blut-Stagnation, die durch die Qi-Stagnation verursacht wird.

Durch jahrelange unangemessene Ernährung (übermäßiger Verzehr von Kuhmilchprodukten und Gebäck) kam es zur Entwicklung von Feuchtigkeit, die sich durch die inneren Bedingungen rasch in feuchte Hitze umwandelte. Der ölige, gelbe Belag im Zentrum der Zunge ist ein Hinweis auf die Blockade von Qi durch die Retention von feuchter Hitze. Der leicht oberflächliche, schlüpfrige Puls bestätigt diese Diagnose ebenfalls. Durch die energetische Disposition war der Boden bereitet für eine Reaktion auf die toxische Hitze (Impfung). Das Resultat war ein feucht-heißes Bi-Syndrom, das sich durch heiße und geschwollene Gelenke manifestierte. Die morgendliche Gelenksteifheit entstand in diesem Fall durch die Blockade von feuchter Hitze, die verhindert, daß Qi und Blut frei in den *Jing Luo* zirkulieren. Die gelegentlichen subfebrilen Temperaturen sowie der klebrige Schweiß sind ebenfalls Auswirkungen der feuchten Hitze.

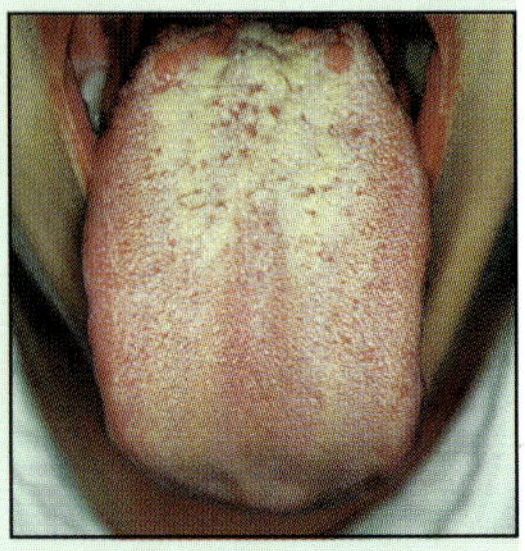

Abbildung 9.3.9

F Exemplarische Fallbesprechung B

Gerade nachdem die 41jährige Frau A. ihre persönlichen und beruflichen Probleme wieder in den Griff bekommen hatte, begann sie unter starken, krampfartigen Bauchschmerzen, die mit schleimig-blutigen Durchfällen einhergingen, zu leiden. Zudem waren anales Brennen und Juckreiz nach jeder Stuhlentleerung sehr unangenehm für sie. Die Patientin wirkte müde und abgeschlagen und verlor ständig an Gewicht. Bis zu dieser Erkrankung war ihr Leben sehr hektisch gewesen. Sie hatte sich fast ausschließlich von Fast Food ernährt, viel Kaffee getrunken und zur Entspannung täglich Rotwein gebraucht.

Der dicke, ölige Belag mit den roten, geschwollenen Papillen an der Zungenwurzel waren sehr auffällig. Die Pulse waren voll *(shi)* und schlüpfrig *(hua)*.

Analyse

Feuchte Hitze und toxische Hitze haben sich im Dickdarm gesammelt und eine Blockade von Qi und Blut im Darm verursacht. Die geschwollenen Papillen an der Zungenwurzel sind ein Zeichen für die toxische Hitze im Unteren Erwärmer. Der ölige, trockene Belag an der Zungenwurzel zeigt die Präsenz von feuchter Hitze im Dickdarm an. Diese war mitverantwortlich für eine Stagnation von Qi und Blut im Darm, was die krampfartigen Schmerzen verursachte. Der Füllezustand dieser Erkrankung wird auch durch die vollen, schlüpfrigen Pulse angezeigt. Der Stuhl war teilweise blutig, weil die Blutgefäße durch die starke Hitze verletzt wurden. Alkohol, Kaffee, Fast Food, emotionaler Streß und die familiäre Disposition waren in diesem Fall die wichtigsten Faktoren, die zur Erkrankung führten.

R

Resümee

Feuchte Hitze ist eine häufige Krankheitsursache. Sie kann sich jahrelang z. B. im Unteren Erwärmer halten, ohne schwerwiegende Probleme zu verursachen. Gelegentlich riechende, breiige Stühle oder gelber vaginaler Ausfluß können die ersten Anzeichen dieser Störung sein. Da Feuchtigkeit eine starke Tendenz hat, Stagnation von Qi und Blut in dem Bereich zu fördern, in dem sie sich „abgelagert" hat, wandelt sie sich leicht in feuchte Hitze um. Dadurch wird die Feuchtigkeit in gewisser Weise eingedickt. Ihre Konsistenz verändert sich, wird trockener und klebriger.

Bestimmte Faktoren, die Hitze produzieren wie Alkohol, Hektik und Streß können Auslöser für eine akute feuchte Hitze- bzw. Schleim-Hitze-Symptomatik sein. Der gelbe, ölige oder klebrige Zungenbelag ist ein wichtiger Hinweis auf feuchte Hitze im Körper. Die Behandlung dieser Pathologie wird nur dann erfolgreich sein, wenn der Betroffene gleichzeitig eine Ernährungsumstellung vornimmt.

KAPITEL 10

Zungenbeläge ....
10.1 Zungenbeläge und di
10.2 Verschiedene Aspekt
10.2.1 Nasse Beläge ....
Exemplarische Fallbe
Exemplarische Fallbe
10.2.2 Öliger, rauher Belag
Exemplarische Fallbe
10.2.3 Weißer und gelber, tr
Exemplarische Fallbe
Exemplarische Fallbe
10.2.4 Schwarzer Belag ...
10.2.5 Tofu-ähnlicher Belag

Zehntes Kapitel

KAPITEL 11

KAPITEL 12

10 Zungenbeläge

10.1 Zungenbeläge und die Acht Leitkriterien

Auf verschiedene Zungenbeläge ist in den Kapiteln 3, 4 und 9 schon eingegangen worden. In diesem Kapitel soll nun besonders die Beschaffenheit von Belägen näher diskutiert werden.

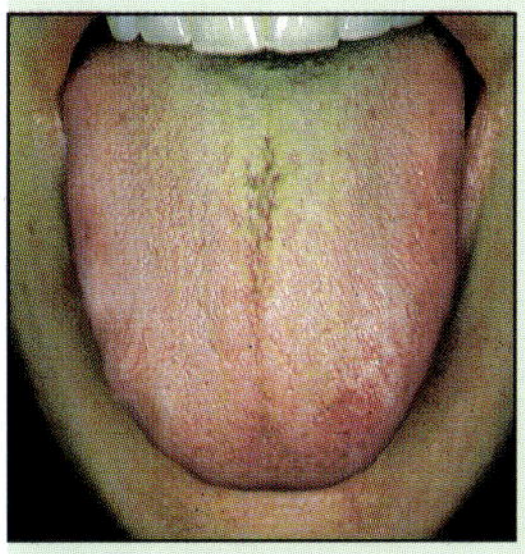

Abbildung 9.3.2

Die Beurteilung des Belages ist sehr wichtig, um eine Differentialdiagnose nach den Acht Leitkriterien vornehmen zu können. So zeigt ein dicker Belag einen Füllezustand (siehe Abbildung 9.3.2) und ein fehlender Belag (siehe Abbildung 4.1.3.3) ein Leere-Muster an. Bei einem Magen- und Nieren-Yin-Mangel ist die Zunge belaglos, meist in Verbindung mit einem roten Zungenkörper. Bei Milz- und Nieren-Yang-Mangel, der zu einer Retention von Feuchtigkeit führt, zeigt sich die Fülle an einem dicken, weißen, schlüpfrigen Belag. Der Zungenkörper ist typischerweise blaß und geschwollen.

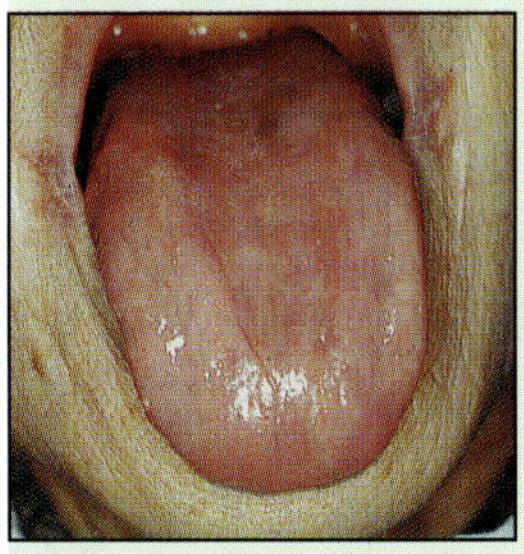

Abbildung 4.1.3.3

Wind-Kälte

Besonders wichtig ist die Diagnose des Zungenbelages bei Erkrankungen, die durch äußere pathogene Faktoren verursacht wurden. Dann nämlich zeigt der Belag an, wie tief der pathogene Faktor eingedrungen ist und welche Qualität er hat. Beim Eindringen von Kälte ist der Belag weiß, bei Hitze gelb. Zu Beginn einer Erkältung, die durch einen Wind-Kälte-Angriff ausgelöst wurde, ist der Belag oft nur dünn und weiß. Der Theorie zufolge befindet sich dieser Belag dann vorwiegend im vorderen Drittel der Zunge, was in der Praxis aber nicht häufig anzutreffen ist. Wichtig zu wissen ist, daß der Belag in diesem Stadium dünn ist. Dies ist ein Hinweis darauf, daß die Wind-Kälte noch nicht tiefer ins Innere eingedrungen ist. Die Krankheit ist im Äußeren. Ist dieser Belag naß, so bedeutet das, daß eine Blockade des Lungen-Qi vorliegt. Durch den äußeren Kälte-Faktor wird die Verteilung und das Herabsenken der Körpersäfte durch das Lungen-Qi eingeschränkt und dies verursacht eine Ansammlung von Feuchtigkeit in den Lungen. Dieser Zustand manifestiert sich in einem nassen Belag.

Wind-Kälte dringt ins Innere vor

Wird der Belag nach ein oder zwei Tagen im Verlauf einer Erkältung dicker, dann ist der pathogene Faktor tiefer ins Innere eingedrungen. Häufig beginnt sich der Belag an diesem Punkt zu verfärben und wird gelb. Nun hat sich die äußere Wind-Kälte im Inneren zu Hitze umgewandelt. Diese Umwandlung manifestiert sich auch in der Lokalisation dieses Belages. War er vormals im vorderen Drittel der Zunge angesiedelt, zeigt sich das Eindringen ins Innere daran, daß der Belag nunmehr auf das Zentrum der Zunge konzentriert ist.[1] Wird dieser gelbe Belag nun auch noch trocken, so zeigt das starke innere Hitze an, die die Körpersäfte schädigt. (Siehe Zeichnung auf nächster Seite.)

Gelbe Beläge können aber auch durch einen direkten Angriff von äußerer Wind-Hitze, Sommer-Hitze oder Trockenheit entstehen. Die Dicke des Belages und seine Lokalisation sind dann besonders zu beachten. Die Verteilung des Belages macht eine Aussage darüber, wo sich der pathogene Faktor befindet. Besonders interessant ist dieser Aspekt bei einer akuten Erkrankung im *Shao-Yang*-Stadium. Ein einseitiger, weißer, schlüpfriger oder nasser Belag auf der rechten Zungenseite zeigt an, daß sich der pathogene Faktor sich halb außen und halb innen befindet. Ist dieser rechtsseitige Belag aber trocken und gelb, dann zeigt er Retention von Schleim-Hitze oder feuchter Hitze in der Gallenblase an (siehe Abbildung 10.2.3.7).

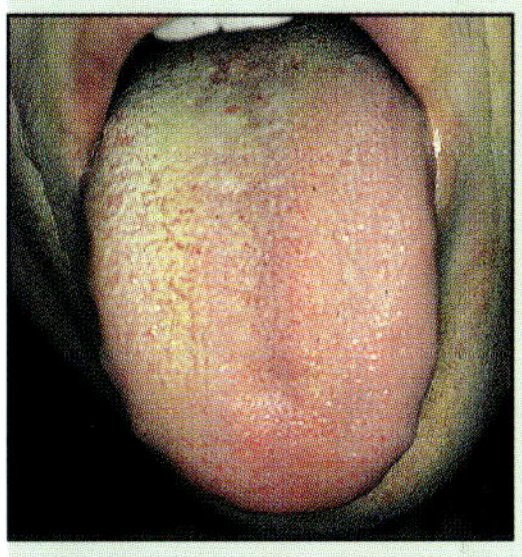

Abbildung 10.2.3.7

---

1 In „Zungendiagnose in der chinesischen Medizin" liefert Maciocia ausführliche Erklärungen zu den verschiedenen Zungenbelägen. Bitte dieses Buch als Referenz heranziehen. Maciocia, G., Uelzen, 1995.

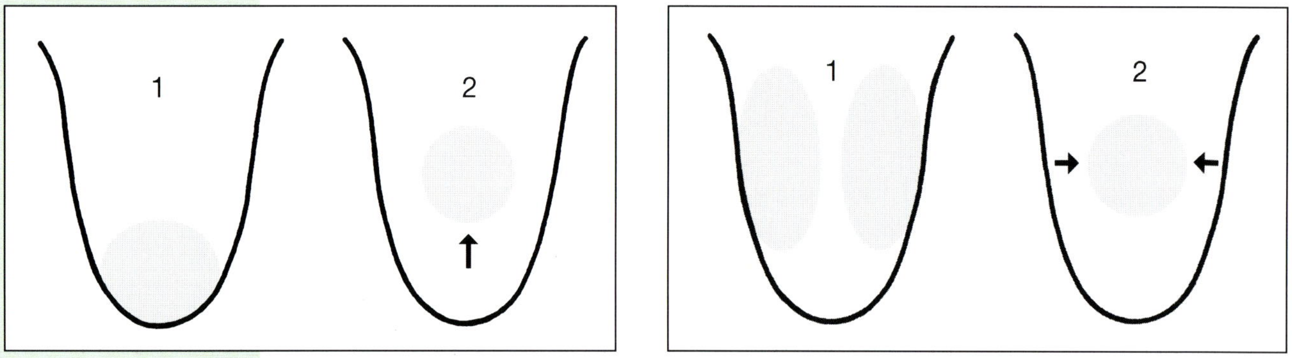

Veränderungen des Belages durch das Eindringen eines pathogenen Faktors. Der Pfeil indiziert die Richtung des Eindringens: von außen nach innen

Bei einem einseitigen Belag auf der linken Zungenseite handelt es sich um ein inneres Syndrom des Funktionskreises Leber. Der Belag ist in diesem Fall fast immer gelb. Zeigen sich zwei dicke, gelbe Streifen auf beiden Zungenseiten bei einem ansonsten ebenfalls gelben Belag, dann kann auf intensive Hitze in Leber und Gallenblase geschlossen werden.

10.2 Verschiedene Aspekte des Zungenbelages

A) Die Dicke des Zungenbelages weist nur darauf hin, ob es sich um ein Leere- oder Fülle-Muster handelt und sagt nichts über die Entstehung des Belages aus. Der dicke Zungenbelag kann sowohl aus einer inneren als auch aus einer äußeren Disharmonie entstehen. Bei den inneren Mustern stehen Retention von Feuchtigkeit und Schleim, Nahrungsmittel-Stagnation, Hitze und Kälte im Vordergrund. Bei den äußeren Mustern sind es starke Angriffe von Wind-Kälte, Wind-Hitze oder Sommer-Hitze, die zu einem solchen Belag führen können. Handelt es sich um eine akute Erkrankung, dann ist es sehr wichtig zu beobachten, wie der Belag sich verändert. Ist der Belag am Anfang dünn und wird im Verlaufe einer Erkrankung dicker, dann ist das ein sicheres Zeichen dafür, daß er ins Innere eingedrungen ist. Wird der Belag dünner oder heller, so ist der Patient auf dem Weg zur Besserung. Der pathogene Faktor wird nun schwächer, und die Abwehr-Energie erholt sich.

B) Die Feuchtigkeit des Zungenbelages zeigt den Zustand der Körperflüssigkeiten an. Die normale Zunge sollte ein wenig feucht sein, denn dies zeigt eine angemessene Zirkulation der Säfte an. Die trockene, welk aussehende Zunge spiegelt dagegen eine starke Erschöpfung der Säfte wider. Im folgenden Abschnitt soll die unterschiedliche Beschaffenheit dieser „Feuchtigkeit“ dargestellt werden. Besprochen werden die nassen, schlüpfrigen, öligen, klebrigen, trockenen und rauhen Beläge.

10.2.1 Nasse Beläge

Retention von Feuchtigkeit

Der nasse Belag ist ein Hinweis auf Retention von Feuchtigkeit, verursacht durch eine Milz-Qi/Yang- oder Nieren-Yang-Leere. Der Zungenkörper ist in diesem Fall blaß und geschwollen, der Belag hat eine weiße Farbe. Der nasse, weiße und dünne Belag kann aber auch ein Eindringen von äußerer Wind-Kälte anzeigen.

Erscheint dieser Belag sehr naß, ölig und etwas klebrig oder schmierig, so nennt man dies einen schlüpfrigen Belag. Dieser Belag ist eine Weiterentwicklung des nassen Belages und deutet einen ernstzunehmenden Yang-Mangel an, durch den es zur Retention von kalter Feuchtigkeit gekommen ist.

Der Zungenkörper ist in diesem Fall blaß. Dieser Zungentyp kann aber auch andeuten, daß der pathogene Faktor beginnt, ins Innere vorzudringen. Je öliger und dicker der schlüpfrige Belag ist, desto mehr Feuchtigkeit hat sich gesammelt. Sieht dieser Belag dazu klebrig aus, beginnt sich die Feuchtigkeit in zähen Schleim umzuwandeln. Ist der Belag gelb und schlüpfrig, hat sich die Feuchtigkeit in feuchte Hitze umgewandelt. Dieser Belag ist häufig bei Erkrankungen der Funktionskreise Leber/Gallenblase und Milz/Magen zu finden.

- **Zungenbeschreibung**
  - blaßrot, geschwollen
  - **nasser, weißer, dünner Belag**
  - dünner, öliger, gelber Belag im unteren Drittel

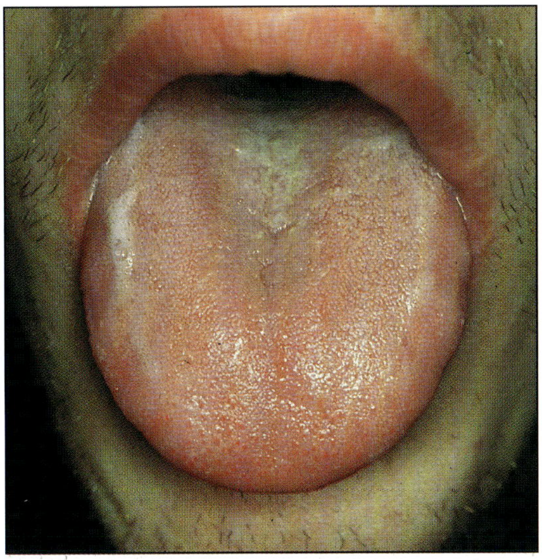

Abbildung 10.2.1.1: männlich, 25 Jahre

- **chinesische Diagnose**
  - leichter Milz-Qi-Mangel mit Retention von Feuchtigkeit
  - akuter Angriff von Wind-Kälte-Feuchtigkeit
  - Retention von Feuchtigkeit in der Blase
- **westliche Diagnose**
  - akute Erkältung
- **Symptome**
  - Gliederschmerzen
  - Kopfschmerzen
  - Körperschwere
  - laufende Nase
  - gelegentliches Brennen beim Wasserlassen
- **Krankheitsursachen**
  - Überarbeitung
  - emotionale Probleme

■ **Zungenbeschreibung**
- blaßrot, geschwollen mit dünnem, nassem, weißem Belag
- **Delle am Zungengrund**

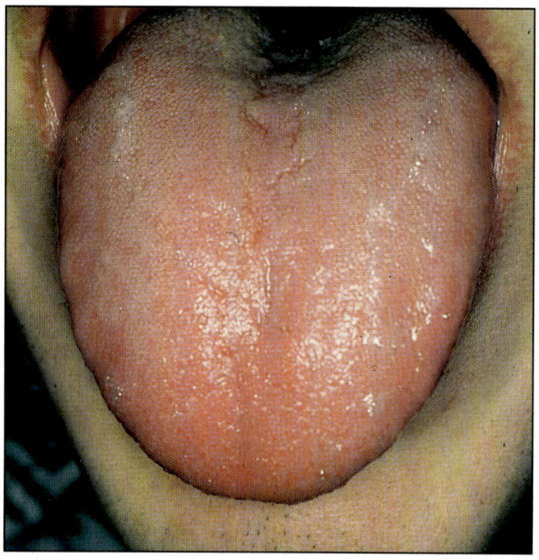

Abbildung 10.2.1.2: männlich, 33 Jahre

■ **chinesische Diagnose**
- Milz-Qi-Mangel mit Retention von Feuchtigkeit
- beginnender Nieren-Essenz-Mangel

■ **westliche Diagnose**
- Diabetes mellitus Typ 1

■ **Symptome**
- Müdigkeit
- Konzentrationsmangel
- dumpfes Gefühl im Kopf
- Blähungen
- innere Unruhe
- nachlassende Sehkraft

■ **Krankheitsursache**
- unklar

■ **Zungenbeschreibung**
- blaß, geschwollen, leichte Zahneindrücke
- dünner, nasser, weißer Belag
- blaßgelber Belag im unteren Drittel

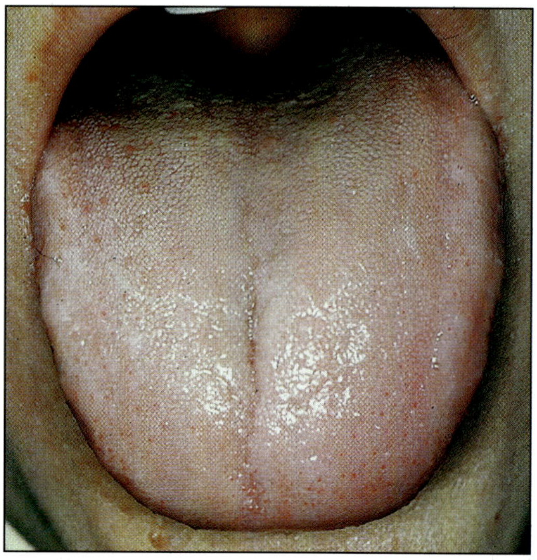

Abbildung 10.2.1.3: weiblich, 40 Jahre

■ **chinesische Diagnose**
- Milz-Qi-Mangel mit Retention von Feuchtigkeit
- Retention von kalter Feuchtigkeit
- Retention von Feuchtigkeit im Unteren Erwärmer

■ **westliche Diagnose**
- Fibroadenom der linken Brust

■ **Symptome**
- akute Magenschmerzen
- Gefühl „als ob ein Stein im Magen liegt“
- Übelkeit
- depressive Verstimmungen
- Erschöpfung

■ **Krankheitsursachen**
- emotionale Probleme
- unregelmäßige Ernährung

Zungenbeschreibung
- etwas blaß, geschwollen, leichte Zahneindrücke
- rote Punkte an Zungenspitze und -rändern
- **nasser, schlüpfriger, weißer Belag,** gelber Belag im unteren Drittel

chinesische Diagnose
- Milz-Qi-Mangel mit Retention von Feuchtigkeit
- Hitze im Blut
- Retention von kalter Feuchtigkeit, Umwandlung von Feuchtigkeit in feuchte Hitze im Unteren Erwärmer

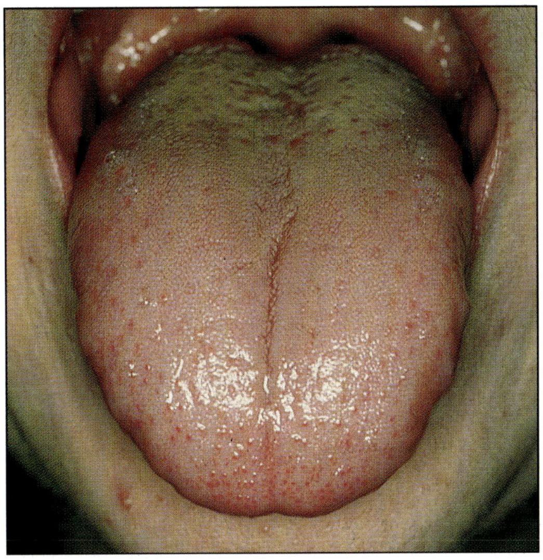

Abbildung 10.2.1.4: weiblich, 26 Jahre

Symptome
- Heißhunger auf Süßes
- Übergewicht
- rote, trockene, juckende Haut im Winter

Krankheitsursachen
- unregelmäßige Ernährung
- übermäßiger Verzehr von Süßspeisen

Zungenbeschreibung
- blaß
- rechte Seite geschwollen
- dünner, schlüpfriger, weißer Belag
- leichte **Einkerbung der Zungenspitze**

chinesische Diagnose
- Milz- und Lungen-Qi-Mangel
- Blockade der *Jing Luo* durch Feuchtigkeit
- Retention von kalter Feuchtigkeit
- Herz-Qi- und -Blut-Mangel

westliche Diagnose
- koronare Herzerkrankung

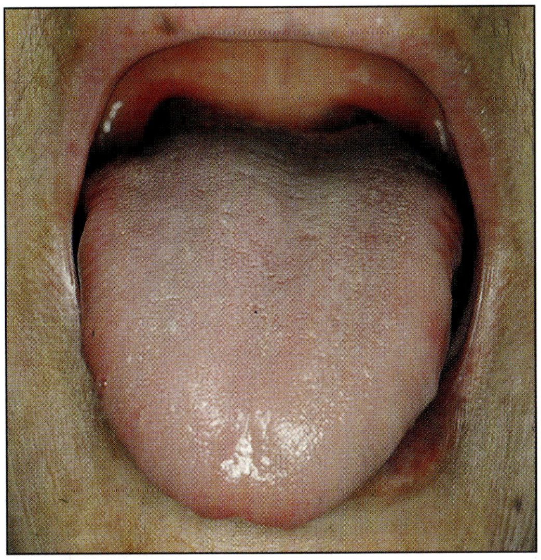

Abbildung 10.2.1.5: weiblich, 67 Jahre

Symptome
- Appetitlosigkeit
- trockener Mund
- Husten mit weißem, dünnem Sputum
- häufiges Wasserlassen

Krankheitsursachen
- seit 40 Jahren Rauchen
- körperliche Überarbeitung
- schwere Arbeitsbedingungen

■ **Zungenbeschreibung**
- blaßrot, etwas geschwollen im ersten Drittel
- **dicker, weißer, schlüpfriger Belag**
- **rote Punkte über dem gesamten Zungenkörper**

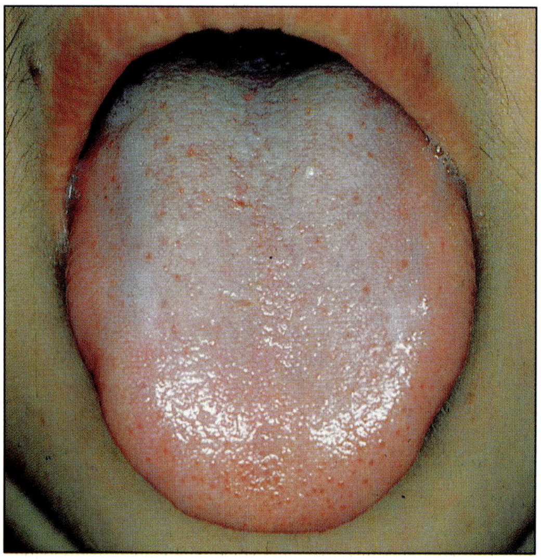

Abbildung 10.2.1.6: weiblich, 52 Jahre (siehe Fallbesprechung A auf Seite 215)

■ **chinesische Diagnose**
- Lungen-Qi-Mangel mit Retention von Schleim im Oberen Erwärmer
- lange bestehende kalte Feuchtigkeit wandelt sich zu feuchtem Schleim
- Schleim blockiert das Herz und wandelt sich in Hitze um

■ **Symptome**
- Herzklopfen
- Kurzatmigkeit
- Brustschmerzen
- Taubheitsgefühle in den Extremitäten
- Schlafstörungen
- Appetitlosigkeit
- Übergewicht

■ **Krankheitsursachen**
- übermäßiger Verzehr von fetten Speisen
- körperliche Überarbeitung

■ **Zungenbeschreibung**
- blaßrot, geschwollen mit roten Rändern
- rote Punkte an den Rändern
- dicker, weißer, schlüpfriger, öliger Belag

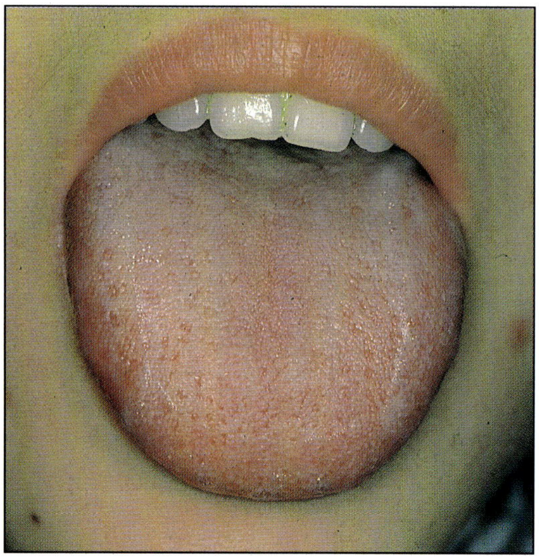

Abbildung 10.2.1.7: weiblich, 25 Jahre

■ **chinesische Diagnose**
- Retention von feuchter Hitze
- Hitze in der Leber
- Retention von voller Feuchtigkeit mit Nahrungsmittel-Stagnation im Magen

■ **westliche Diagnose**
- drohende Fehlgeburt

■ **Symptome**
- Schwangerschaftserbrechen
- Übelkeit
- Völlegefühl im Magen nach Nahrungsaufnahme
- Unterbauchschmerzen
- leichte Tröpfelblutung

■ **Krankheitsursache**
- körperliche Überarbeitung

■ **Zungenbeschreibung**
- rötlich, eingezogener Zungenkörper
- rote Punkte an der Spitze
- blaßgelber, schlüpfriger Belag, dicker, gelber, öliger Belag im unteren Drittel der Zunge

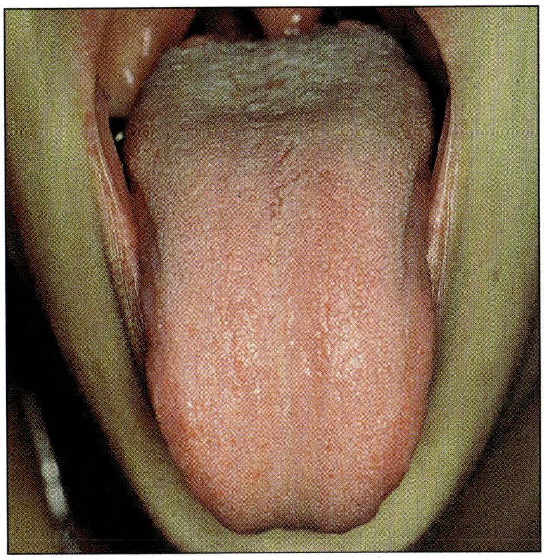

Abbildung 10.2.1.8: weiblich, 37 Jahre

■ **chinesische Diagnose**
- leichter Nieren-Yin-Mangel
- leere Hitze im Herzen
- Angriff von äußerer feuchter Hitze und Beginn der Umwandlung im Inneren in Hitze, Herabsinken der feuchten Hitze

■ **westliche Diagnose**
- akute Sommergrippe

■ **Symptome**
- leichtes Fieber
- akuter Durchfall, riechender Stuhl
- Erbrechen
- Magenschmerzen
- Erschöpfung

■ **Krankheitsursachen**
- unangemessene Bekleidung
- Genuß roher Speisen

■ **Zungenbeschreibung**
- etwas blaß, geschwollen
- gerötete, leicht geschwollene Ränder
- **dicker, schlüpfriger, blaßgelber Belag,** dicker im unteren Drittel der Zunge

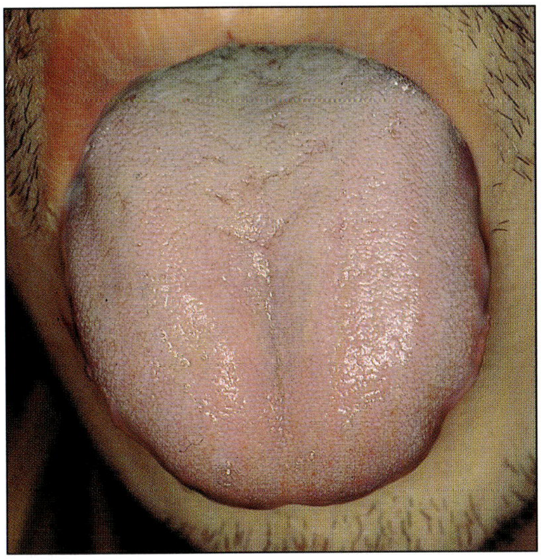

Abbildung 10.2.1.9: männlich, 44 Jahre

■ **chinesische Diagnose**
- Milz-Qi-Mangel mit Retention von Feuchtigkeit
- Retention von feuchter Hitze in der Leber/Gallenblase
- Retention von Feuchtigkeit, die sich im Unteren Erwärmer zu feuchter Hitze verwandelt

■ **westliche Diagnose**
- chronische Prostatitis
- Unfruchtbarkeit

■ **Symptome**
- gelegentliche Unterbauchschmerzen
- Harndrang
- trüber Urin
- dicke, klebrige Spermaflüssigkeit

■ **Krankheitsursachen**
- unklar

■ **Zungenbeschreibung**
- blaßrot, geschwollen, leichte Zahneindrücke
- Mittelriß mit kleinen, horizontalen Rissen
- rote Punkte besonders medial an den Zungenrändern
- gerötete Spitze
- schlüpfriger, gelber Belag

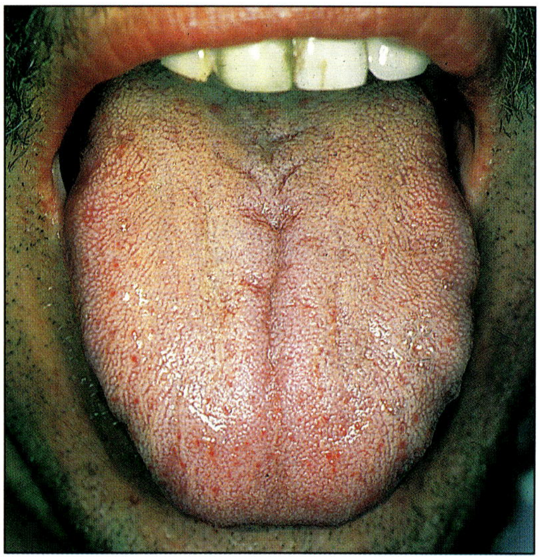

Abbildung 10.2.1.10: männlich, 44 Jahre

■ **chinesische Diagnose**
- Milz-Qi-Mangel mit Retention von Feuchtigkeit
- Magen-Yin-Mangel
- Hitze im Magen
- Hitze im Herzen
- Retention von feuchter Hitze

■ **westliche Diagnose**
- Angstneurose

■ **Symptome**
- Panikanfälle
- Angst vor Menschen und neuen Situationen
- Zittern am ganzen Körper
- Herzklopfen

■ **Krankheitsursachen**
- lange bestehende emotionale Probleme
- unregelmäßige Ernährung

■ **Zungenbeschreibung**
- blaßrot, geschwollen
- gerötete Ränder
- langer Mittelriß mit Vertiefung
- **dicker, gelber, schlüpfriger Belag besonders im Zentrum der Zunge**

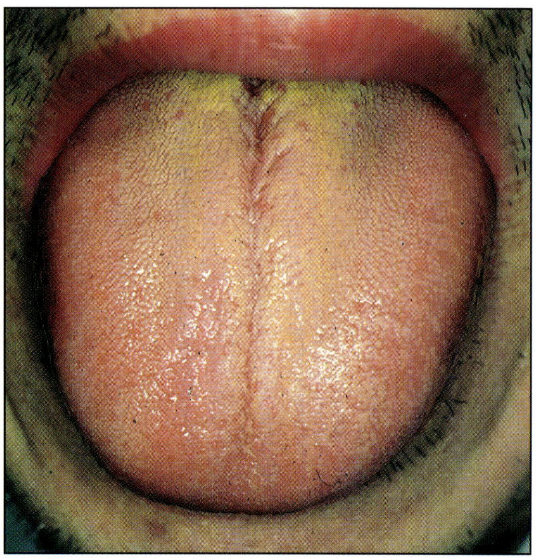

Abbildung 10.2.1.11: männlich, 59 Jahre

■ **chinesische Diagnose**
- Retention von feuchter Hitze
- Hitze in der Leber
- konstitutionelle Schwäche des Funktionskreises Herz
- Retention von Hitze-Schleim im Magen, und Schleim verlegt die Poren des Herzens

■ **westliche Diagnose**
- Diabetes mellitus Typ 2

■ **Symptome**
- geistige Unterentwicklung
- sehr langsame Auffassungsgabe
- Hörschwäche
- Taubheit der Fingerspitzen
- stark riechender nächtlicher Urin

■ **Krankheitsursachen**
- übermäßiger Verzehr fetter und süßer Speisen

Zungenbeschreibung
- rötlich
- rote Punkte an der Spitze und den Rändern
- weißer, schlüpfriger Belag, der sich in gelben Belag im Zentrum und im unteren Drittel umwandelt

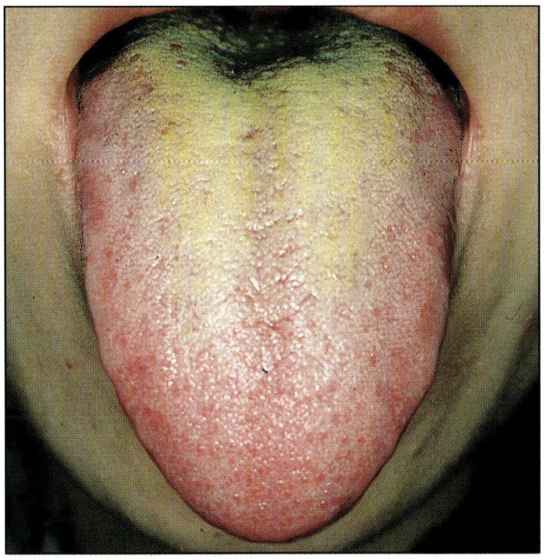

Abbildung 10.2.1.12: weiblich, 50 Jahre (siehe Fallbesprechung B auf Seite 216)

chinesische Diagnose
- ohne pathologischen Befund
- akuter Angriff von Wind-Hitze mit beginnender Umwandlung in toxische Hitze
- Angriff äußerer Feuchtigkeit, die sich im Inneren in feuchte Hitze umwandelt

westliche Diagnose
- akute Blasenentzündung
- HWS-Syndrom
- akute allergische Rhinitis
- chronische Sinusitis

Symptome
- Brennen beim Wasserlassen
- trüber Urin
- akute Durchfälle nach Verzehr von Obst und Alkoholgenuß
- laufende Nase
- juckende Augen
- trockener Husten, besonders nachts

Krankheitsursache
- unregelmäßige Ernährung

F *Exemplarische Fallbesprechung A*

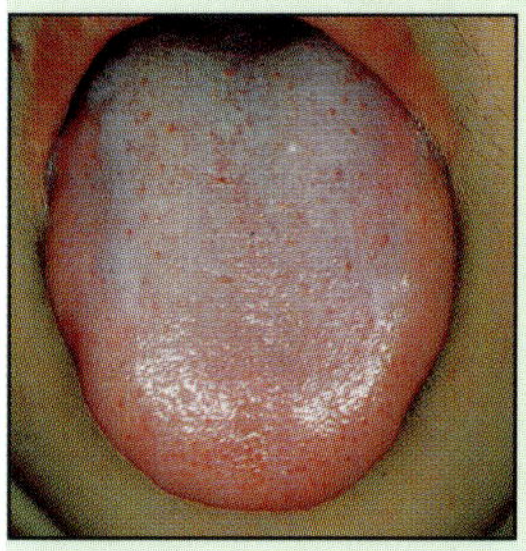

Abbildung 10.2.1.6

Die 52 Jahre alte Bäuerin Frau W. litt seit einigen Monaten unter Kurzatmigkeit, die besonders bei Belastung auftrat. Gelegentlich klagte sie über Schmerzen in der Brust und über Herzklopfen. Außerdem schlief sie sehr schlecht. In den letzten Jahren hatte sie stetig an Gewicht zugenommen, obwohl sie nur wenig aß und keinen Appetit verspürte. Zudem fühlten sich ihre Arme und Beine manchmal taub an.

Die Zunge war leicht geschwollen und zeigte einen dicken, weißen, schlüpfrigen Belag. Ihre Pulse waren schlüpfrig (*hua*) und weich (*ru*).

Analyse

Durch die körperliche Überarbeitung wurde das Lungen- und das Milz-Qi geschwächt, was sich in der Kurzatmigkeit bei Belastung äußerte. Der Milz-Qi-Mangel verursachte wiederum eine Retention von Feuchtigkeit. Kann Nahrung aufgrund einer Schwäche des Milz-Qi nicht angemessen umgewandelt werden, dann kann dies zu Appetitlosigkeit führen. Aufgrund des Milz-Qi-Mangels entsteht langfristig Schleim, der in der Lunge gespeichert wird. Dann kann es passieren, daß das Lungen-Qi durch diese Retention von Schleim blockiert wird, was sich im Fall von Frau W. durch Kurzatmigkeit und Brustschmerzen bemerkbar machte. Retention von Schleim stellt einen Zustand der Fülle dar, sichtbar an dem dicken, schlüpfrigen Zungenbelag und fühlbar am schlüpfrigen Puls. Diese Fülle zeigte sich bei Frau W. auch in dem Übergewicht sowie an den gelegentlichen Taubheitsgefühlen, die durch eine Blockade der Leitbahn durch den Schleim verursacht werden.

An der Zunge manifestiert sich die Retention von feuchtem Schleim durch den nassen, weißen Belag. Unter dem Belag sind deutlich rote Punkte zu erkennen, die über dem gesamten Zungenkörper verteilt sind. Sie zeigen an, daß Schleim das Herz-Qi blockiert. Diese Blockade erzeugt Hitze. Das Herzklopfen und die Schlafstörungen sind Symptome dieser Pathologie.

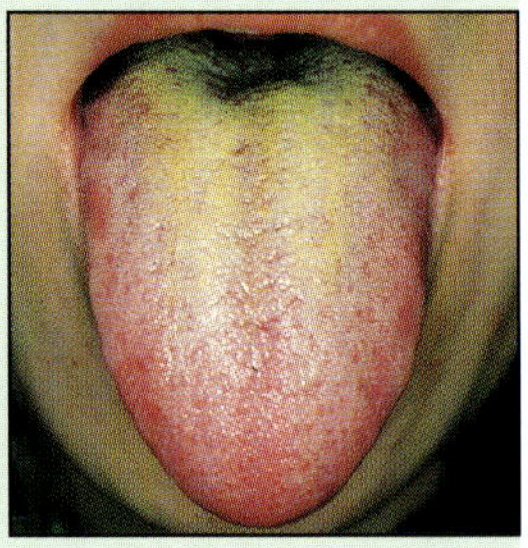

Abbildung 10.2.1.12

F Exemplarische Fallbesprechung B

Die 50 Jahre alte Patientin Frau G. klagte über Brennen beim Wasserlassen, das sich ganz plötzlich eingestellt hatte. Ihr Urin war trübe und roch sehr kräftig, und Frau G. nahm an, sich verkühlt zu haben. Gleichzeitig plagte sie ein akuter Heuschnupfenanfall. Die juckenden Augen und die laufende Nase empfand sie als sehr unangenehm. Frau G. litt gelegentlich unter akutem Durchfall, der durch Obst oder alkoholische Getränke ausgelöst wurde. Neben den roten Punkten an der Zungenspitze wies sie einen weißen, schlüpfrigen Belag auf, der zum Zentrum hin gelb wurde. Die Pulse waren oberflächlich *(fu)* und gespannt *(jin)*.

Analyse

Frau G. litt gleichzeitig an zwei akuten Beschwerden: an brennendem Wasserlassen und dem Heuschnupfenanfall. Bei beiden Erkrankungen war das Eindringen von äußerer Feuchtigkeit ein ursächlicher Faktor. Die Feuchtigkeit traf im Inneren auf Hitze und wandelte sich in feuchte Hitze um, sichtbar an dem gelben, schlüpfrigen Zungenbelag. Der trübe, riechende Urin und die Beschwerden beim Wasserlassen waren das Resultat einer Blockade des Blasen-Qi durch feuchte Hitze.

Die außerdem eingedrungene Wind-Hitze, sichtbar an der roten Zungenspitze und den roten Zungenrändern, verband sich mit der äußeren Feuchtigkeit. Das klare, wässrige Nasensekret war ein eindeutiges Indiz für die äußere Feuchtigkeit. Die juckenden Augen hingegen resultierten aus der Wind-Hitze.

Die Tatsache, daß Obst und Alkohol akuten Durchfall auslösen können, ist ein Hinweis auf die schon bestehende Retention von feuchter Hitze im Inneren, denn Alkohol erzeugt Hitze und Obst schwächt durch seine kühlende, energetische Wirkung das Milz-Qi.

R Resümee

Der nasse, schlüpfrige Belag kann sowohl äußere als auch innere Feuchtigkeit anzeigen. In jedem Fall beeinträchtigt Feuchtigkeit die Funktion des Milz/Magen-Qi bezüglich der Umwandlung von Nahrung. Ein Milz-Qi-Mangel wiederum trägt zur Entstehung von innerer Feuchtigkeit bei, die sich sehr leicht in feuchte Hitze umwandeln kann.

Ein Bild soll diese Pathologie verdeutlichen: Man denke an ein stehendes Gewässer, das trüb ist und einen modrigen Geruch verbreitet. Dies entspricht der feuchten Hitze. Um den Geruch zu beseitigen und die Klarheit des Wassers wiederherzustellen, muß es bewegt werden. Im Körper entspricht dies einer notwendigen Kräftigung des Milz-Qi, so daß dieses wieder in die Lage versetzt wird, die aufgenommene Nahrung zu transformieren und zu transportieren. Dann kann auch die Feuchtigkeit bewegt und umgewandelt und z. B. über den Urin abgeleitet werden.

10.2.2 Öliger, rauher Belag

Gelbe Beläge zeigen – bis auf die oben genannten äußeren pathogenen Faktoren – meist innere Disharmoniemuster an. Da sie in der Praxis häufig auftreten, soll nun auf die unterschiedliche Beschaffenheit dieser Beläge eingegangen werden.

Der gelbe, ölige, rauhe Belag[2] sieht ein wenig klebrig und trocken aus und ist oft dick. Er spiegelt eine Retention von Hitze-Schleim oder feuchter Hitze wider, bei der der Hitzefaktor eine große Rolle spielt. Trifft Hitze auf eine Ansammlung von Feuchtigkeit im Inneren, dann wird diese Hitze im Laufe der Zeit die Feuchtigkeit eindicken, und es entsteht Schleim-Hitze. Die Verdickung der Feuchtigkeit zu Schleim wird durch die trockene, rauhe, aber auch klebrige Beschaffenheit des Zungenbelages angedeutet. Ist der Belag eher dünn und nur leicht gelb, dann überwiegt die Feuchtigkeit, und die Hitze steht eher im Hintergrund.

Nahrungsmittel-Stagnation produziert einen blaßgelben oder leicht gräulichen, öligen Belag, der zu Beginn noch dünn ist. Er befindet sich meist nur im Zentrum der Zunge und zeigt somit eine Stagnation von Qi in der Mitte an. Bleibt diese Disharmonie lange bestehen, dann wird der Belag dicker, was meist mit einer Verschlimmerung der Symptomatik einhergeht.

Der weiße, dicke, ölige Belag tritt bei einer Erkrankung durch feuchten Schleim oder kalte Feuchtigkeit auf. Mit diesem Zungenbelag gehen Symptome wie Körperschwere, Völlegefühle im Brustraum und im epigastrischen Bereich oder Appetitlosigkeit einher.

Zungenbeschreibung
- rötlichbläulich mit blauen und schwarzen Punkten
- dicker, öliger, weißer Belag

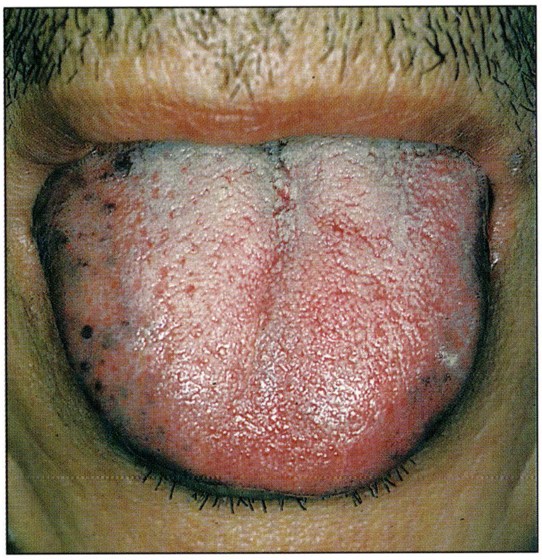

Abbildung 10.2.2.1: männlich, 75 Jahre

chinesische Diagnose
- Herz-Blut-Stagnation
- Retention von kaltem Schleim und Nahrungsmittel-Stagnation

westliche Diagnose
- Angina pectoris

Symptome
- Völlegefühle in Brust und Magen
- saurer Mundgeschmack
- Brustschmerzen
- trockener Husten
- Herzklopfen

Krankheitsursachen
- langjähriges Rauchen
- körperliche Überarbeitung

2 Maciocia bezeichnet ölige Beläge als „fett", vgl. Maciocia G. „Zungendiagnose in der chinesischen Medizin", Uelzen, 1995. Meiner Meinung nach trifft die Beschreibung „ölig" besser die Beschaffenheit des beschriebenen Belages.

■ **Zungenbeschreibung**
- blaßrot mit rötlichen Rändern
- **weißer, öliger Belag an den Zungenseiten, gelb werdend im Zentrum, rauher, trockener, gelber Belag besonders im Zentrum und unteren Drittel**

■ **chinesische Diagnose**
- Leber-Hitze
- Retention von feuchter Hitze mit Schleim-Hitze im *Yang Ming*

■ **Symptome**
- Verstopfung
- Magenschmerzen, Völlegefühl im Magen
- Schmerzen unter den Rippen
- morgens geschwollene Hände
- Kopfschmerzen

■ **Krankheitsursachen**
- in der Jugend häufig Gastritis
- emotionale Probleme
- unregelmäßige Ernährung

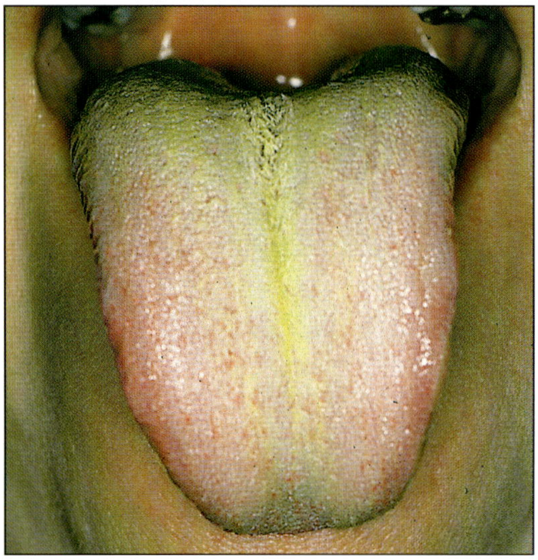

Abbildung 10.2.2.2: weiblich, 40 Jahre

■ **Zungenbeschreibung**
- rötlich, geschwollen

- rote Punkte an der Spitze
- **Mittelriß mit öligem, gelbem Belag,** im Zentrum dick
- dicker, öliger, gelber Belag im unteren Drittel der Zunge

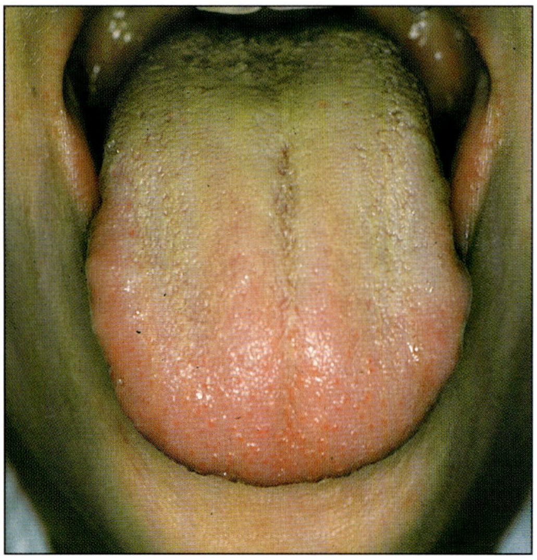

Abbildung 10.2.2.3: weiblich, 29 Jahre
(siehe Fallbesprechung auf Seite 220)

■ **chinesische Diagnose**
- Retention von feuchter Hitze in der Leber/Gallenblase
- Hitze im Herzen
- Retention von Hitze-Schleim im Magen
- Retention von feuchter Hitze im Unteren Erwärmer

■ **westliche Diagnose**
- chronische Infektion im Urogenitaltrakt durch Ureaplasma urealyticum

■ **Symptome**
- Magenschmerzen bei Aufregung
- Brennen beim Wasserlassen
- gelber Ausfluß
- Scheidenbrennen
- Schmerzen beim Geschlechtsverkehr

■ **Krankheitsursachen**
- lange bestehende unglückliche Ehe
- sexuelle Schwierigkeiten

■ **Zungenbeschreibung**
- rötlich, geschwollen

- **gelber, öliger Belag vom Zentrum bis zum unteren Drittel der Zunge**
- gerötete Spitze

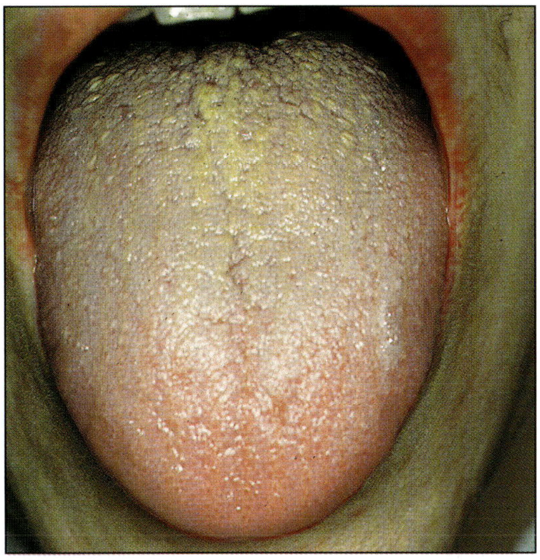

Abbildung 10.2.2.4: weiblich, 37 Jahre

■ **chinesische Diagnose**
- Retention von Hitze-Schleim in der Leber/Gallenblase
- volle feuchte Hitze im Magen und im Dickdarm
- Hitze im Herzen

■ **westliche Diagnose**
- Fibroadenom und Zysten in der rechten Brust

■ **Symptome**
- Brustspannen und -schmerzen vor der Periode, Schmerzen während der Menstruation
- Gereiztheit, Wutausbrüche
- Appetitlosigkeit
- Blähungen
- Verstopfung

■ **Krankheitsursachen**
- unterdrückte Wut
- unregelmäßige Ernährung
- Nikotin- und Cannabisabusus

■ **Zungenbeschreibung**
- blaßrot
- aufgerollte Ränder
- dicker, öliger, gelber Belag

- dünner, alter Belag, wurzellos im Zentrum

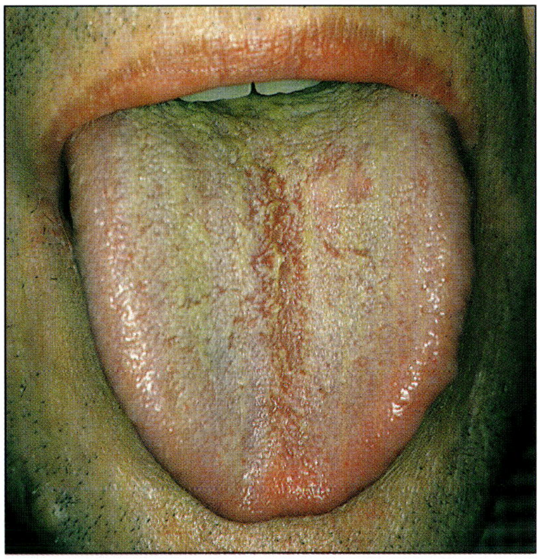

Abbildung 10.2.2.5: männlich, 53 Jahre

■ **chinesische Diagnose**
- ohne pathologischen Befund
- Leber-Qi-Stagnation
- Retention von feuchter Hitze in der Leber/Gallenblase
- Schädigung der Körperflüssigkeiten durch Hitze und des Magen-Yin durch Hitze

■ **westliche Diagnose**
- AIDS
- Postzosterneuralgie

■ **Symptome**
- starke, brennende Schmerzen der linken Flanke und der Brust
- Erschöpfung
- Appetitlosigkeit
- starke Mundtrockenheit
- Gewichtsabnahme

■ **Krankheitsursachen**
- Unterernährung
- virale Aktivität

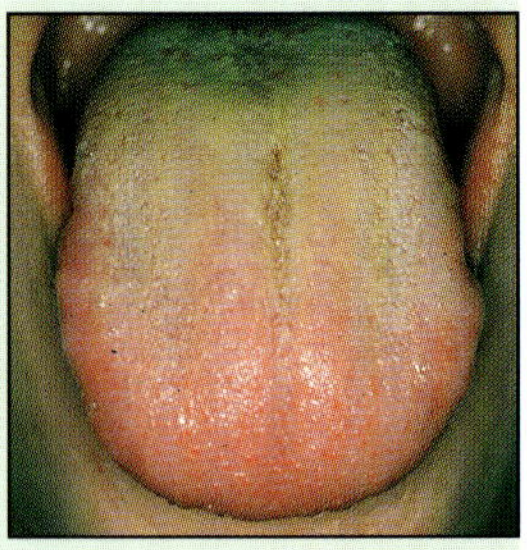

Abbildung 10.2.2.3

F

Exemplarische Fallbesprechung

Seit mehr als zwei Jahren litt die 29 Jahre alte Kauffrau unter Brennen beim Wasserlassen, gelbem Ausfluß und Schmerzen beim Geschlechtsverkehr. Bei ihrem Mann und ihr wurde eine chronische Infektion des Urogenitaltraktes, verursacht durch den Erreger Ureaplasma, festgestellt. Diese Infektion wurde mehrere Male behandelt, was jedoch immer nur eine kurzfristige Beschwerdefreiheit brachte.

Die Patientin war sehr unglücklich in ihrer Ehe und fragte sich ständig, ob sie die Scheidung einreichen sollte.

Der Zungenbelag war besonders dick, ölig und gelb im unteren Zungendrittel. Ihre Pulse waren drahtig (*xian*) und voll (*shi*).

Analyse

Die Symptome stellen einen eindeutigen Füllezustand einer feuchten Hitze-Erkrankung dar. Dies zeigt die Zunge besonders deutlich durch den öligen, gelben Belag im Zentrum und im unteren Drittel und der volle Puls geht mit dem Gesamtbild einher. Obwohl der Zungenkörper etwas geschwollen ist und Zahneindrücke aufweist – ein Indiz für den zugrundeliegenden Milz-Qi-Mangel mit Retention von Feuchtigkeit – müssen die rötliche Verfärbung des Zungenkörpers und der dicke, gelbe, ölige Belag im Vordergrund der Diagnose und Behandlung stehen. Diese beiden Faktoren zeigen die Präsenz einer Retention von feuchter Hitze, besonders in Leber und Gallenblase, an.

Die langjährigen emotionalen Schwierigkeiten haben bei der Patientin neben einer Leber-Qi-Stagnation, die durch den drahtigen Puls bestätigt wird, zu einer Hitze-Entwicklung in der Leber geführt. Die Hitze verbindet sich mit der Feuchtigkeit, wodurch feuchte Hitze entsteht. Die Fülle in Leber und Gallenblase behindert den freien Fluß von Qi im Gürtelgefäß (*Dai Mai*), so daß dieses seine bindende und adstringierende Funktion verliert, was sich in dem gelben, vaginalen Ausfluß äußert.[3]

Auch der Funktionskreis Herz ist durch die Eheprobleme aus dem Gleichgewicht geraten. Die roten Punkte an der Zungenspitze weisen auf Hitze im Herzen hin. Diese kann in den Dünndarm übergeleitet werden und dann zur Blase gelangen, was das Brennen beim Wasserlassen verursacht. Was die Schmerzen beim Geschlechtsverkehr anbetrifft, so brachte eine gynäkologische Untersuchung keine Ergebnisse. Meines Erachtens sind sie ein Resultat der Leber-Qi-Stagnation.

R

Resümee

Wenn der ölige, gelbe Belag dick ist, zeigt dies einen Füllezustand an. Meist tritt er bei akuten Beschwerden auf. Auch wenn ein zugrundeliegender Milz-Qi-Mangel meist ursächlich für die Entstehung der Feuchtigkeit ist, darf in diesem Fall keine tonisierende Behandlung vorgenommen werden. Zunächst muß die feuchte Hitze ausgeleitet werden. Diese Ausleitung kann durch entsprechende Ernährung von Seiten der Patientin unterstützt werden. Alkohol, fette und stark gewürzte Speisen sowie Kuhmilchprodukte sollten vermieden werden.

---

3 Vgl. Kirschbaum, B. Die Acht außerordentlichen Gefäße in der traditionellen chinesischen Medizin, S. 120, Uelzen, 1995.

10.2.3 Weißer und gelber, trockener Belag

Unabhängig davon, welche Farbe ein trockener, rauher Belag aufweist, ist er immer ein Zeichen für eine Schädigung der Körpersäfte.

Der weiße, ölige, rauhe, trockene Belag läßt auf einen Magen- und Milz-Qi-Mangel und eine Erschöpfung der Säfte im Magen schließen. Auf der einen Seite entsteht durch die Schwäche des Milz/Magen-Qi Feuchtigkeit, da der Nahrungsbrei nicht mehr adäquat umgewandelt wird. Diese Feuchtigkeit schlägt sich in dem öligen Teil des Belages nieder. Gleichzeitig werden aber durch einen Mangel an physiologischen Säften im Magen nicht mehr genug Flüssigkeiten erzeugt, um die Zunge zu befeuchten. Deshalb wird der Belag trocken.

Ist der Belag gelb und trocken, ohne klebrig, ölig oder schmierig zu wirken, liegt eine Schädigung der Säfte durch starke innere Hitze vor. Die im Inneren sitzende Feuchtigkeit oder der Schleim wird durch die Hitze eingedickt. Daher bekommt der Belag seine rauhe, trockene Konsistenz und eine gelbe Farbe, die als Hitze-Zeichen zu bewerten ist.

Zungenbeschreibung
- blaß, geschwollen, leichte Zahneindrücke
- **trockener, weißer Belag im ersten und zweiten Drittel**
- dicker, öliger, trockener, gelber Belag im unteren Drittel

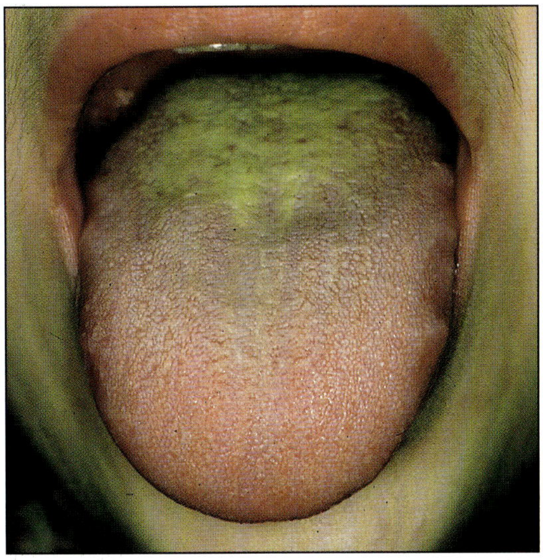

Abbildung 10.2.3.1: weiblich, 28 Jahre (siehe Fallbesprechung A auf Seite 225)

chinesische Diagnose
- Milz-Qi-Mangel mit Retention von Feuchtigkeit, Blut-Mangel
- Retention von kaltem Schleim
- Retention von feuchter Hitze im Unteren Erwärmer

westliche Diagnose
- Kuhmilchallergie
- allergische Rhinitis

Symptome
- Käse verursacht Übelkeit
- laufende oder blockierte Nase
- Husten mit viel Schleim
- mit der Menstruation Schwindelanfälle
- Rückenschmerzen
- häufiges nächtliches Wasserlassen

Krankheitsursachen
- übermäßiger Verzehr von Obst (mindestens zehn Bananen pro Woche)

■ **Zungenbeschreibung**
- blaßrot
- **rote, erhabene Punkte im ersten Drittel**
- **trockener, rauher, weißer Belag**

■ **chinesische Diagnose**
- ohne pathologischen Befund
- toxische Hitze im Oberen Erwärmer
- Mangel an Körpersäften im Magen

■ **westliche Diagnose**
- Non-Hodgkin-Lymphome

■ **Symptome**
- geschwollene Lymphdrüsen in Hals- und Leistenregion
- Magenschmerzen, Völlegefühl im Magen
- geschwollener Unterbauch

■ **Krankheitsursachen**
- Zustand nach Bestrahlung und Chemotherapie

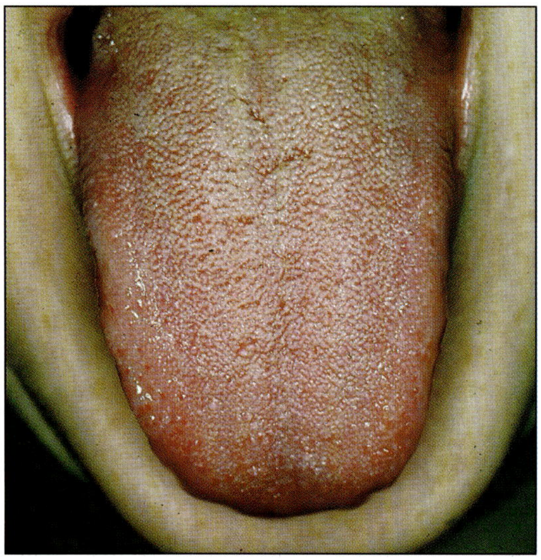

Abbildung 10.2.3.2: weiblich, 31 Jahre

■ **Zungenbeschreibung**
- blaß, geschwollen, Zahneindrücke
- Mittelriß mit blaßgelbem, trockenem Belag
- weißer, öliger, trockener Belag
- dünner, gelber Belag mit roten Punkten im unteren Drittel der Zunge
- leichte Delle am Zungengrund

■ **chinesische Diagnose**
- Milz-Qi-Mangel mit Retention von Feuchtigkeit
- Retention von Schleim mit leichter Hitze im *Yang Ming*
- mangelnde Erzeugung von Flüssigkeiten und Milz-Qi-Mangel
- Retention von feuchter Hitze im Unteren Erwärmer
- leichte Schwäche der Nieren-Essenz

■ **westliche Diagnose**
- Paradontitis

■ **Symptome**
- lockere Zähne, Zahnfleischbluten, Zahnwurzelentzündungen
- stark riechender, wässriger Durchfall
- Blähungen
- saurer Mundgeschmack
- Erschöpfung

■ **Krankheitsursachen**
- unsteter Lebenswandel während der Pubertät

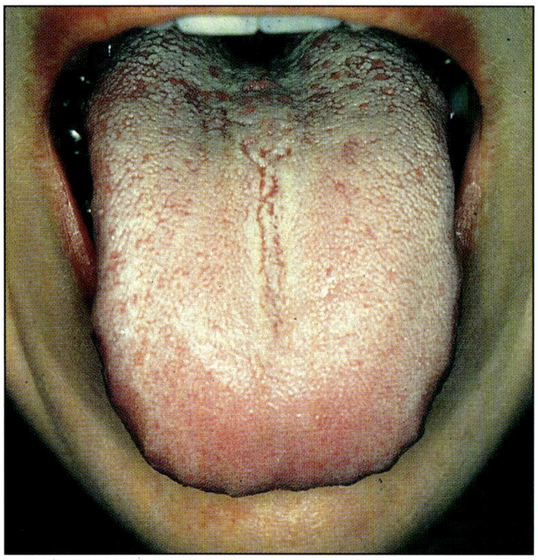

Abbildung 10.2.3.3: weiblich, 39 Jahre

Zungenbeschreibung
- blaß, etwas dünn
- rote Spitze
- Mittelriß mit blaßgelbem, trockenem Belag
- trockener, öliger, blaßgelber Belag

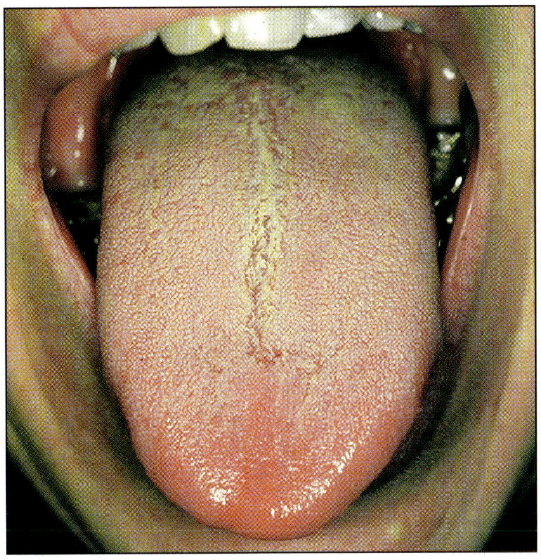

Abbildung 10.2.3.4: weiblich, 32 Jahre

chinesische Diagnose
- leichter Blut-Mangel
- leere Hitze im Herzen
- leichter Magen-Yin-Mangel mit Retention von Schleim
- Mangel an Körpersäften mit Hitze im Inneren

westliche Diagnose
- chronische Sinusitis

Symptome
- Husten mit viel Schleim
- blockierte Nasenatmung
- Durst
- trockener Mund
- Sodbrennen
- Erschöpfung

Krankheitsursachen
- Kaffeeabusus
- übermäßiger Verzehr von Kuhmilchprodukten

Zungenbeschreibung
- rötlich, groß, rauh
- weißer, trockener Belag zum Zentrum hin gelb werdend
- tiefrote Punkte an der Spitze

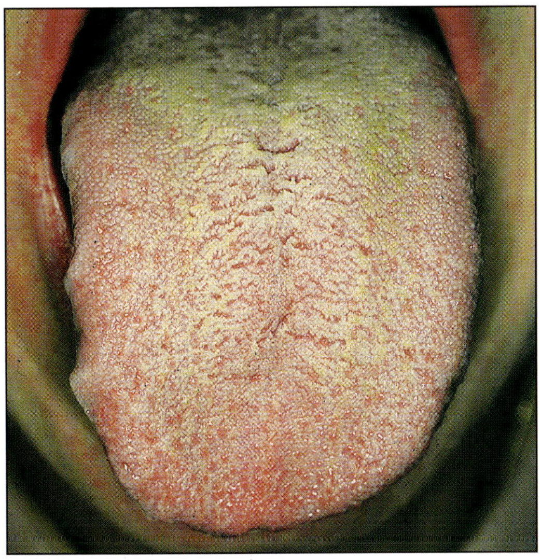

Abbildung 10.2.3.5: weiblich, 38 Jahre

chinesische Diagnose
- Nieren-Yin-Mangel mit Mangel an Körpersäften
- Retention von Schleim, der sich in Hitze umwandelt
- Hitze im Herzen

westliche Diagnose
- akute Konjunktivitis
- chronische Sinusitis

Symptome
- akut-eitriges Gerstenkorn, gerötete Bindehäute
- starker Durst
- Verstopfung
- Durchschlafstörungen

Krankheitsursachen
- Überarbeitung
- Schlafmangel

■ **Zungenbeschreibung**
- blaßrot, breit
- kleine horizontale Risse
- gelber, öliger, trockener Belag

■ **chinesische Diagnose**
- Retention von feuchter Hitze
- Mangel an Körpersäften
- Akkumulation von Hitze im *Yang Ming* mit Schädigung der Körpersäfte

■ **Symptome**
- breiig, stinkende Durchfälle
- übelriechende Blähungen
- innere Unruhe
- Schlafstörungen
- Konzentrationsmangel

■ **Krankheitsursachen**
- Kaffeeabusus
- langanhaltender Prüfungsstress

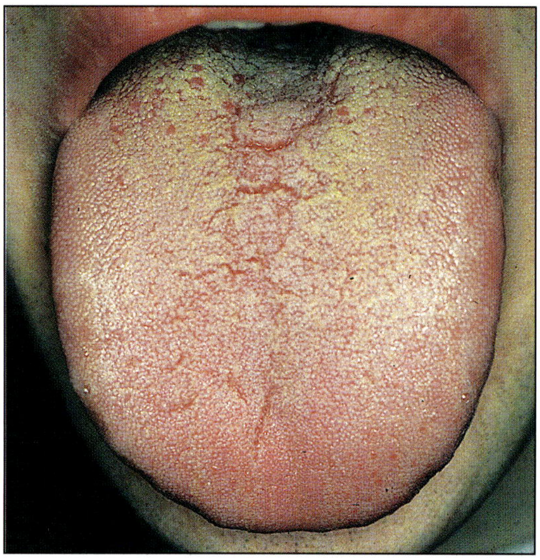

Abbildung 10.2.3.6: männlich, 29 Jahre (siehe Fallbesprechung B auf Seite 226)

■ **Zungenbeschreibung**
- blaßrot
- Spitze nach unten gerollt
- **rechtsseitiger, gelber, trockener Belag**
- trockenes Zentrum mit kleinen Rissen

■ **chinesische Diagnose**
- ohne pathologischen Befund
- leere Hitze im Herzen
- Retention von feuchter Hitze in der Gallenblase
- Mangel an Körpersäften

■ **westliche Diagnose**
- Tinea corporis

■ **Symptome**
- Hautausschlag in der Taillenregion, bräunliche Färbung mit starkem Juckreiz
- starker Harndrang mit Harntröpfeln
- Tinnitus
- innere Anspannung
- depressive Verstimmungen

■ **Krankheitsursachen**
- Übermüdung
- Erschöpfung

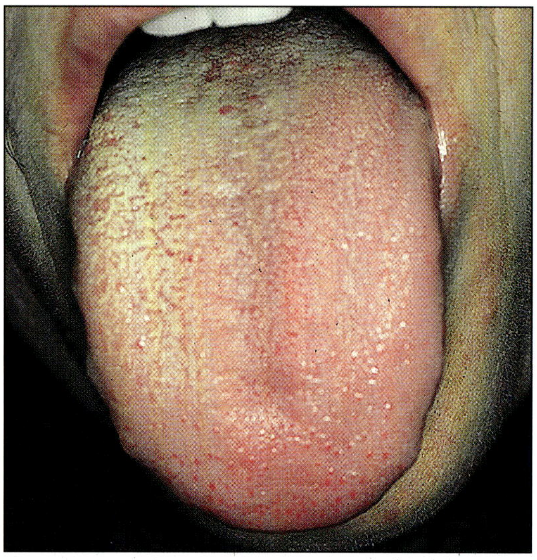

Abbildung 10.2.3.7: weiblich, 43 Jahre

Zungenbeschreibung
- rot, trocken
- dicker, weißer, öliger, trockener Belag an den Zungenseiten, im Zentrum schmutzig-gelb

chinesische Diagnose
- Nieren-Yin-Mangel
- Retention von kaltem Schleim mit Blockade des Qi im Mittleren Erwärmer und Umwandlung in Hitze

Symptome
- Schwindelanfälle
- Kribbeln und Taubheitsgefühle der Arme
- Schmerzen in der Nacken- und Lendenwirbelsäule

Krankheitsursachen
- übermäßiger Verzehr von fetten Speisen
- körperliche Überarbeitung

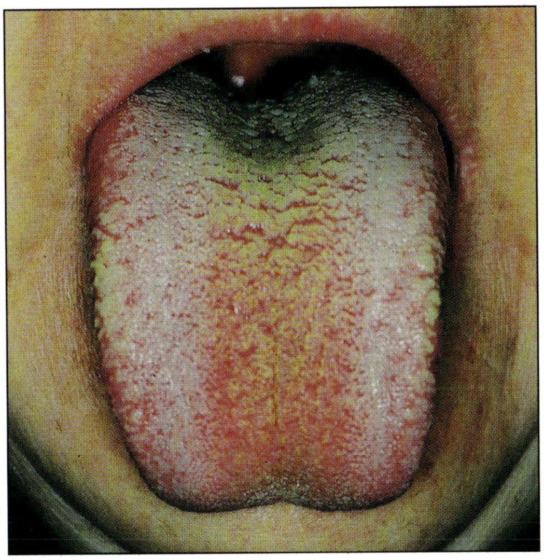

Abbildung 10.2.3.8: weiblich, 62 Jahre

F *Exemplarische Fallbesprechung A*

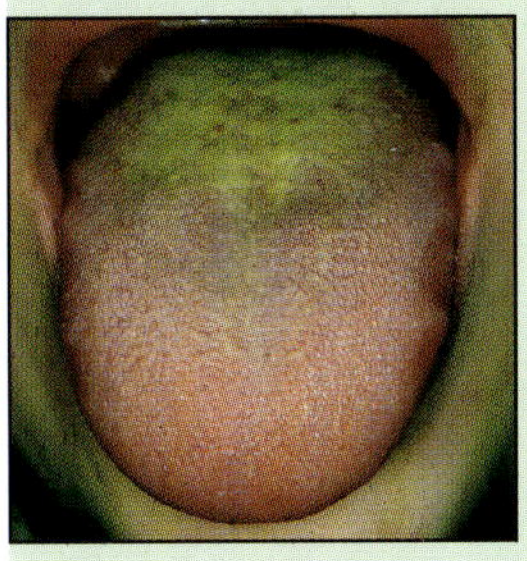

Abbildung 10.2.3.1

Die 28jährige Frau H. folgte seit sechs Monaten einer neuen Diät. Am Vormittag aß sie ausschließlich frisches Obst, die anderen Mahlzeiten bestanden hauptsächlich aus Gemüse und vielen Salaten. Da Frau. H. häufig zwischen den Mahlzeiten Hunger verspürte, sättigte sie sich zwischendurch mit Bananen. Da sie auf Kuhmilchprodukte allergisch reagierte, fühlte sie sich sehr zu dieser Ernährungsweise hingezogen, wurde jedoch zunehmend müde und kälteempfindlich. Seit einer Erkältung, die sie sich vor Monaten zugezogen hatte, litt sie an Husten mit viel weißem Schleim. Außerdem beeinträchtigte sie ein häufig auftretender Fließschnupfen. Seit kurzem wurde ihr Schlaf zudem durch nächtlichen Harndrang gestört. Der Urin war gelb und ohne Geruch. Schulmedizinische Untersuchungen waren ohne Befund. Die Zunge zeigte einen auffällig trockenen, weißen Belag, an der Zungenwurzel war er gelb. Die Pulse waren fest *(lao)* und tief *(chen).*

Analyse

Dies ist ein typisches Beispiel dafür, wie Rohkost das Milz-Qi schädigen kann. Durch die kalte Nahrung wurde die Kraft des Milz-Qi/Yang reduziert, die Nahrung wurde nicht mehr angemessen umgewandelt und bewegt, und es kam zur Entstehung von innerer Feuchtigkeit. Der Milz-Qi-Mangel zeigt sich an der blassen, geschwollenen Zunge und den Zahneindrücken. Die Retention von kalter Feuchtigkeit und die daraus resultierende Nahrungsmittel-Stagnation ist sichtbar an dem weißen, trockenen Belag und fühlbar am festen Puls. Der regelmäßige Verzehr von Bananen verstärkte die Schwäche des Milz-Qi und trug ebenfalls zur Entstehung von Feuchtigkeit und Schleim bei. Auch die Symptome der Patientin wiesen auf diese Feuchtigkeit als einen krankheitsverursachenden Faktor hin: Fließschnupfen und Husten mit viel Schleim zeigten an, daß das Lungen-Qi durch feuchten Schleim blockiert war. Der trockene Belag ist hier auch ein Hinweis auf die lange bestehende Retention von Feuchtigkeit, die langsam beginnt, sich in feuchte Hitze umzuwandeln. Im Unteren Erwärmer manifestierte sie sich schon durch den nächtlichen Harndrang. Der Belag im unteren Drittel der Zunge ist dick und gelb. Die Schwere der Feuchtigkeit bewirkt, daß sie in den Unteren Erwärmer absinkt, sich dort sammelt und sich in Hitze umwandelt.

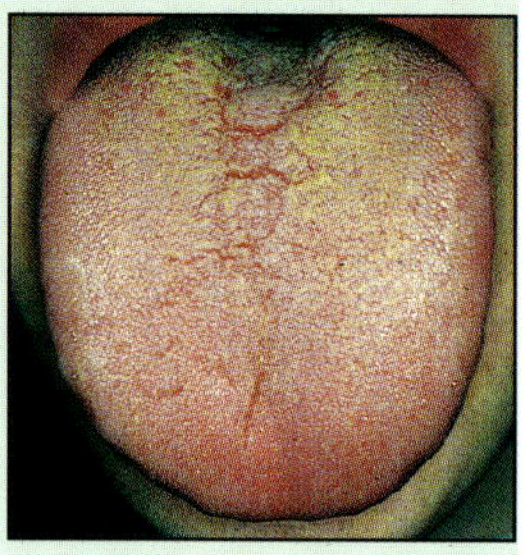

Abbildung 10.2.3.6

F Exemplarische Fallbesprechung B

Nachdem der 29jährige Herr B. zweimal die Prüfungen für das Staatsexamen nicht bestanden hatte, setzten bis dahin nie aufgetretene Symptome bei ihm ein. Innere Unruhe, Schlaflosigkeit und Konzentrationsmangel hinderten ihn an einer erneuten Vorbereitung auf die Prüfung. Er versuchte den Konzentrationsmangel wettzumachen durch stimulierende Substanzen, nämlich Guarana-Produkte und bis zu 15 Tassen Kaffee pro Tag. Seitdem litt er an breiigen, stinkenden Durchfällen und Blähungen. Die breite Zunge zeigte einen gelben, öligen, trockenen Belag. Die Pulse waren voll (*shi*) und schnell (*shuo*).

Analyse

Die Hitze im Herzen, die durch das viele Lernen und die Enttäuschung über die nicht bestandenen Prüfungen entstanden ist, läßt sich überraschenderweise nicht an der Zunge ablesen. Sichtbar sind hier nur die Auswirkungen des Guarana- und des Coffeinabusus. Übermäßiger Konsum von Kaffee schädigt das Nieren-Yin und verletzt die Körpersäfte durch vermehrte Diurese. Durch die Schädigung des Nieren-Yin ist bei Herrn B. auch das Herz-Yin in Mitleidenschaft gezogen worden.

Der rauhe, ölige Belag zeigt die große Hitze im Unteren Erwärmer an, die die Körpersäfte verletzt hat. Dies wird sichtbar sowohl an den Rissen als auch an dem dünner werdenden Belag im Zentrum des unteren Drittels. Der stinkende, breiige Durchfall ist auf die Retention von feuchter Hitze im Dickdarm zurückzuführen, bei der der Hitze-Faktor im Vordergrund steht. Der Füllezustand wird auch durch den vollen und schnellen Puls bestätigt.

R Resümee

Das Erscheinungsbild des trockenen, rauhen Belages weicht deutlich von dem des öligen Belages ab. Der Hitze-Faktor ist hier wesentlich stärker als der Feuchtigkeits-Aspekt. Die Hitze verletzt die Körpersäfte besonders im Magen. Dadurch bekommt der Belag seine rauhe Beschaffenheit. Hier ist es wichtig, die Körpersäfte zu tonisieren und die Hitze zu beseitigen. Der Patient kann diesen Prozeß durch den Verzehr von befeuchtenden Nahrungsmittel, wie z. B. Birnen, unterstützen. Wichtig ist auch, daß er auf den Verzehr von Gewürzen, Alkohol und Kaffee verzichtet.

10.2.4 Schwarzer Belag

Eine schwere innere Erkrankung kann vorliegen, wenn ein schwarzer Belag auf der Zunge sichtbar wird. Es handelt sich dabei immer um eine lange bestehende Pathologie. Der schwarze Belag indiziert sowohl ein extremes Kälte- als auch ein Hitze-Muster.

innere Kälte

Ist der schwarze Belag schlüpfrig und glatt oder nur schlüpfrig, dann zeigt er einen Mangel-Zustand des Milz- oder Nieren-Yang an mit voller innerer Kälte. Bedeckt der schwarze Belag nur das Zungenzentrum, während an den Rändern noch ein Rest eines weißen Belages sichtbar bleibt, stellt dies einen Milz-Yang-Mangel dar bei gleichzeitiger Retention von feuchter Kälte.

Hitze

Ist der schwarze Belag jedoch trocken und rissig, dann muß mit einem dramatischen Krankheitsverlauf gerechnet werden. Das Yin ist fast verschwunden, eine Trennung von Yin und Yang steht bevor. Dieser Patient befindet sich in Lebensgefahr, denn der schwarze Belag kommt durch extreme Hitze, die alle Körpersäfte verbrennt, zustande. Je trockener und tiefer schwarz der Belag, desto gefährlicher ist die energetische Erschöpfung des Yin und der Säfte.

Gelbe Ränder und ein schwarzes, öliges Zungenzentrum spiegeln extreme Hitze im Magen wider. Die verbliebenen gelben Ränder des Belages zeigen lange bestehende Retention von Feuchtigkeit an. Diese lange bestehende Magen-Hitze verdampft die Körpersäfte, was zu dem verbrannten Belag beiträgt.

Zungenbeschreibung

- **rötlich mit roten Rändern,** eingezogener Zungenkörper und Spitze
- **schwarzer Belag im Zentrum und im unteren Drittel**

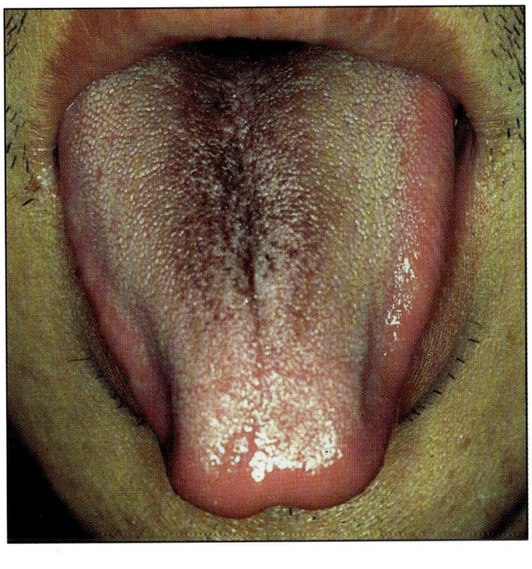

Abbildung 10.2.4.1: männlich, 33 Jahre

chinesische Diagnose

- Hitze in der Leber mit Hitze im Herzen und in den Lungen und Schädigung des Yin im oberen Erwärmer
- langanhaltende Hitze im *Yang Ming* mit Schädigung der Körperflüssigkeiten

westliche Diagnose

- Nasopharynxtumor

Symptome

- Halsschmerzen
- trockener Mund
- Hitzegefühl in der Nase, gelegentliches Nasenbluten
- eingeschränkte Nasenatmung
- Kopfschmerz

Krankheitsursache

- starkes Rauchen
- Umweltfaktoren

■ **Zungenbeschreibung**
- rot, geschwollen
- etwas blasse Zungenränder
- **abweichend**
- **schwarzer, dicker, öliger Belag mit gelbem Rand**

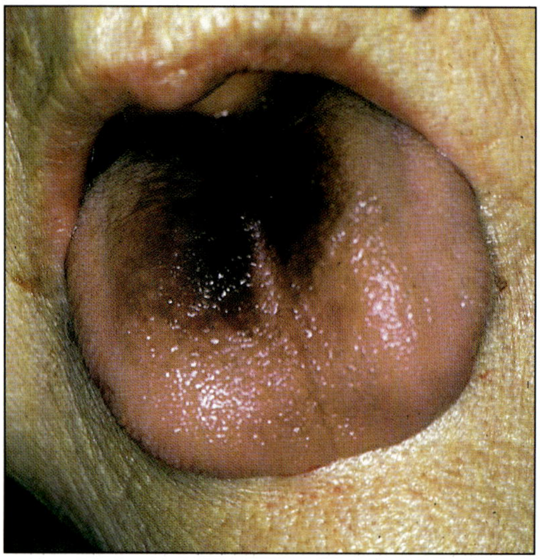

Abbildung 10.2.4.2: weiblich, 83 Jahre

■ **chinesische Diagnose**
- Retention von Hitze-Schleim
- Leber-Blut-Mangel
- innerer Wind
- Retention von Hitze-Schleim im *Yang Ming*

■ **westliche Diagnose**
- Schlaganfall

■ **Symptome**
- halbseitige Lähmung (links)
- undeutliche Aussprache
- Verstopfung, harter, trockener Stuhl
- Gedächtnisstörungen

■ **Krankheitsursache**
- seit 20 Jahren hoher Blutdruck

10.2.5 Tofu-ähnlicher Belag *(Fu Ni Tai)*

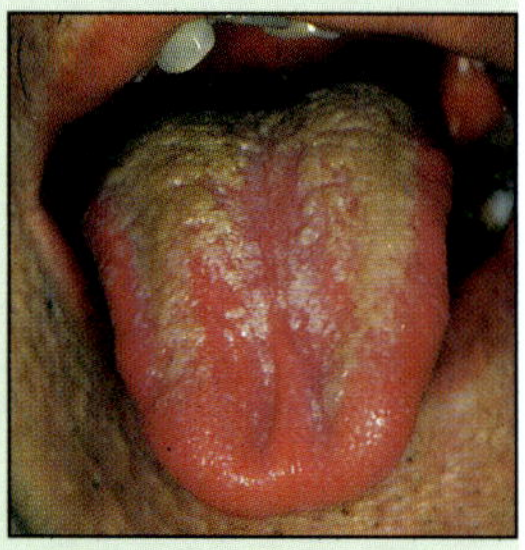

Abbildung 3.6.6

Dieser Belag sieht aus wie Tofu oder Soya-Käse. Er besteht aus großen, grobkörnigen Flocken, die scheinbar nur lose auf der Zungenoberfläche aufliegen. Dieser Belag kann extremes Yang und Hitze im Inneren anzeigen (siehe Abbildung 3.6.6).

Eine zweite Interpretation dieses Belages, besonders wenn er dick ist, lautet: „...ein Anstieg von trüben Stoffen wie zum Beispiel eine Akkumulation von Nahrungsmitteln und ein trübes *Tan.*“[4] Dies bedeutet, daß Nahrungsmittelstagnation als auch eine Retention von Schleim zu diesem Belag führen kann.

4 Vgl. Tian-bin Song, „Atlas of the Tongue and Lingual Coatings in Chinese Medicine“, S. 64, Beijing, 1981.

- **Zungenbeschreibung**
  - rot, weich, schmal
  - **dicker, öliger, gelber, tofu-ähnlicher Belag**

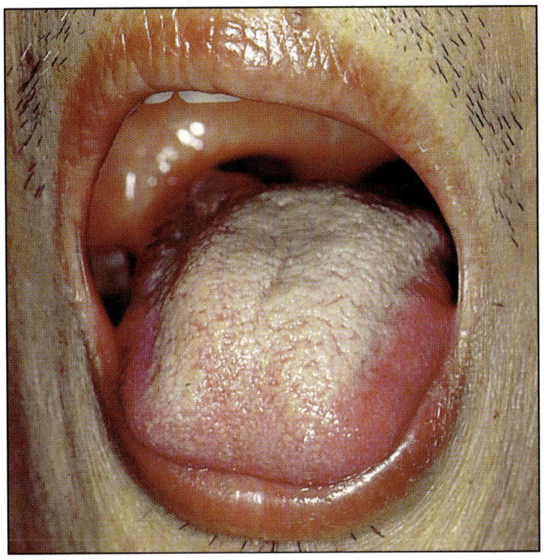

Abbildung 10.2.5.1: männlich, 63 Jahre

- **chinesische Diagnose**
  - schwerer Nieren-Yin-Mangel, Mangel an Nieren-Essenz durch starke innere Hitze
  - Retention von Schleim-Hitze
- **westliche Diagnose**
  - Nasopharynxkarzinom
  - Metastasen in Lungen und Halswirbeln
- **Symptome**
  - Husten mit viel bluttingiertem Auswurf
  - Kurzatmigkeit
  - Brustschmerzen
  - Rückenschmerzen
  - subfebrile Temperaturen
  - Appetitlosigkeit
- **Krankheitsursachen**
  - starkes Rauchen seit 40 Jahren

- **Zungenbeschreibung**
  - leuchtendrot, schmal
  - **blaßgelber, tofu-ähnlicher Belag**

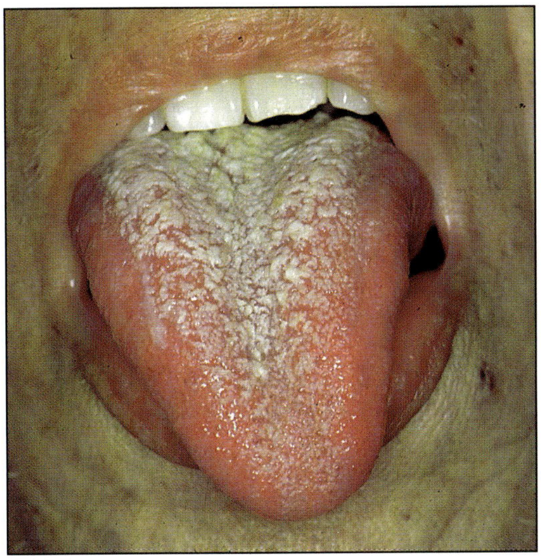

Abbildung 10.2.5.2: männlich, 69 Jahre

- **chinesische Diagnose**
  - Nieren-Yin-Mangel mit Verletzung der Körpersäfte
  - Retention von feuchtem Schleim im *Yang Ming* mit Umwandlung in Hitze-Schleim, Nahrungsmittel-Stagnation
- **westliche Diagnose**
  - Dickdarmkarzinom mit Metastasierung in die Leber
- **Symptome**
  - subfebrile Temperaturen
  - Schmerzen unter dem rechten Rippenbogen
  - riechender Stuhl
  - Blähungen und Blähbauch
- **Krankheitsursache**
  - nicht bekannt

Elftes Kapitel

Zerklüftete Zungen als besonderes Zungenzeichen 233

11 Zerklüftete Zungen als besonderes Zungenzeichen

Ein besonderer Zungentyp, der beim Betrachter oftmals Bestürzung hervorruft, ist die zerklüftete Zunge. Tiefe, breite Risse, besonders an den Zungenrändern, seltener aber auch auf dem gesamten Zungenkörper, kennzeichnen diesen Zungentyp. Es geht kein besonderes Krankheitsbild mit diesem Zungentyp, der häufig familiär auftritt, einher.

Wahrscheinlich läßt die zerklüftete Zunge auf eine allgemein schwache Konstitution schließen, die mit einem Mangel an Körpersäften und Yin-Energie einhergeht.[1] Die Zungen dieses Typus sind fast immer groß und geschwollen. Hier ist es von großer Wichtigkeit, die Zungenfarbe sorgfältig zu prüfen. Ist der Zungenkörper blaß, liegt ein Mangel an Blut und Körpersäften vor. Bei einer roten Zunge handelt es sich hingegen um einen Mangel an Yin und Körpersäften. Zungen dieses Typs weisen in der Regel nur einen geringen Belag auf, was auf den Mangel an Körperflüssigkeiten zurückzuführen ist.

Es muß aber nochmals betont werden, daß bei Menschen mit diesem Zungentyp keine tiefen oder organischen Erkrankungen vorliegen.

Zungenbeschreibung
- blaßrot mit roten Flecken
- dünner Mittelriß mit horizontalen Rissen
- tiefe Risse an den Zungenrändern
- gerötete Spitze

chinesische Diagnose
- Blut-Mangel und beginnender Nieren-Yin-Mangel
- Magen-Yin-Mangel
- Milz-Qi-Mangel, beginnender Milz-Yin-Mangel
- Hitze im Herzen

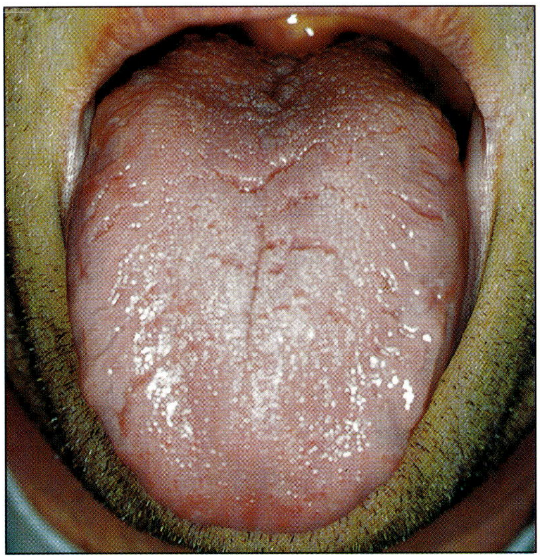

Abbildung 11.1: männlich, 42 Jahre

Symptome
- starker, riechender Durchfall
- Blähungen
- „Kloßgefühl" in der Kehle
- Zungenbrennen
- Müdigkeit

Krankheitsursachen
- Überarbeitung
- emotionaler Streß
- konstitutionelle Schwäche

1 Vgl. Tian-bin Song, Atlas of the Tongue and Lingual Coatings in Chinese Medicine, S. 378 und 380, Beijing, 1981.

■ **Zungenbeschreibung**
- blaßrot, Risse über der ganzen Zunge mit Einkerbungen und Rissen an den Rändern
- dünner, gelber Belag im Zentrum

■ **chinesische Diagnose**
- konstitutionelle Schwäche von Qi, Blut, Yin und Säften
- Retention von feuchter Hitze im Magen

■ **Symptome**
- Magenschmerzen
- Erbrechen bei Aufregung
- Sodbrennen
- Ängste

■ **Krankheitsursachen**
- konstitutionelle Schwäche
- Überarbeitung
- emotionale Probleme

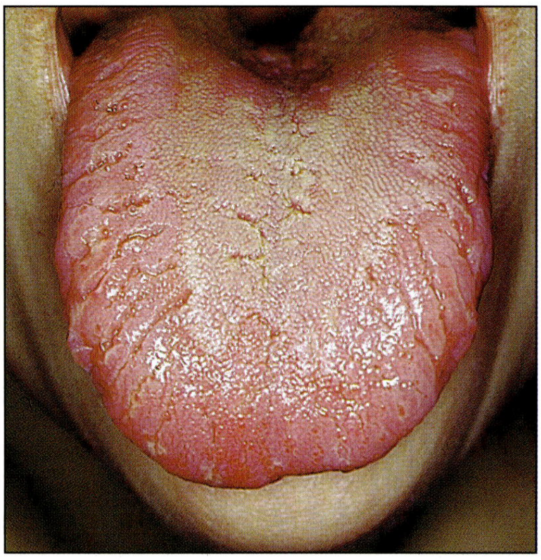

Abbildung 11.2: weiblich, 35 Jahre

■ **Zungenbeschreibung**
- rot, Risse über der ganzen Zunge mit Einkerbungen und Rissen an den Rändern
- dünner, weißer Belag im Zungenzentrum

■ **chinesische Diagnose**
- Nieren-Yin Mangel und Säfte-Mangel
- ohne pathologischen Befund

■ **westliche Diagnose**
- rezidivierende Stimmbandentzündung

■ **Symptome**
- depressive Verstimmungen
- innere Unruhe
- Husten mit wenig Schleim
- Heiserkeit
- Gelenkschmerzen

■ **Krankheitsursachen**
- Überbeanspruchung der Stimme
- unregelmäßige Ernährung
- emotionale Probleme
- konstitutionelle Schwäche

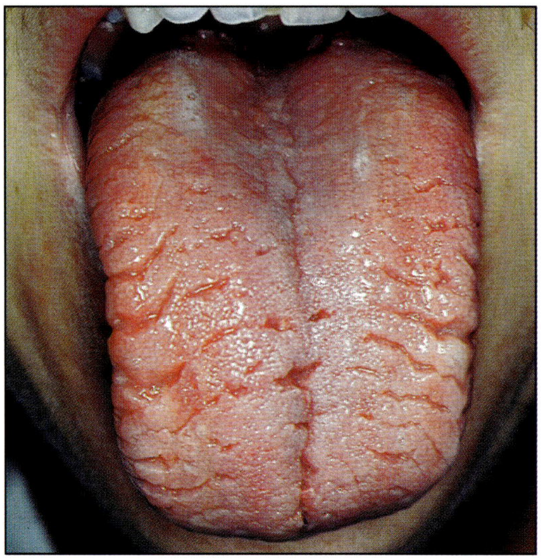

Abbildung 11.3: weiblich, 40 Jahre

■ **Zungenbeschreibung**
- rot
- gerötete Spitze
- tiefer Mittelriß

- Einkerbungen und Risse an den Rändern
- Fehlen des Belags

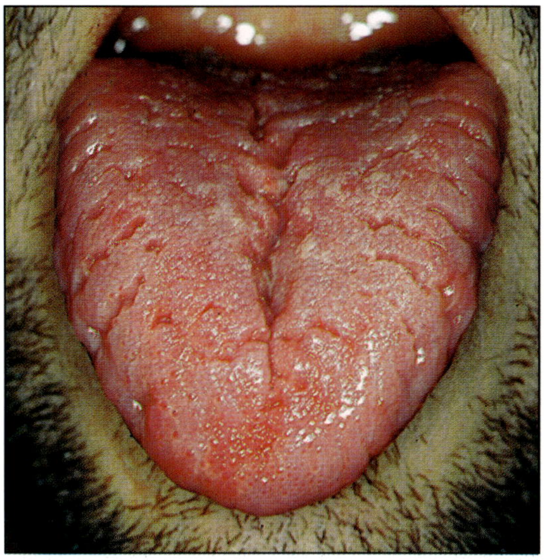

Abbildung 11.4: männlich, 46 Jahre

■ **chinesische Diagnose**
- Nieren-Yin-Mangel
- Hitze im Herzen
- Magen-Yin-Leere und Mangel an Säften
- Yin- und Säfte-Mangel

- beginnender Magen-Yin-Mangel

■ **westliche Diagnose**
- Prostatahypertrophie

■ **Symptome**
- Impotenz
- Schwierigkeiten beim Wasserlassen
- verminderter Harnstrahl
- Stimmungsumschwünge
- Gereiztheit

■ **Krankheitsursachen**
- lange bestehende Beziehungsprobleme
- konstitutionelle Schwäche

KAPITEL 10

Zwölftes Kapitel

KAPITEL 11

KAPITEL 12

Veränderungen der Zunge durch Behandlung nach den Prinzipien der klassischen Chinesischen Medizin 239

Fallbeispiele

Fall 1: Erschöpfung 239

Fall 2: Verstopfung 240

Fall 3: Auszehrungssyndrom 241

Fall 4: Herzneurose 243

Fall 5: Druck unter den Rippen 244

Fall 6: Chronischer Husten 246

12 Veränderungen der Zunge durch Behandlung nach den Prinzipien der klassischen Chinesischen Medizin

In diesem Kapitel werden einzelne Fälle vorgestellt, in denen sich das Befinden der Patienten durch eine Behandlung nach den Prinzipien der klassischen Chinesischen Medizin verbesserte und gleichzeitig eine Veränderung der Zunge mit sich brachte.

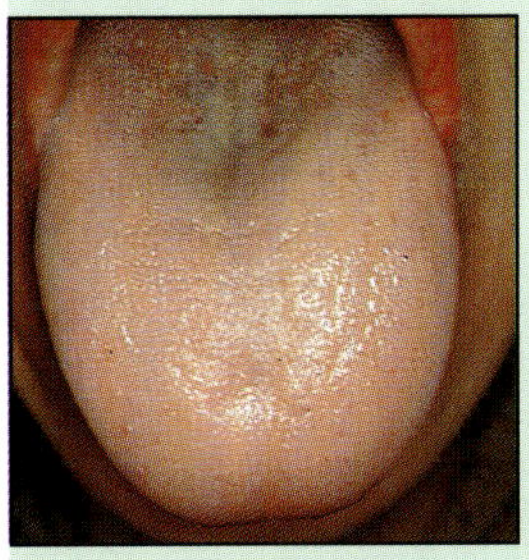

vor der Behandlung
Abbildung 2.1.4

Fall 1

Erschöpfung

Die 43 Jahre alte Rechtsanwältin klagte über starke Erschöpfung. Sie hatte während der letzten Jahre an sechs Tagen pro Woche 12 Stunden täglich gearbeitet. Dabei brachen ihre persönlichen Beziehungen zusammen. Trotz ihrer Müdigkeit konnte die Patientin nicht einschlafen und verbrachte schlaflose Nächte mit Grübeln und Ärger. Gelegentlich verspürte sie einen Druck unter den Rippen. Sie klagte über große innere Unruhe. Ebenfalls in dieser Zeit begann sich auch ihr menstrueller Zyklus zu verändern, und sie bekam Tröpfelblutungen, die bis zu 14 Tagen anhielten. Abgesehen davon hatte sie wenig Appetit und war sehr dünn. In den letzten Jahren waren ihre Kopfhaare deutlich grauer geworden.

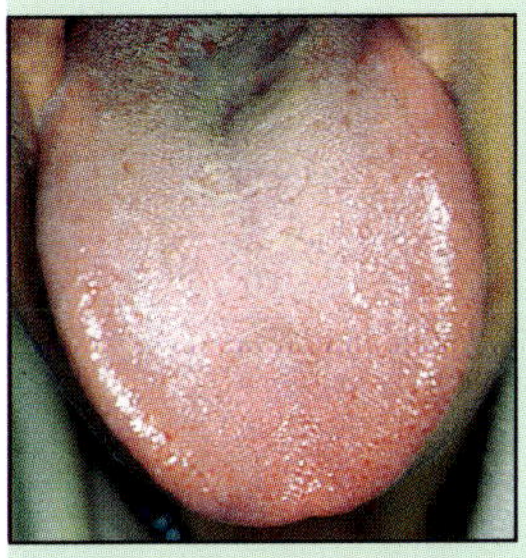

nach der Behandlung

Die Zunge war blaß, geschwollen und zeigt eine tiefe Delle am Zungengrund. Die Pulse waren schwach (*ruo*), tief (*chen*) und versteckt (*fu*).

Analyse

Die chronische Überarbeitung und die unregelmäßige sowie ungenügende Nahrungsaufnahme hatten das Milz-Qi schwerwiegend geschwächt. Dies führte zu einer Retention von Feuchtigkeit, sichtbar an der geschwollenen Zunge. Die Tröpfelblutungen entstanden, weil das Milz-Qi zu geschwächt war, um das Blut zu kontrollieren. Durch die Erschöpfung des postnatalen Qi, die Überarbeitung, das ständige Grübeln und den Schlafmangel wurden außerdem die Essenz und das Nieren-Yin in Mitleidenschaft gezogen, was die Delle im Zungengrund anzeigt. Durch diesen beginnenden Nieren-Yin-Mangel wurde das Herz-Yin und -Blut nicht ausreichend ernährt, was zu innerer Unruhe und Schlaflosigkeit führte.

Die Patientin litt außerdem an einer Leber-Qi-Stagnation, die sich in einem gelegentlich auftauchenden Druckgefühl unter den Rippen äußerte. Ursache dafür war wohl, daß sie ihrem Ärger und ihrer Wut nicht ausreichend Ausdruck verleihen konnte. Die Leber-Qi-Stagnation zeigte sich aber weder am Puls noch an der Zunge.

Behandlung:

Nach einer Ernährungsberatung begann die Patientin damit, nur noch warme Mahlzeiten zu sich zu nehmen. Zum Frühstück aß sie Hirsebrei, um das Milz-Qi zu kräftigen. Außerdem verzehrte sie von nun an regelmäßig Getreide, Gemüse, Fleisch und Fisch.

Sechs Monate lang kam sie wöchentlich zu Akupunktursitzungen, die zum Ziel hatten, das Milz-Qi zu kräftigen und die Feuchtigkeit auszuleiten. Gleichzeitig wurden Punkte genadelt, um den Geist zu besänftigen und das Leber-Qi zu bewegen.

Folgende Punkte wurden in den Behandlungen verwendet:

Ma 36 (*Zusanli*) tonisierend
Mi 6 (*Sanjiao*) mit Feuernadel
Di 4 (*Hegu*) tonisierend
Di 11 (*Quchi*) tonisierend
Di 10 (*Shousanli*) tonisierend
Pk 6 (*Neiguan*) neutral
Le 8 (*Ququan*) tonisierend
Le 3 (*Taichong*) neutral
Mi 9 (*Yinlingquan*) sedierend
He 7 (*Shenmen*) sedierend

Gleichzeitig wurde die Rezeptur *Xiao Yao San* (Umherstreifen Pulver) mit Abwandlungen über einen Zeitraum von zwei Monaten als Dekokt verabreicht.

Sechs Monate später geht es Frau R. gut. Ihr menstrueller Zyklus ist wieder normal, sie schläft gut und fühlt sich wieder kräftig. Dies zeigt sich auch an Zungenform und -farbe. Die Zunge ist jetzt blaßrot, die Schwellung ist verschwunden. Die Pulse sind immer noch tief und ein wenig schwach, haben jetzt aber eine ausgesprochen drahtige (*xian*) Qualität. Es ist interessant zu sehen, daß mit der Kräftigung der Energie bei dieser Patientin die Leber-Qi-Stagnation in den Vordergrund tritt. Dies ist auch an den stark aufgerollten Zungenränder zu sehen.

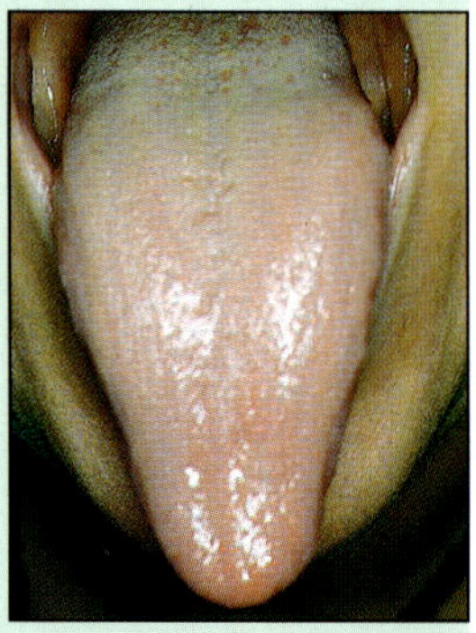

vor der Behandlung

Fall 2

Verstopfung

Die 40 Jahre alte Frau P. hatte als Geschäftsführerin einer großen Fabrik eine wichtige Position inne und mußte häufig geschäftlich auf Reisen gehen. Sie arbeitete sehr viel und aß unregelmäßig. Seit einem Jahr litt sie, ausgelöst durch ihren Streß und die Reisen, an starker Verstopfung und hatte nur alle drei Tage Stuhlgang. Der Stuhl war meist normal geformt, gelegentlich aber auch kötelig. Neben dem Gefühl, sich nie vollständig entleeren zu können, litt sie ständig unter riechenden Blähungen. Ihr Unterbauch war häufig gebläht. Die Patientin war müde, litt an Stimmungsschwankungen und fühlte sich unglücklich und überfordert.

Die Pulse waren etwas schwach (*ruo*) und drahtig (*xian*). Die Zunge war lang, zugespitzt und etwas blaß, der Belag insgesamt feucht und etwas schlüpfrig. Ein dicker, gelber Belag bedeckte die Zungenwurzel.

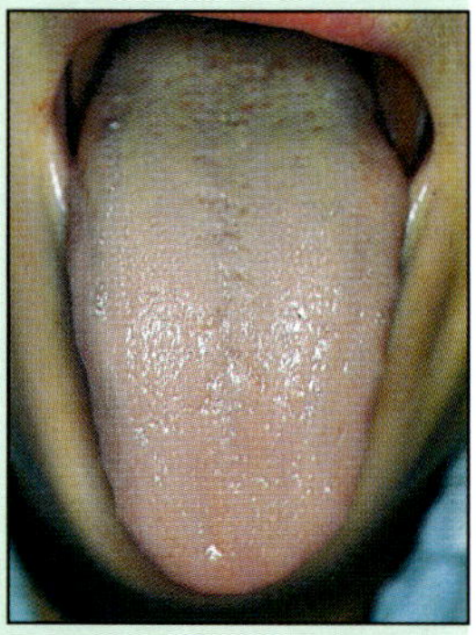

nach der Behandlung

Analyse

Der Lebensstil von Frau P. verursachte eine Leber-Qi-Stagnation. Durch ihre emotionale Situation und die ständigen örtlichen Veränderungen verlor ihr Leber-Qi die Fähigkeit, das Qi sanft und flüssig im Körper zu bewegen. Diese Stagnation führte zu einer Blockade des Energieflusses im Unteren Erwärmer. Die Verstopfung und der kötelige Stuhl, der aufgeblähte Bauch und das Gefühl der ungenügenden

Entleerung sind eindeutige Symptome dafür. Der drahtige Puls unterstreicht diesen Befund, da er eine Leber-Qi-Stagnation anzeigt. Die Leber-Qi-Stagnation schränkt die Funktionen der Milz, zu transportieren und zu transformieren, ein und verhindert das normale Absinken des Magen-Qi. Beides trägt zu einer Ansammlung von Feuchtigkeit bei, sichtbar an dem schlüpfrigen Belag. Die Feuchtigkeit sinkt nach unten und verwandelt sich in diesem Fall in feuchte Hitze im Dickdarm, was sich durch die riechenden Blähungen bemerkbar macht.

Die Zunge der Patientin war auffällig lang und zugespitzt, was eine konstitutionelle Schwäche des Funktionskreises Herz anzeigt. Der hektische Lebensstil ist dieser Konstitution nicht zuträglich und kann einen Herz-Yin-Mangel verursachen.

Behandlung:

Die Patientin wurde mit einer Abwandlung von *Si Ni San* (Kalte Extremitäten Pulver) behandelt. Zu der Grundrezeptur wurden hinzugefügt:

Mu Xiang (Radix Aucklandiae seu Vladimiriae) – zur Regulierung des Magen-Qi und des stagnierten Qi in den Därmen

Xiang Fu (Rhizoma cyperi) – zur Regulierung des Leber-Qi

Tao Ren (Semen persicae) – zur Befeuchtung der Därme

Bai Zi Ren (Semen biotae) – zur Besänftigung des Geistes und Befeuchtung der Därme

Schon nach einer Woche waren der Blähbauch und die Blähungen verschwunden. Trotz des vielen Reisens trat auch die Verstopfung vier Wochen später nicht mehr auf. Die Patientin fühlte sich im allgemeinen viel entspannter. Die Zunge hatte jetzt eine normale Form, der Belag an der Zungenwurzel war dünner geworden.

Auch sechs Monate später ist Frau P. noch immer beschwerdefrei. Sie hat ihren Posten aufgegeben und schaut sich nach einer ruhigeren Arbeitsstelle um.

Fall 3

Auszehrungssyndrom

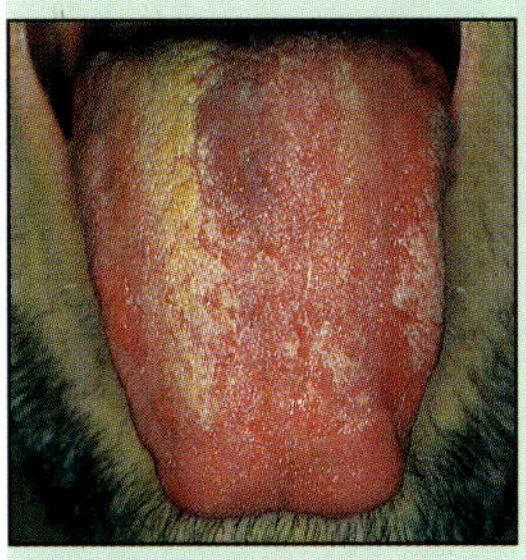

vor der Behandlung
Abbildung 3.6.5

Der 42 Jahre alte Herr H. infizierte sich vor 11 Jahren mit dem Human Immunodeficiency Virus (HIV). Zu Behandlungsbeginn betrugen seine T-Helferzellen nur 10/ul. Vor einem Jahr erkrankte er an einer durch Pneumocystis carinii verursachten Pneumonie. Seither fühlte er sich sehr schwach und konnte den trockenen Husten nicht mehr loswerden. Er hatte ständig Nachtschweiße und Fieberschübe, nahm an Gewicht ab und wog nur noch 47 kg bei 180 cm Körpergröße. Alle drei Wochen benötigte Herr H. eine Bluttransfusion, da er an einer sehr starken Anämie litt. Darüberhinaus beeinträchtigten ihn schmerzhafte Entzündungen im Mundraum beträchtlich. Der Zungenkörper war rot und zusammengezogen. Auffällig war der alte, gelbe, einseitige Belag. Seine Pulse waren dünn (*xi*), etwas gespannt (*jin*) und schnell (*shuo*).

Analyse

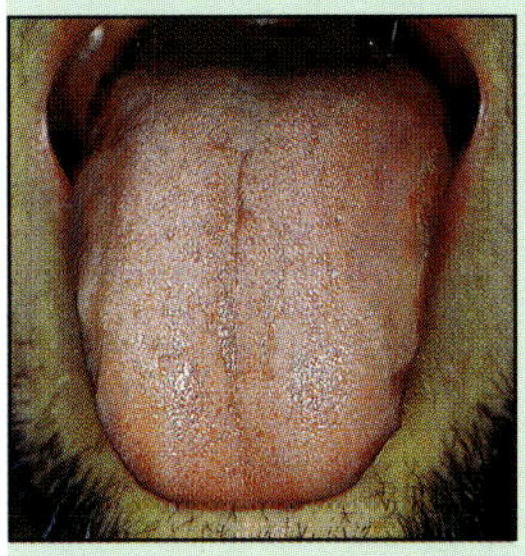

nach der Behandlung

Die rote, zusammengezogene Zunge zeigt die schwere Erschöpfung von Nieren-Yin und Nieren-Essenz an. Die Trockenheit der Zunge ist ein Hinweis auf die Erschöpfung der Körpersäfte, verursacht durch die Nachtschweiße und Fieberschübe. Der alte, einseitige, gelbe Belag unterstreicht den Yin-Mangel, der auch das Magen-Yin miteinschließt. Der Mangel an Nieren- und Magen-Yin verhindert es nämlich, daß ein neuer Belag geformt wird.

Die innere Hitze in der Nähr-Schicht, die durch die toxische Hitze entstand und sich in den Mundaphten und Entzündungen des Mundraums manifestierte, trug zu einer Verklumpung der Körpersäfte bei. Der einseitige Belag kann hier auch als ein Zeichen für die extreme Hitze in der Leber bewertet werden. Diese entstand u. a. aus der mangelnden Versorgung des Leber-Yin durch das Nieren-Yin und die Essenz. Ein derartiger Mangel erzeugt leere Hitze, was sich in den Fieberschüben und Nachtschweißen äußerte. Langfristig führte diese Pathologie zu Auszehrung und zeigte sich im ausgemergelten Körper und in der Erschöpfung des Patienten.

Die Pneumonie hatte besonders das Lungen-Yin geschwächt, wodurch sich Hitze in den Lungen bildete. Obwohl die durchgeführte Antibiotikabehandlung die Pneumonie heilte, wurden die Hitze und das Feuer in den Lungen nicht beseitigt. Durch die eingeschlossene Hitze in den Lungen wurde das Lungen-Qi in seinem Fluß blockiert, was zu dem trockenen Husten beitrug. Die dünnen, schnellen Pulse sind ein Ausdruck des zugrundeliegenden Yin-Mangels sowie der Hitze.

Behandlung:

Ziel der Behandlung mußte es sein, die Nieren-Essenz zu kräftigen, das Yin zu tonisieren, das durch die leere Hitze erzeugte Fieber und die Hitze aus der Nähr-Schicht zu beseitigen. Als Grundrezeptur wurde *Xie Bai San* (Pulver, das das Weiße abfließen läßt) gewählt, um die vor sich hin köchelnde Hitze in den Lungen zu beseitigen. Der Rezeptur wurden Kräuter hinzugefügt, die leere Hitze beseitigen und das Lungen- und Magen-Yin aufbauen und den Husten lindern. Außerdem wurden Qi und Blut leicht tonisiert. Für die Dauer von 12 Wochen wurde folgende Rezeptur in Form eines Dekoktes verabreicht:

Sang Bai Pi	(Cortex mori alba)
Di Gu Pi	(Cortex lycii)
Zhi Gan Cao	(Radix glycyrrhizae praeparata)
Gui Ban	(Plastrum testudinis)
Zhi Mu	(Rhizoma anemarrhenae)
Mai Men Dong	(Tuber ophiopogonis)
Sha Shen	(Radix glehniae)
Bai Bu	(Radix stemonae)
Huang Lian	(Rhizoma coptidis)
Ling Zhi	(Ganoderma lucidum)
Dang Gui	(Radix angelicae sinensis)
Huang Qi	(Radix astragali)
Shen Qu	(Massa fermentata medicinalis)

Nachtschweiße und Fieber ließen schnell nach, und der Husten nahm deutlich ab. Der Patient nahm fünf Kilogramm an Gewicht zu und braucht derzeit keine Bluttransfusionen mehr. Seine Zunge verlor sukzessive ihre rote Farbe, sie ist jetzt weniger eingezogen, und ein neuer Belag ist dabei, sich zu formen.

Neben der Kräutertherapie unterzog sich Herr H. auch einer kombinierten Chemotherapie.

Fall 4

Herzneurose

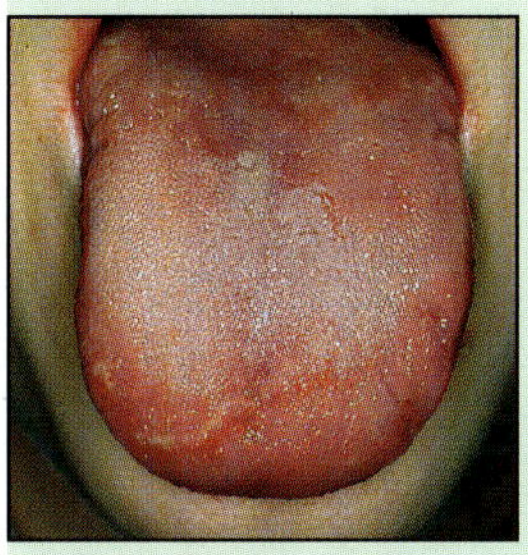

vor der Behandlung
Abbildung 3.6.1

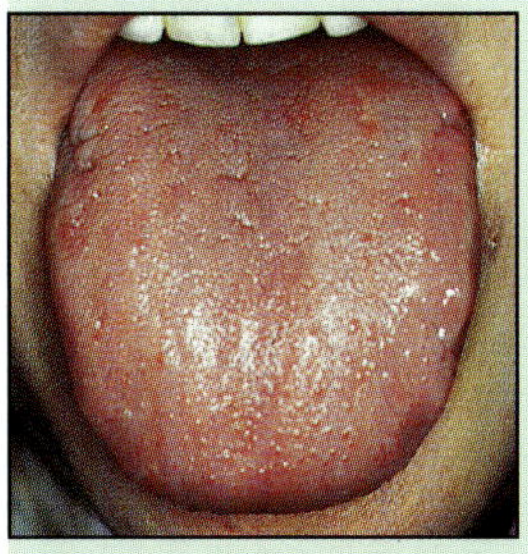

nach der Behandlung

Die sehr burschikos auftretende, 28jährige Kosmetikerin litt seit 3 Jahren an einer Herzneurose und an Einschlafstörungen. Ihre Panikanfälle traten meist nachts auf. Herzrasen und Brustschmerzen, verbunden mit starken Angstgefühlen, veranlaßten ihren Ehemann des öfteren, den Notarzt zu alarmieren. Schulmedizinische Untersuchungen ergaben aber keinen Befund. Die Patientin ist wegen dieser Panikattacken sehr unglücklich und unzufrieden mit sich selbst. Sie ist im allgemeinen sehr aggressiv, redet sehr laut und wirkt unruhig. Ihr Geschlechtstrieb ist, zeitgleich mit dem Beginn der Panikattacken, zurückgegangen. In ihrer Freizeit sitzt sie stundenlang vor dem Fernsehgerät und und ißt viele Süßigkeiten. Ihre Menstruation ist regelmäßig und durch starken Blutfluß gekennzeichnet. Ihr Puls ist schnell (*shuo*} und dünn (*xi*).

Analyse

Obwohl die Zunge nur rötlich und geschwollen ist, deuten der großflächig abgepellte Belag im Zungengrund und im ersten Drittel der Zunge auf einen Nieren-Yin-Mangel hin. Die Anamnese brachte keine Klarheit über den Ursprung dieses Mangels. Meiner Meinung nach ist jedoch eine starke, unbewußte Lebensangst für diese Nieren-Yin-Schwäche verantwortlich. Die Panikanfälle begannen in einer Phase, in der Frau D. zum ersten Mal alleine lebte.

Der abgepellte Zungenbelag zeigt die energetische Lokalisation der Störung bei Frau D. sehr genau an: Feuer und Wasser kommunizieren nicht miteinander, das schwache Nieren-Yin ernährt und kühlt das Herz-Yin nicht ausreichend. Die leere Hitze, die im Herzen entsteht, führt zu den Panikanfällen und den Einschlafstörungen. Durch die starken menstruellen Blutungen wird zudem das Blut geschwächt, was zusätzlich zu einem Herz-Yin-Mangel beitragen kann.

Außerdem wird auch das Leber-Blut durch die Blutungen beeinträchtigt. Die Einschlafstörungen sowie die aus der Balance geratenen Emotionen sprechen für eine mangelnde Verwurzelung bzw. Verankerung der Wanderseele *(Hun)* durch das Leber-Blut.

Die geschwollene Zunge ist ein Indiz für Retention von Feuchtigkeit im Inneren. Dies rührt sicherlich von dem übermäßigen Verzehr von Süßem her. Der klebrige Belag im Zentrum der Zunge weist auf eine Retention von trüber Feuchtigkeit im Magen hin, was auf eine unangemessene Ernährung schließen läßt.

Behandlung:

Ziel der Behandlung war es, Herz-Yin und Nieren-Yin zu tonisieren und wieder eine Kommunikation zwischen Feuer und Wasser herzustellen. Der Geist sollte besänftigt werden. Leber-Blut wurde tonisiert.

Der Behandlungszyklus dauerte vier Monate. Für acht Wochen wurde die Patientin wöchentlich mit Akupunktur behandelt. Dann wurde die Behandlung alle zwei Wochen und dann alle vier Wochen fortgeführt. Gleichzeitig begann die Patientin täglich *Qi Gong* zu praktizieren. In der Regel wurde in einer Sitzung nicht mehr als vier Akupunkturpunkte genadelt.

1) He 7 (*Shenmen*) sedierend, um den Geist zu besänftigen
   Ren 15 (*Jiuwei*) neutral
   Nie 4 *(Dazhong)* tonisierend, um die Nieren zu regulieren und die Angst zu verringern

2) Pk 6 (*Neiguan*) neutral, reguliert das Qi in der Brust, besänftigt den Geist
   He 6 (*Yinxi*) tonisierend, ernährt Herz-Yin
   Le 8 (*Ququan*) tonisierend, tonisiert Leber-Blut und Yin
   Nie 3(*Taixi*) tonisierend, um Nieren-Yin zu tonisieren

Der Patientin geht es sehr gut. Sie ist wesentlich ruhiger und angenehmer im Umgang. Panikanfälle sind seit zwei Monaten nicht mehr aufgetreten.

Die Zunge hat ihren wurzellosen Belag verloren. Sie ist aber immer noch ein wenig gedunsen und rot. Zur Stabilisierung des Herz- und Nieren-Yin nimmt Frau D. in Form eines Patentmittels *Tian Wang Bu Xin Wan* (Besondere Pille, des himmlischen Kaiser, die das Herz tonisiert) ein.

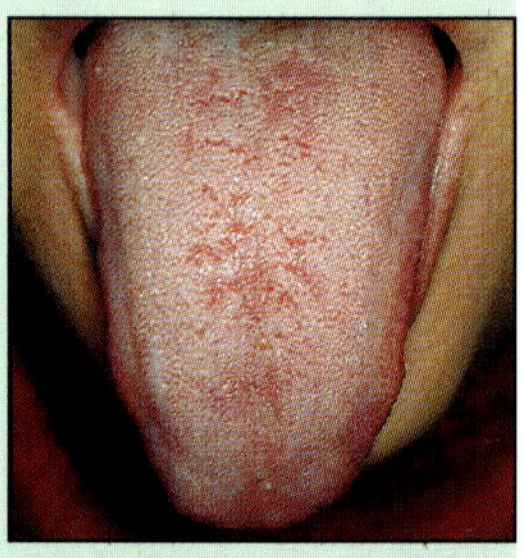
vor der Behandlung
Abbildung 4.1.1.5

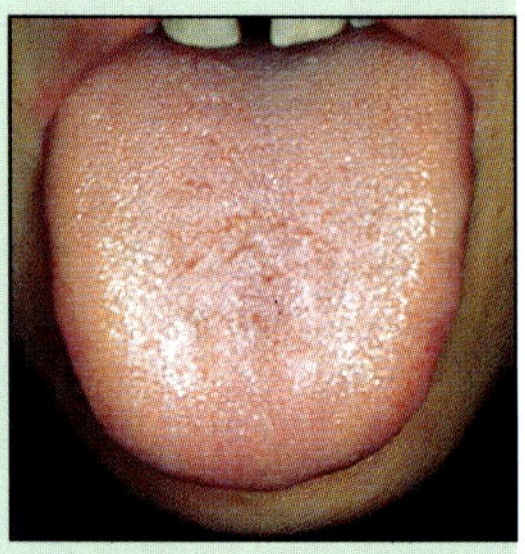
nach der Behandlung

Fall 5

Druck unter den Rippen

Frau S. hatte ihre Ernährung nach den Prinzipien der chinesischen Diätetik umgestellt. Da sie selbst bei sich einen Milz-Qi-Mangel diagnostizierte hatte, wählte sie nun warme, scharf gewürzte Speisen aus. Nach ca. 3 Monaten stellte sich ein Schmerz unter den Rippen, besonders rechtsseitig ein. Der Schmerz war stark,verschlimmerte sich nachts und weckte sie zuweilen morgens auf. In der Zeit vor dem Eisprung bis zum Einsetzen der Menstruation nahm die Intensität der Schmerzen zu. In dieser Zeit litt sie auch unter Schmerzen und Spannung der Brüste. Nach Mahlzeiten empfand Frau F. häufig ein Völlegefühl im Magen. Der Stuhl wechselte zwischen trocken, kötelig oder breiig.

Frau S. war vollberuflich tätig und begann nebenbei ein Studium. Sie fühlte sich oft erschöpft, überlastet und emotional unausgeglichen. In den letzten 12 Monaten stellten sich Probleme mit ihren Zähnen ein. Der Zahnarzt stellte eine beginnende Parodontitis fest.

Die Zungenfarbe war normal, das Zentrum jedoch war rot, trocken und rissig. Ihre Pulse waren dünn (*xi*) und etwas drahtig (*xian*).

Analyse

Die scharf gewürzten Speisen, die täglich verzehrt wurden, erzeugten Hitze im Magen. Dies ist sichtbar an dem trockenen, geröteten Zungenzentrum. Durch die Arbeit bedingt trank Frau S. viel Kaffee und Schwarztee, was zu einer Schädigung der Säfte im Magen führte. Dies stellte den Beginn eines Magen-Yin-Mangels dar, der sich in den kleinen Rissen im Zungenkörper manifestierte. Der Magen-Yin-Mangel und die Hitze im Magen trugen zu einer Entzündung des Zahnfleisches bei.

Die verschiedenen Anforderungen im Leben der Frau S. verursachten eine Stagnation des Leber-Qi. Daß das Leber-Qi seinen geschmeidigen Fluß eingebüßt hatte, zeigte sich nicht nur im Schmerz unter den Rippen, sondern auch in der Verschlimmerung der Schmerzen in Beziehung zum menstruellen Zyklus. Die wechselhaften Stühle, die Brustschmerzen und -spannung und der drahtige Puls waren weitere Zeichen einer Leber-Qi-Stagnation. Der Magen wurde durch das stagnierende Leber-Qi angegriffen, wodurch das Magen-Qi am Absteigen gehindert wird, was sich bei der Patientin im Völlegefühl nach dem Essen äußerte.

Interessant ist die Tatsache, daß die Schmerzen unter den Rippen nach dem häufigen Verzehr von gewürzten Speisen auftraten und sich nachts verschlimmerten. Schmerzen, die sich in Ruhe einstellen, weisen häufig auf eine Qi-Stagnation hin. Obwohl die Patientin ihre Ernährung umstellte, verschwanden die Schmerzen unter den Rippenbögen aber nicht, was die Intensität der Leber-Qi-Stagnation unterstreicht.

Behandlung:

Ziel der Behandlung war es, das Leber-Qi zu regulieren, die Hitze im Magen zu beseitigen und das Magen-Yin zu kräftigen.

Frau S. veränderte ihre Diät, aß auch wieder Obst, besonders Birnen, und verzichtete auf gewürzte Speisen und Kaffee.

Die Patientin wurde über sechs Monate regelmäßig mit Akupunktur und chinesischen Heilkräutern behandelt.

Häufig angewandte Punkte waren:

Pk 6 (*Neiguan*) neutral mit Le 3 (*Taichong*) neutral, beide Punkte regulieren und harmonisieren das Leber-Qi und bringen unterdrückte Emotionen an die Oberfläche

Gb 41 (*Zulinqi*) mit 3E6 (*Zhigou*) sedierend, beide Punkte bewegen zusammen das Leber-Qi und lösen Stagnation von Qi an den Körperseiten und besonders in der Brust

Ma 44 (*Neiting*) sedierend, beseitigt Magen-Hitze

Ma 34 (*Liangqu*), sedierend, bewegt Qi und Blut in der Magen-Leitbahn

Ma 36, *(Zusanli)*, tonisierend, stärkt Magen-Qi und Magen-Yin

Milz 3, *(Taibai)*, tonisierend, ernährt die Säfte im Magen und harmonisiert den Mittleren Erwärmer

Diese Behandlung wurde durch die Einnahme von chinesischen Kräutern unterstützt. Frau S. nahm über einen Zeitraum von drei Monaten regelmäßig Kräuter ein. Die wirkungsvollste Rezeptur war eine Abwandlung von *Chai Hu Shu Gan San* (Radix bupleuri Dekokt, das die Leber verteilt).

Die Beschwerden wurden deutlich besser, die Schmerzen traten nur noch sehr selten auf. Beruflicher Streß und emotionale Probleme waren aber immer wieder Auslöser für gelegentlich auftretende Beschwerden.

Die Zunge zeigt nun eine normale Form. Das Zentrum ist nicht mehr rot und trocken, die Risse werden etwas dünner. Die Zunge zeigt an, daß sich die Säfte im Magen und das Magen-Yin wieder regeneriert haben. Der Puls hat seine drahtige Qualität verloren.

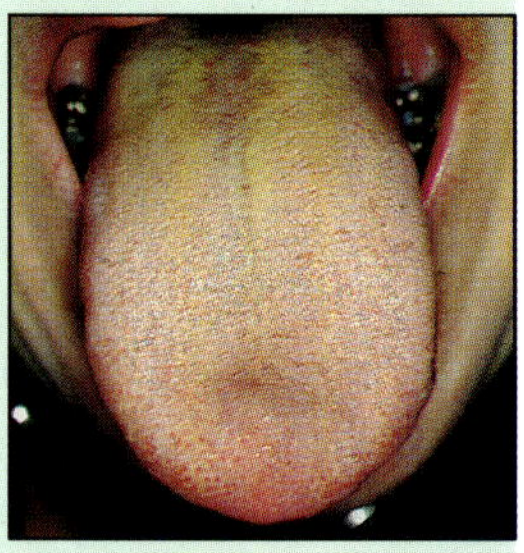

vor der Behandlung

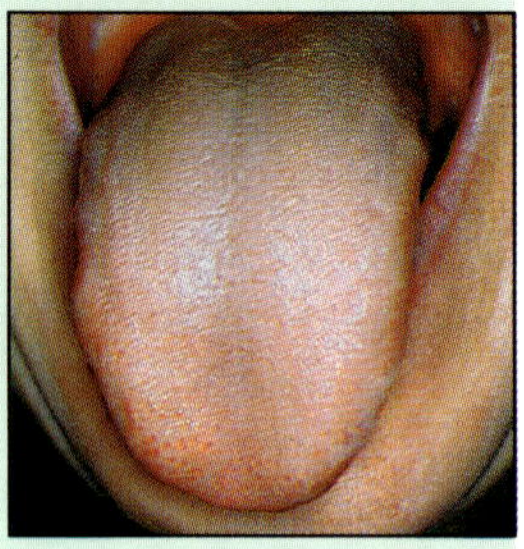

nach der Behandlung

Fall 6

Chronischer Husten

Nach einer schweren Lungenentzündung in der Kindheit erkrankte Frau B. an einer milden Form der chronischen Bronchiektasie. Die 50 Jahre alte Patientin litt an chronischem Husten mit viel gelbgrünem Auswurf und fühlte sich immer verschleimt. Im Herbst und Winter war sie immer sehr erkältungsanfällig. Vor einem Jahr wurde ein gutartiger Ohrspeicheldrüsentumor bei Frau B. diagnostiziert, der zu Behandlungsbeginn ca. 3,0 cm x 1,0 cm groß und von fester, gummiartiger Konsistenz war. Ansonsten fühlte sich die Patientin sehr wohl. Ihr Klimakterium verlief ohne Probleme. Die Pulse waren fest (*lao*) und schlüpfrig (*hua*). Der Zungenkörper war blaß und wies tiefrote Punkte und eine Delle im vorderen Drittel des Zungenkörpers auf. Im Zentrum und unteren Drittel der Zunge war der Belag dunkelgelb.

Analyse

Durch chronischen Husten verliert das Lungen-Qi seine Wurzel, und es entsteht ein Lungen-Qi-Mangel. Dies zeigt sich bei Frau B. in der Delle im vorderen Drittel der Zunge, die auf eine Schwächung des Sammel-Qi hinweist. Sowohl das geschwächte Lungen-Qi als auch das mangelnde Sammel-Qi trugen zur Erkältungsanfälligkeit bei.

Gleichzeitig bestand aber seit langer Zeit ein Hitze-Zustand in den Lungen, sichtbar an den roten Punkten. Diese Hitze verköchelte die Flüssigkeiten in den Lungen, so daß es zu dem gelbgrünen Auswurf kam. Schleim-Hitze verlegte die Lunge, was das Lungen-Qi blockierte. Das Resultat war der chronische Husten.

Frau B. folgte vor der Behandlung einer vegetarischen Diät, die aus viel Rohkost und Kuhmilchprodukten bestand. Diese Ernährung schwächte das Milz-Qi und war mitverantwortlich für die Entstehung von innerer Feuchtigkeit. Dazu kamen die häufigen Erkältungen, die immer wieder Hitze in der Lunge erzeugten und ebenfalls zur Entwicklung von feuchter Hitze in der Lunge, die sich dann in Schleim-Hitze verwandelte, beitrugen.

Interessant ist, daß der Belag im vorderen Drittel der Zunge dünn war. Der gelbe Belag, der die Retention von Schleim-Hitze anzeigt, befand sich im Zentrum und unteren Drittel der Zunge. Das hat damit zu tun, daß die Lunge den Schleim zwar speichert, die Milz ihn aber produziert. Aufgrund einer Retention von Schleim im Mittleren Erwärmer, war das Zungenzentrum außerdem leicht geschwollen. Beides verweist auf den Milz-Qi-Mangel, der durch die unangemessene Ernährungsweise zustande kam.

Dieselbe Pathologie, nämlich die Ansammlung von Schleim, verursachte auch die Entstehung des Ohrspeicheldrüsentumors. Schleim kann sich nämlich zu Knoten verdicken, wie hier geschehen. Der feste, schlüpfrige Puls zeigte die zugrundeliegende Schwäche der Milz und die Ansammlung von Schleim an.

Behandlung:

Die Schleim-Hitze mußte beseitigt, das Lungen-Qi reguliert und gekräftigt und der Tumor erweicht werden. Der Patientin wurde empfohlen, auf jegliche Rohkost und auf Kuhmilchprodukte zu verzichten.

Seit vier Monaten nimmt die Patientin eine Abwandlung von *Bei Mu Gua Lou San* (Bulbus Fritillaria und Fructus Trichosanthes Pulver) und *Hai Zao Yu Hu Tang* (Herba Sargassi Dekokt für die Jadeflasche) in Form eines Dekoktes ein:

Zhe Bei Mu	(Bulbus fritillariae)
Gua Lou	(Fructus trichosanthis)
Tian Hua fen	(Radix trichosanthis)
Fu Ling	(Poria)
Huang Qin	(Radix scutellariae)
Hai Zao	(Sargassum)
Kun Bu	(Thallus laminariae seu Eckloniae)
Ban Xia	(Rhizoma pinelliae)
Dang Gui	(Radix angelicae sinensis)
Chen Pi	(Pericarpium citri reticulatae)
Lian Qiao	(Fructus forsythiae)
Gan Cao	(Radix glycyrrhizae)
Shen Qu	(Massa fermentata medicinalis)

Aufgrund dieser Behandlung hatte Frau B. das erste Mal in ihrem Leben im Herbst und Winter keine Erkältung. Sie muß weniger häufig husten, und der Auswurf hat sich verringert. Er ist jetzt von blaßgelber Farbe. Die Zungenfarbe und -form haben sich verbessert. Die Delle im vorderen Drittel der Zunge ist nicht mehr sichtbar, der Belag ist jetzt normal. Die letzte Ultraschalluntersuchung ergab eine Verkleinerung des Tumors um 1,0 cm. Außerdem fühlt der Knoten sich weicher an. Da Frau B. sehr gut auf die Kräuter anspricht, wird die Behandlung noch über mehrere Monate fortgesetzt werden.

Zungenindex

1. Allgemein

2. Zungenbelag 207, 208

3. Farbe des Zungenkörpers

4. Zungenkörper

5. Zungenspitze 111

6. Zungenzentrum 195

7. Zungenwurzel 10, 17

8. Zungenhälfte

9. Zungenseite

10. Zungenränder 5

11. Punkte auf der Zunge

12. Risse 7, 10, 17, 137

13. Unterzungenvenen 10, 162, 174

Fachbegriffindex

I

J

K

L

M

N

Allgemeiner Index

Literaturverzeichnis

Bensky, Dan; Barolet, Randal: Chinese Herbal Medicine, Materia Medica, Eastland Press, Seattle, 1986; in Übersetzung bei Verlag für Ganzheitliche Medizin Dr. Erich Wühr GmbH, erscheint 1999 oder 2000.

Bensky, Dan; Barolet, Randal: Chinesische Arzneimittelrezepte und Behandlungsstrategien, Verlag für Ganzheitliche Medizin Dr. Erich Wühr GmbH, Kötzting, 1996.

Chen, Zelin and Mei-fang: The Essence and Scientific Background of Tongue Diagnosis, Orientale Healing Arts Institute, Long Beach, 1989.

Clavey, Stephen: Spleen and Stomach Yin Deficiency, in: Journal of Chinese medicine, No.47, S. 23–29, Brighton1995.

Clavey, Stephen: Fluid Physiology and Pathology in Traditional Chinese Medicine, Churchill Livingstone, Edingburgh, 1995.

Ellis, Wisemann, Boss: Fundamentals of Chinese Acupuncture, Paradigm Publications, Massachusetts, 1988.

Flaws, Bob: Schwester Mond, Verlag für Ganzheitliche Medizin Dr. Erich Wühr GmbH, Kötzting, 1995.

Huang-fu Mi: The Systematic Classic of Acupuncture and Moxibustion, übers. v. Yang Shou-zhong, blue poppy press, Boulder, 1988.

Kirschbaum, Barbara: Die 8 außerordentlichen Gefäße in der traditionellen chinesischen Medizin, Medizinisch Literarische Verlagsgesellschaft, Uelzen, 1995.

Maciocia, Giovanni, Die Grundlagen der Chinesischen Medizin, Verlag für Ganzheitliche Medizin Dr. Erich Wühr GmbH, Kötzting, 1994.

Maciocia, Giovanni: Die Praxis der Chinesischen Medizin, Verlag für Ganzheitliche Medizin Dr. Erich Wühr GmbH, Kötzting, 1997.

Maciocia, Giovanni: Zungendiagnose in der chinesischen Medizin, Medizinisch Literarische Verlagsgesellschaft, Uelzen, 1996.

Maciocia, Giovanni: Vorlesungsskript, London, 1982.

Larre, Claude: The Heart of Chinese Medicine, Station Hill Press, New York, 1995.

Li Zhi Shen, Pulse Diagnosis, Paradigm Publications, Massachusetts, 1995.

Persönliche Mitteilungen von Dr. Huang Jun Rui, University of TCM, Cheng Du, 1997.

Schnorrenberger, Claus: Des gelben Kaisers Klassiker der Akupunktur, Hochschulverlag Heidelberg, Heidelberg 1987.

Song, Tian- Bin: Atlas of the Tongue and Lingual Coatings in Chinese Medicine, Joint Publ. of people`s medical publishing house and editions sinomedic, 1995.

Xie Zhuafan, Liao J., Traditionelle Chinesische Innere Medizin1996, Verlag für Ganzheitliche Medizin Dr. Erich Wühr GmbH, Kötzting, 1996.

Xinnong, Cheng: Chinese Acupunture and Moxibustion, Foreign Languages Press Beijing, 1987.

Yuan, Heipin: Traditionelle chinesische Zungendiagnostik, Ullstein Mosby, Wiesbaden, 1996.

Zhang Zhong-jing: Shanghan Lun – Abhandlung über fieberhafte, durch Kälte verursachte Erkrankungen, Verlag für Ganzheitliche Medizin Dr. Erich Wühr GmbH, Kötzting, 1997.

Shang Han Lun, übers. v. Hong-yen Hsu, Orientale Healing Arts Institute, Los Angelos, 1995.

Zhang Zhong-jing: Jinkui Yaolue Fanglun, Synopsis of Prescriptions of the Golden Chamber, 1987 übers. v. Luo Xiwen, New World Press, Beijing 1995; in Übersetzung bei Verlag für Ganzheitliche Medizin Dr. Erich Wühr GmbH, Kötzting, erscheint 1998 oder 1999.